Ralph Skuban
Pranayama

Ralph Skuban

Pranayama

Die heilsame Kraft des Atems

Aquamarin Verlag

Der Autor dieses Buches erteilt keine medizinischen Ratschläge. Die vorgestellten Techniken verstehen sich nicht als Empfehlungen zur Behandlung körperlicher, seelischer oder medizinischer Erkrankungen im Sinne des Ersatzes einer medizinischen Therapie. Die Absicht des Autors ist lediglich, Kenntnisse und Praktiken allgemeiner Natur weiterzugeben, die Sie auf Ihrem persönlichen Entwicklungsweg und in Ihrem Streben nach emotionalem und spirituellem Wohlsein unterstützen können. Insoweit Sie die Übungen und Informationen für sich nutzen, übernehmen Autor und Verlag keine Haftung für Ihre Handlungen.

Deutsche Originalausgabe

5. Auflage 2024

Voglherd 1 • D-85567 Grafing

Umschlaggestaltung: Annette Wagner

Druck: 1A Media • Stuttgart

ISBN 978-3-89427-793-2

Inhalt

Anhang

Pranayama schenkt Dir die Macht zu fliegen.

Pranayama macht Dich gesund.

Pranayama erweckt die spirituelle Kraft in Dir.

Es macht den Geist still und mächtig,

und Du erfährst Glückseligkeit.

Es ist wahr, wer Pranayama übt,

wird ein glücklicher Mensch.[1]

– Gheranda Samhita, Yoga-Schrift aus dem 17. Jh.

Vorwort

von Patrick Broome

„Der Atem ist das Wesentliche im Yoga, da er das Wesentliche im Leben ist – und im Yoga geht es um das Leben."

– T. Krishnamacharya –

Gehen wir etwa fünfundzwanzig Jahre zurück: Meine erste Yoga-Stunde. Der komplett in Orange gekleidete Yogi sagt: „Atme 4 Sekunden durch das linke Nasenloch ein, dann die Luft 16 Sekunden halten und 8 Sekunden durch das andere Nasenloch ausatmen. Dann wieder rechts 4 Sekunden ein, die Luft 16 Sekunden halten und 8 Sekunden durch das andere Nasenloch ausatmen. Und so weiter und so weiter ..." Nach zwei Runden hatte ich das Gefühl, dass ich jeden Moment platzen könnte; und spätestens nach der dritten Runde wollte ich dem Yogi an die sprichwörtliche Gurgel gehen. Mein erstes Pranayama, und es fühlte sich an, als ginge es hier um Leben und Tod – und zwar um *mein* Leben. Gut, ich habe es überlebt, aber für die nächsten paar Jahre sollten die sogenannte Wechselatmung – oder *Anuloma-Viloma-Pranayama* – und ich keine Freunde werden. Ich wurde jedes Mal nach kurzer Zeit wütend und war froh, wenn es endlich vorbei war.

Heute weiß ich, dass eine so lange Pause nach der Einatmung nichts für Menschen meiner Konstitution ist, aber damals (und zumeist auch noch heute) habe ich erst einmal einfach das gemacht, was mein Yoga-Lehrer mir ansagte. Auch wenn ich mit den Jahren der eigenen Praxis langsam ein Verständnis für die (positive oder negative) Wirkung der Körperhaltungen entwickelt habe, so habe ich mich jahrelang nicht getraut, meiner natürlichen Abwehr gegen dieses Pranayama in der vorgegebenen Taktung zu vertrauen. Pranayama ist und war die große Geheimlehre des Yoga, der man gewissermaßen „blind" zu folgen hatte. Doch damit ist jetzt Schluss. Mit dem vorliegenden Buch räumt Ralph Skuban endlich mit einigen Mythen und Missverständnissen in Bezug auf Pranayama auf. Das ist umso wichtiger, als die bewusste Steuerung der Atmung das vielleicht mächtigste Instrument der Yoga-Praxis darstellt.

Warum ist der Atem eigentlich so wichtig?

Ohne Atem kein Leben. Der Atem ist der Kraftstoff des Lebens. Ohne Atem erlischt das Leben nach wenigen Minuten. Jeder Atemzug variiert in Tiefe und Dauer, je nachdem wie intensiv die körperliche oder mentale Belastung ist. Die Einatmung versorgt den Körper mit Sauerstoff. Die Ausatmung entsorgt Stoffwechselschlacken in Form von Kohlendioxid. Der Atem fungiert aber auch als sensibler Indikator physischer und psychischer Veränderungen. Er reagiert auf jede Bewegung, auf Berührungen und Gedanken, auf jedes Gefühl. Der Atem ist Ausdruck mentaler sowie körperlicher Vorgänge und damit ein Spiegel der Gesamtbefindlichkeit des Menschen. Verspannungen, Fehlhaltungen und seelische Konflikte verflachen und beengen den Atem. Es gibt keine andere Körperfunktion, die empfindlicher und unmittelbarer auf psycho-physische Veränderungen reagiert.

Der Atem ist eine Brücke zwischen Körper und Geist, weil er sowohl unbewusst durch das vegetative Nervensystem gesteuert wird als auch bewusst kontrolliert werden kann. Somit haben wir die

Möglichkeit, über das bewusste Atmen unseren Körper und Geist positiv zu beeinflussen. Indem wir Atempausen einführen, die Atmung verlängern und ihr einen Rhythmus geben, können wir direkt Einfluss auf unser Nervensystem nehmen. Der bewusste Atem ist also das Verbindungsglied zu den emotionalen Zentren unseres Gehirns. Die alten Yogis haben diese Wechselwirkung zwischen den Schwankungen des Geistes und der Kraft des Atems schon vor Tausenden von Jahren beobachtet und systematisiert.

Auch wenn niemand wirklich seinen ersten und seinen letzten Atemzug bestimmen kann, so können wir uns durch Übung vorbereiten, wenigstens den letzten Atemzug in einem bewussten und friedlichen Zustand zu erfahren. Ralph Skuban durfte viele Menschen während dieses letzten Atemzugs begleiten, und diese Erlebnisse haben sein Interesse am Atem geweckt. Es ist Ralphs eigene, seit vielen Jahren durch tägliche Praxis genährte Erfahrung, die er in diesem Buch mit uns teilt. Da er das umfangreich und erschöpfend auf den nächsten Seiten tut, möchte ich im Folgenden ein wenig von meiner persönlichen Erfahrung des Atems im Zentrum der Yoga-Praxis sprechen.

Längst dürfte sich herumgesprochen haben, dass Yoga weder ausschließlich mit Stretching an der Volkhochschule noch mit Cirque-de-Soleil-artigen Verrenkungen auf Instagram zu tun hat. Yoga bietet eine logische und effiziente Entwicklung unserer Gesamtpersönlichkeit. Es ist ein Prozess, der vor langer Zeit von Patanjali im *Yogasutra,* dem sicher wichtigsten Text des Yoga, so erklärt wurde: Ein Übender, ein Yogi, sollte zunächst sicherstellen, dass seine Beziehungen zur Umwelt und zu anderen Menschen friedvoll sind *(Yama),* er sollte einer inneren Disziplin folgen *(Niyama),* den Körper durch die Hilfe von Körperhaltungen entsprechend vorbereiten *(Asana)* und dann mit der Praxis der kontrollierten Atmung *(Pranayama)* und Versenkung *(Dharana* und *Dhyana)* beginnen, um – das ist schließlich das ultimative Ziel – Selbsterkenntnis oder Erleuchtung *(Samadhi)* zu erlangen.

Meine persönliche Erleuchtungserfahrung bezüglich der Wichtigkeit des Atems in der Yoga-Praxis hatte ich 1999 während meiner Ausbildung am Jivamukti Yoga Center in New York. Zur Finanzierung meiner Ausbildung arbeitete ich damals an der Rezeption des Studios und beobachtete einen neuseeländischen Lehrer, der einmal pro Woche (jedes Mal mindestens eine halbe Stunde zu spät) eine Nachmittagsklasse anbot. Es kamen nie mehr als vier oder fünf Schüler, aber diese doch sehr zuverlässig, und sie schwebten jedes Mal ganz beseelt nach der Klasse aus dem Studio. Neugierig geworden, verlegte ich meine Arbeitsschicht und ging hin. Der Lehrer hieß Mark Whitwell und hatte angeblich noch direkt vom südindischen Yoga-Meister Krishnamacharya gelernt.

In der Tradition Krishnamacharyas schwingen Atem und Bewegung in perfekter Synergie. Jede Bewegung in einem Asana wird durch eine entsprechende Atemphase begleitet. Durch diese bewusste Verbindung zwischen Körperhaltung und Atem erreichte ich einen bisher nie erlebten Grad an Konzentration, Achtsamkeit und Leichtigkeit im Üben. Dieses Bewusstsein und ein besseres Gefühl für die Tiefe und Dauer meines Atems ließen ihn immer feiner und subtiler werden, so wie es im zweiten Kapitel des *Yogasutra* beschrieben wird. Diese Feinheit und Ruhe ließ meinen Geist immer klarer und konzentrierter werden. Am Ende der Praxis erlebte ich körperliche Präsenz und Meditation wie von ganz alleine.

Von Mark habe ich also gelernt, dass der Atem zentraler Bestandteil der Yoga-Praxis ist. Wir üben die Haltungen für den Atem, nicht umgekehrt. Die Körperbewegung ist die Atembewegung, die Atembewegung ist die Körperbewegung. Jeder Atemzug durchdringt als wellenartige Bewegung den ganzen Körper. Das Zusammenspiel von Atemimpuls und Muskulatur wird beeinflusst durch Körperhaltung, Muskelspannung und Durchlässigkeit für die Atembewegung. Unser Körper ist also ein Instrument, um direkt Einfluss auf unseren Atem zu nehmen. Die körperlichen Übungen werden durchgeführt, um letztlich den Atem zu erleichtern und somit Pranayama – den Fluss der Lebensenergie durch bewusstes Atmen – zu ermöglichen und den Geist zu beruhigen.

Yoga-Übungen halten die körperlichen Systeme geöffnet, und der Atem versorgt sie mit Energie. In Verbindung mit bewusster Atmung besitzt Yoga deshalb ein großes heilendes Potenzial, weil die Haltungen wie sehr feine operative Werkzeuge dienen, die es auf ihre jeweilige ganz spezifische Weise dem Atem erlauben, in die verschiedensten körperlichen und geistigen Regionen vorzudringen, dort zu kräftigen und zu heilen. Wird der Atem erst einmal wirklich bewusst erlebt und erfahren, so können die körpereigenen Selbstheilungskräfte aktiviert werden.

Das Heile und Heilende wird auf der psychischen wie physischen Ebene stabilisiert und harmonisiert, so dass die natürliche Widerstandskraft wächst. Des Weiteren gibt der Atem dem Praktizierenden ein Verständnis für das Wechselspiel von Kontrolle und Hingabe. Indem wir uns darauf einlassen, anstatt dem kontrollierenden Verstand nachzugeben, kann der Körper loslassen und sich dem Leben viel leichter öffnen und hingeben. Wenn Atem und Körper koordiniert sind, so dass sie zu einem Ganzen verschmelzen, fließt Energie in die Muskulatur – und dies verändert die Qualität unseres Lebens fundamental.

Wie der richtige Umgang mit dem Atem den Verstand zur Ruhe und das Bewusstsein in den Körper bringt, kann jeder Leser anhand der vielfältigen von Ralph beschriebenen Übungen in diesem Buch für sich selbst erforschen. Mein ganz persönlicher Favorit ist übrigens

„Patanjalis Herz-Pranayama". Es ist eine wirklich einfache Übung, die mir nach einigen Atemzügen eine entspannte und zentrierte Aufmerksamkeit gegenüber der Bauch- und Brustregion ermöglicht und darüber hinaus Energie ins Zentrum meines spirituellen Herzens lenkt. Schon nach wenigen Minuten beginnt sich jedes Mal aufs Neue ein Gefühl von tiefem Frieden auszubreiten.

Ich wünsche dem Leser, dass dies Buch ihm helfen möge, mehr Freude und Klarheit in seinen Atem und damit in sein Leben zu bringen.

München, im August 2017

Über Patrick Broome

Dr. Patrick Broome, geb. 1968, ist promovierter Psychologe. Er erhielt seine Yoga-Ausbildung in New York und gehört heute zu den Pionieren des modernen Yoga in Deutschland. Er unterrichtet seit fast zwanzig Jahren, bildet international Yoga-Lehrende aus und leitet die drei Patrick Broome Yogastudios in München. Er ist Autor etlicher Yoga-Bücher wie „Yoga für den Mann", „Yoga für Alle", „Mit Yoga Leben" und „Spirituelle Krieger".

Kontakt: **www.patrickbroome.de**

Einführung

von Jaiveer Singh

„Aus Erfahrung können wir mit Sicherheit sagen, dass keine körperliche Praxis auch nur ein Hundertstel der Wirksamkeit des Pranayama hat."

– Swami Kuvalyananda (1883–1966),
Gründer des Kaivalyadhama Instituts in Indien –

Prana ist die in allen Wesen gegenwärtige Vitalenergie, jene Kraft, die sie lebendig macht. Prana bewegt alles Körperliche und Mentale, auch unsere Gedanken. Zwar nehmen die Lebewesen Prana mit Hilfe des Atems, beziehungsweise mit der Luft auf, doch ist Prana deshalb nicht gleich Luft. Im 13. Jahrhundert beschrieb der indische Poet und Mystiker Sant Jnaneshavara Prana als *Lebenswind*. Für Swami Rama (1925–1996) ist Vayu – der Wind oder die Luft – das Pferd, auf dem Prana reitet. Prana erst macht die Luft zum Lebensspender, es ist *in* der Luft, ohne doch selbst Luft zu sein.

Gelangt Prana in den Körper, wirkt es dort als lebenserhaltender Wind, der sich in verschiedene Aspekte ausdifferenziert, um unterschiedliche Aufgaben in den einzelnen Bereichen unseres Körpers zu erfüllen. Der Körper ist lebendig, solange Prana in ihm ist. Geht Prana, bedeutet das den physischen Tod. Keine Menge Luft oder Sauerstoff kann dem Körper dann wieder Leben einhauchen.

Das wichtigste Ziel des Yoga ist ein Spirituelles, nämlich die Erkenntnis oder Verwirklichung unseres Selbst durch die Kontrolle des Geistes. Der höchste Zustand des Yoga, egal in welcher konkreten Form wir ihn üben, ist Raja-Yoga, ein Zustand, den man auch Samadhi nennt. Hatha-Yoga ist nicht ein Yoga für den Körper, sondern ein Weg, der mit dem Körper beginnt, um den Zustand von Raja-Yoga zu erlangen. Die *Hatha-Yoga-Pradipika* sagt sehr klar, dass Hatha-Yoga eine Leiter ist, um Raja-Yoga zu erreichen.

Die Wissenschaft, Prana durch den Atem zu regulieren, um damit den Geist unter Kontrolle zu bringen, heißt Pranayama. Gorakshanath, der im 9. oder 10. Jahrhundert wohl das erste systematische Werk über Hatha-Yoga verfasste, beschreibt es so: „Prana ist der Wind, der im Körper wohnt, und Ayama bedeutet das Zurückhalten dieses Windes." Mit anderen Worten: Pranayama ist die Kontrolle und Regulation des Atems.

Von allen Yoga-Praktiken ist Pranayama die wichtigste, sie ist gewissermaßen das Herz des Yoga. Tatsächlich steckt im Wort *Hatha* selbst schon die Idee des Pranayama. Im *Siddhasiddhanta Paddhati* sagt Gorakshnath, dass *Ha* die Sonne bezeichnet und *Tha* den Mond. Die Vereinigung von Sonne und Mond also meint Hatha-Yoga. Im wichtigsten Kommentar zur *Hatha-Yoga-Pradipika* – er heißt *Jyotsna* und wurde von Swami Brahmananda im 19. Jahrhundert verfasst – verdeutlicht der Autor diese Idee weiter und schreibt: „Hatha, also die Vereinigung von Sonne und Mond in Form von Prana und Apana in der Praxis des Pranayama, ist das Charakteristikum und die Vollendung des Hatha-Yoga." Diese Vereinigung von *Ha* (Prana als nach oben strebender Wind) und *Tha* (Apana als nach unten strebender Wind) wird erreicht, indem man den Prana-Fluss zwischen Ida (oder Chandra-Nadi, dem Strom des Mondes) und Pingala (oder Surya-Nadi, dem Strom der Sonne) ausbalanciert, wodurch die Sushumna, der Strom im Zentralkanal, aktiviert wird.

Schon im 6. Jh. v. Chr. sieht die *Taittiriya Upanishad* in ihrer Beschreibung des Menschen Prana als das verbindende Element zwischen dem Körper und dem Geist. Zwar werden Körper und Geist nicht als getrennte Entitäten begriffen, sondern der Mensch als ein ganzes und ungeteiltes Wesen verstanden, dennoch wird in diesem Konzept der Atem als die subtile Verbindung oder Brücke zwischen beiden betrachtet.

Auch die *Hatha-Yoga-Pradipika* – die wohl wichtigste Schrift des Hatha-Yoga überhaupt, besonders wenn es um das Pranayama geht – sieht diese enge Verbindung zwischen dem Geist und dem Atem. Ob unser Geist klar ausgerichtet oder unruhig ist, wird in diesem Text direkt mit dem Atem in Verbindung gebracht. Auch im täglichen Leben können wir beobachten, dass unsere Emotionen unsere Atemmuster beeinflussen und umgekehrt. Hatha-Yoga sagt, dass der Geist sehr schwierig zu kontrollieren ist, mit Hilfe des Atems aber kann dies viel leichter gelingen. Dies darf man mittlerweile auch als wissenschaftlich abgesicherte Aussage betrachten, konnte doch die Wirkung des Atems auf den Geist vielfach experimentell bestätigt werden.

Yoga ist kein „Work-out“, sondern vielmehr ein „Work-in“, eine Reise ins Innere. Pranayama ist da keine Ausnahme. Patanjali sagt, dass sich durch Pranayama der Schleier vor unserem inneren Licht auflöst und unseren Geist übt, um in Dharana oder Konzentration gehen zu können. Wenn unser Geist zu fokussieren lernt, kann er von selbst in Dhyana oder Meditation gehen, um schließlich Samadhi zu erlangen. Konzentration, Meditation und Samadhi sind Teil ein und desselben Prozesses.

Zwar mag das höchste Ziel des Pranayama spiritueller Natur sein, doch praktizieren die meisten von uns Hatha-Yoga für das körperliche und mentale Wohlsein, um Krankheit zu überwinden oder um als präventive Maßnahme einen guten Gesundheitszustand aufrechtzuerhalten, was alles wunderbar ist. Wer Pranayama regelmäßig auch nur für zehn Minuten täglich übt, kann dem Stress entgegenwirken, Bluthochdruck senken, Ängste, Sorgen und Depressionen verringern, Trägheit beseitigen, die Willenskraft stärken, die Schlafqualität verbessern und noch anderes mehr.

Wenn auch die Pranayama-Übungen einfach und harmlos aussehen mögen, so ist es doch wichtig, sie mit Bedacht zu üben. Es ist bemerkenswert, dass es keinen einzigen authentischen und wichtigen Text über Hatha-Yoga gibt, der auf die Gefahren einer falsch ausgeführten Asana-Praxis hinweist, doch die Schriften warnen uns eindringlich und unüberhörbar vor den Gefahren, die aus einer falsch durchgeführten Pranayama-Praxis erwachsen können. Die *Hatha-Yoga-Pradipika* sagt dazu: „So wie wilde Löwen, Elefanten oder Tiger nur allmählich unter Kontrolle gebracht werden können, so muss auch das Atmen unter Kontrolle gebracht werden, mit allmählicher Übung, sonst kann es den Übenden töten." Und umgekehrt gilt: „Durch eine richtige Pranayama-Praxis werden alle Krankheiten beseitigt. Wenn Pranayama jedoch auf die falsche Weise geübt wird, verursacht das verschiedenste Erkrankungen."

Pranayama wird dann auf die falsche Weise geübt, wenn wir unsere Kapazität überschreiten, vor allem beim *Kumbhaka* oder Atemanhalt, aber auch durch die inkorrekte Anwendung der *Bandhas* oder Muskelverschlüsse.

Die *Hatha-Yoga-Pradipika* sagt, dass junge, alte, sehr alte, ja sogar kranke oder schwache Menschen die Ziele des Yoga erreichen können, wenn sie regelmäßig üben. Das meint ein Üben mit Hingabe und unter Berücksichtigung der eigenen körperlichen und mentalen Grenzen. Ich möchte Ralph Skuban meine Anerkennung dafür aussprechen, dass er als ein mitfühlender Lehrer in diesem Buch auch auf die gesundheitlichen Aspekte des Pranayama, auf die Chancen ebenso wie auf die Risiken, eingeht. Jede Übung wird in unterschiedlichen Variationen präsentiert, von der einfachen Grundtechnik hin zu komplexeren Praktiken, so dass es den unterschiedlichen Bedürfnissen der Yoga-Übenden gerecht wird.

Die heutige Welt des populären Yoga gibt im Grunde nur einem einzigen Aspekt des Hatha-Yoga Bedeutung, nämlich den Asanas oder Körperhaltungen. Die Asanas wurden zum Synonym für den Begriff Yoga. Wir (das schließt die Yoga-Lehrer mit ein) neigen dazu, die Tatsache zu übersehen, dass die Asanas nur eines von acht Gliedern in Patanjalis *Yogasutra* darstellen. Die *Hatha-Yoga-Pradipika* widmet diesem Aspekt lediglich eines von vier Kapiteln. Die Asanas, obgleich essenziell, sind eine vorbereitende Praxis für die wichtigeren Übungen des Hatha-Yoga, insbesondere für das Pranayama. In den Worten von Swami Kuvalayananda (1883–1966), dem Gründer des Kaivalyadhama Instituts, einer der traditionsreichsten Yoga-Schulen Indiens:

„Aus eigener Erfahrung können wir mit Sicherheit sagen, dass keine körperliche Übung auch nur ein Hundertstel der Wirksamkeit des Pranayama besitzt. In Wahrheit zielt Pranayama nicht nur auf die Kontrolle unterschiedlicher physiologischer Funktionen, sondern auf die Kontrolle eben jener Prozesse, die den menschlichen Organismus beleben."

Heutzutage wird das Wort *Yoga* als Präfix und Suffix für nahezu alles verwendet, sogar Laptopcomputer wurden schon mit diesem Begriff versehen. Unter dem Markennamen „Patanjali" treffen wir – und das ausgerechnet in Indien! – auf Produkte wie Zahnpasta und Bodenreiniger. Es ist erfrischend zu sehen, dass Ralph Skuban so viel Zeit, Mühe und Leidenschaft aufbringt, ein Buch über Pranayama zu schreiben, das von hohem praktischen Wert ist und zugleich viele in die Tiefe gehende Informationen und Hintergründe liefert. Damit zollt er einer Jahrtausende alten Tradition Respekt. Zwar mag die Tradition aus Indien stammen, doch ist sie ein Erbe der ganzen Menschheit. Ich bin mir sicher, dass die Leserinnen und Leser dieses Buch mit Gewinn lesen werden.

Jaiveer Singh

Weil am Rhein, im Juli 2017

Über Jaiveer Singh

Jaiveer Singh kam in Hyderabad in Indien zur Welt. Durch seine Eltern und seinen Bruder ist er dem Yoga schon seit seiner Kindheit verbunden. Er erhielt seine Yoga-Ausbildung am renommierten Kaivalyadhama Institut in Lonavla. Seit 2006 unterrichtet er Hatha-Yoga im Hauptberuf.

Kontakt: **jaiveer.ee@gmail.com**

Über dieses Buch

Sogar Brahma fürchtet ein zu kurzes Leben und übt Pranayama. Deshalb sollten auch Yogis und Weise ihre Lebensenergie kontrollieren.[2]

– Yoga Chudamani Upanishad (14. Jahrhundert) –

Als ich zu schreiben begann, hatte ich ein kleines Büchlein vor meinem inneren Auge. Doch es wurde ein viel größeres Projekt daraus; und ich lernte viel dabei, weil man, sobald man etwas Schwarz auf Weiß aufs Papier setzen möchte, sehr genau spürt, wo man steht mit seinem Wissen. Deshalb wohl sagte einst ein Professor zu einem Kommilitonen: „Wenn Sie etwas wirklich verstehen wollen, schreiben Sie darüber!"

Was ist nun herausgekommen dabei? Nun, ich hoffe, dass es ein Buch geworden ist, das Sie motiviert, sich näher mit Pranayama, der yogischen Atem-Praxis, zu beschäftigen, theoretisch wie praktisch. Wenn ich „theoretisch" sage, dann spreche ich nicht so sehr von Dingen wie Anatomie, Atemmechanik, Physiologie und so weiter, denn davon findet sich in diesem Buch nur wenig. Umso mehr jedoch findet sich darin von „yogischer Theorie", das meint das Eingebettetsein der Praxis in das Verständnis, das die Yoga-Philosophie von der Schöpfung und uns Menschen hat – von unserem Herkommen, Lebenszweck und dem Ziel des Übens.

Ich meine, dass die Grundprinzipien yogischen Denkens sich in keiner anderen Praxis unmittelbarer spiegeln als im Pranayama. Das geht so weit, dass es in der konkreten Praxis einen Vorgang gibt, den ich den *Kulminationspunkt des Yoga* nenne, weil sich hier die Vorstellung vom Menschen, seinem energetisch-strukturellen Aufbau und seinem eigentlichen Lebenszweck zu einem einzigen Moment der Stille verdichtet. So ist Pranayama ein faszinierendes Abenteuer nicht zuerst deshalb, weil es gut tut, weil es uns psychologisch und energetisch zu stärken vermag und sogar Heilkräfte verspricht, sondern weil sich das *Herz des Yoga* darin offenbart.

Bevor Sie nun weiter in das Buch hineinlesen, möchte ich noch zum Ausdruck bringen, was Sie darin finden können. Es ist, kurz gesagt, eine Mischung aus philosophischen Betrachtungen zum Thema Yoga im Allgemeinen und Pranayama im Speziellen. Natürlich ist es besonders auch ein praktisches Buch mit vielen Anleitungen zum Atmen. Alles das orientiert sich an klassischen Texten, allen voran der *Hatha-Yoga-Pradipika,* der sicher einflussreichsten Schrift des Hatha-Yoga. Neben anderen Texten, wie zum Beispiel dem *Yogasutra,* kommen auch die *Gheranda Samhita* und die *Shiva Samhita,* ebenfalls zentrale Schriften des Hatha-Yoga, immer wieder zu Wort. Es war mir wichtig, die Praxis des Pranayama in den klassischen Texten zu verorten, der Frage nachzugehen, wie die Praxis dort beschrieben wird, welche Hoffnungen daran geknüpft und welche Versprechungen gemacht werden. Das alles wirft auch Licht auf den Yoga des modernen Westens. Wie nah ist das, was die Menschen heute als Yoga lieben und üben, an den eigenen Wurzeln?

Es ist sinnvoll, das Buch in Ruhe von Anfang an durchzulesen und die Übungen für sich selbst auszuprobieren. Nach und nach werden immer mehr Aspekte des Pranayama in der Theorie wie auch in der Praxis miteinander verbunden. Pranayama ist eine leise Praxis, die sich nur ganz allmählich entfaltet – sie braucht Zeit, wie ja alle

Dinge im Leben ihre je eigene Zeit brauchen. Das meiste, was dabei geschieht, spielt sich nicht so sehr im äußerlich-physischen, sondern im inneren Erleben ab.

Praxis und philosophische Hintergründe wechseln in diesem Buch einander ab in einer Weise, dass sie sich gegenseitig stützen. Ich hoffe, dieser Ansatz ist gelungen. Ein Pranayama-Buch ist nicht zuletzt auch eine große didaktische Herausforderung. Alle Fehler oder Ungereimtheiten gehen allein zu meinen Lasten.

Bitte seien Sie immer achtsam und vorsichtig bei allen Übungen. Pranayama ist ein mächtiges Werkzeug. Immerhin verbinden Sie sich direkt mit der Kraft, der Sie Ihr Leben verdanken! Es gibt für die Atemübungen immer wieder auch Kontraindikationen. Ich erhebe indes keinen Anspruch auf Vollständigkeit in dieser Hinsicht. Zum Glück durfte ich selbst mit Pranayama nur gute Erfahrungen machen. Doch im Zweifel fragen Sie bitte Ihren Arzt, bevor Sie sich intensiveren Übungen zuwenden. Zum Wichtigsten im Yoga überhaupt zählt die Eigenverantwortlichkeit.

Ein Buch wie dieses entsteht nicht durch das Wirken des Autors allein. Alles Wissen gründet in alten Traditionen und Weisheiten; und andere Menschen haben dazu beigetragen, denen ich großen Dank schulde.

Zunächst möchte ich Dr. Peter Michel vom Aquamarin-Verlag dafür danken, dass er ein Buch wie dieses verlegt. Annette Wagner schulde ich Dank für das sorgsame Layout. Dankbar bin ich auch den Leitern der Yoga-Studios, deren Räume ich nutzen durfte, um Fotos zu machen: Jutta Renner und Pinar Letzkus vom Yoga-Zentrum Markgräfler Land in Müllheim sowie Alexandra Kleinert von den Patrick Broome Yoga Studios in München. Patrick Broome danke ich außerdem für sein sehr persönliches Vorwort.

Einen besonders wichtigen Beitrag hat Jaiveer Singh geleistet. Nicht nur stand er für die meisten der Bilder zur Verfügung, sondern er ist mir auch ein Freund und wichtiger Gesprächspartner geworden, philosophisch-fachlich, praktisch und auch ganz persönlich. Dass er es bereitwillig übernommen hat, eine Einführung zu schreiben, erfüllt mich mit großer Freude.

Ganz besonders möchte ich mich bei meiner Frau Nella bedanken. Auch sie ist auf einigen der Bildern zu sehen. Sicher war es nicht immer so leicht, mit jemandem wie mir zusammen zu sein, der so viel Zeit mit dem Schreiben verbringt. Ich bin zutiefst dankbar dafür, sie an meiner Seite zu wissen.

Und ich möchte mich ganz besonders auch bei Ihnen bedanken, liebe Leserin, lieber Leser, denn Bücher verdanken ihren Sinn nur der Neugier und dem Interesse derer, die sie lesen. So wünsche ich mir nun, dass Sie Gewinn aus dem Buch ziehen, dass Sie so manches, was Sie vielleicht schon wissen, nochmals anders aufbereitet sehen, dass Sie auch Neues entdecken, Ihr Wissen und Ihre Praxis vertiefen können und hoffentlich auch die eine oder andere Inspiration darin entdecken.

Alles Gute für Ihren Weg!

Ralph Skuban

Bichl, im September 2017

Eine kurze Weltgeschichte des Atems

„Die Erforschung des Bewusstseins beginnt mit dem Studium der wirklichen Wissenschaft vom Atem.“[3]

– Harish Johari (1934–1999)

Fast alle Traditionen der Welt haben das bewusste Atmen für sich entdeckt. Das muss uns nicht wundern, denn der Atem ist *das* Kennzeichen schlechthin dafür, dass wir leben. Wenn wir geboren werden, müssen wir einen ersten Schrei tun, bei dem wir auch den ersten und allergrößten Atemzug unseres Lebens machen. Die vor der Geburt noch ganz eingefalteten Lungen werden bei dieser ersten, massiven Einatmung aufgebläht – von der völligen Atemleere zur totalen Atemfülle. Dieser Vorgang entscheidet über Leben und Tod. Wir könnten die größten Pranayama-Meister der Welt sein, niemals würde es uns gelingen, die Lungen so leer zu machen, wie sie es vor dem ersten Atemzug einmal waren. Wie tief wir auch ausatmen, immer verbleibt ein Rest an Atemluft in der Lunge, das so genannte *Residualvolumen*, andernfalls würde sie kollabieren und wir sterben.[4] Wie wir am Anfang des Lebens ein erstes Mal einatmen, so atmen wir am Ende des Lebens zum letzten Mal aus, ganz buchstäblich: Die Lunge leert sich und der Körper bleibt still, reglos, unbelebt zurück; und unser Geist geht in neue, nicht-physische Erfahrungsräume.

In diesem Kapitel über die Weltgeschichte des Atems wollen wir einen kursorischen Blick auf den Atem in unterschiedlichen Kulturen und Zeiten werfen, um zu zeigen, dass der Atem, das Leben und die Idee des Transzendenten seit jeher als miteinander verbundene Aspekte des Menschseins begriffen wurden, ungeachtet aller Unterschiede in der konkreten Form spiritueller oder religiöser Praxis.[5] Der Atem verbindet jeden Einzelnen mit der Tiefe seines eigenen Wesens und zugleich mit allen anderen Geschöpfen. Die Luft, die ich ausatme, atmet ein anderes Wesen ein. Alles ist miteinander verbunden durch den Atem. Mensch, Kosmos, Gott.

Die alten Hebräer sagen uns, dass Gott *adam,* den ersten Menschen, aus *adamah,* der Erde, schuf und ihm *ruach,* den Atem des Lebens, in seine Nasenöffnungen einblies.[6] Die Wurzel *ch* im Wort *ruach* steht für den Atem und erinnert uns auch an das *ch* im deutschen Wort *hauchen.* Der Kosmos hauchte uns das Leben ein, und wir hauchen es einst wieder aus. Pranayama-Übende schätzen *Ujjayi,* die Siegeratmung, deren zentrales Element ein hauchender Klang ist, hervorgerufen durch das teilweise Verschließen der Glottis oder Stimmritze. Dadurch wird der Atem langsamer, feiner und kontrollierter. Das *ch* findet sich übrigens auch in der hebräischen Bezeichnung für die erste Frau der Schöpfung. Bei uns als Eva bekannt, hieß sie ursprünglich *Chava.* Das passt sehr gut, denn das Weibliche steht in der Mystik für das Energetische und Lebendige, also auch für die Kraft des Atems; und in *chaim,* dem hebräischen Wort für Leben, haucht ebenfalls der Atem.

Als Jesus zu lehren begann, wurde das alte Hebräisch schon lange nicht mehr gesprochen. Seine Muttersprache war das Aramäische. Doch das Hauchen in den Worten für Atem und Leben blieb. *Rucha* sagte Jesus zum Atem und *chayye* hieß das Leben. Im „Heiligen Geist" finden wir es als *Rucha d'Qudsha.* Der heilige Atem also ist gemeint im Sinne der Kraft Gottes, der wir unser Leben verdanken.

Atem, Leben und das Spirituelle verdichten sich hier zu einem einzigen Begriff, den die Weisen energetisch auch als den Klang AUM oder OM beschreiben, die ursprüngliche kosmische Vibration.[7]

Es heißt, Jesus hätte Verbindung zu den Essenern gehabt, einer jüdischen Gemeinschaft, deren Mitglieder von den Griechen *Therapeutae*, Heiler, genannt wurden. Über den Atem berichten sie uns:

> „Denn siehe, der ewige und höchste lichthafte Raum, wo die unzähligen Sterne ruhen, ist die Luft, die wir ein- und ausatmen. Und im Moment zwischen Ein- und Ausatmung liegt das Geheimnis des unendlichen Gartens verborgen."[8]

Alles ist miteinander verbunden; und es kommt aus der unsagbaren Stille, dem reinen Potenzial des Seins. Der Stille zwischen Ein- und Ausatmung kommt auch im Pranayama eine ganz besondere Bedeutung zu, auf die wir ausführlich zu sprechen kommen werden.

In einem der überlieferten Texte der Essener bitten kranke Menschen Jesus um Hilfe und Erlösung von ihren Leiden. Jesus ist schonungslos in seiner Diagnose:

> „Der Atem der Menschen wird kurz und flach, schmerzhaft und übelriechend (...); sein Blut wird dick und stinkend wie Sumpfwasser; es klumpt und wird schwarz, wie die Nacht des Todes. Seine Knochen werden hart und knotig; sie schmelzen innerlich und brechen auseinander (...). Sein Fleisch wird fett und wässerig (...); seine Eingeweide füllen sich mit abscheulichem Dreck und sickernden Strömen des Verfalls; eine Vielzahl widerlicher Würmer wohnt darin."[9]

Jesus, den die Kranken als ihren „Meister" ansprechen, gibt ihnen dann eine Anleitung, die man nur als zutiefst yogisch bezeichnen kann: Er sagt ihnen, dass sie frische Luft atmen und sich außen wie innen reinigen sollen. Das erinnert uns ans Pranayama und auch an die *Shatkarmas,* Techniken zur inneren Reinigung, zu denen zum Beispiel auch *Basti,* der Einlauf, gehört. Jesus fährt fort:

> „Sucht die frische Luft des Waldes und der Felder (...) und findet den Engel der Luft. Dann atmet langsam und tief, damit der Engel der Luft in euch dringt (...) Dann sucht den Engel des Wassers. (...) Werft euch ganz in seine Arme (...) Denkt nicht, dass es genügt, wenn euch der Engel des Wassers nur äußerlich umarmt, (...) die innerliche Unreinheit ist größer als die äußere. (...) Sucht deshalb einen großen Flaschenkürbis mit einem Stengel von der Länge eines Mannes; höhlt ihn aus und füllt ihn mit Flusswasser, das von der Sonne erwärmt wurde. Hängt ihn an den Ast eines Baumes und kniet euch auf den Boden (...) und führt das Ende des Stängels in euer Hinterteil, dass das Wasser durch eure ganzen Eingeweide fließen kann."[10]

Ich will an dieser Stelle keinen Spekulationen nachgehen, ob Jesus in seinen so genannten „verlorenen Jahren", über welche in der Bibel nichts ausgesagt ist, in Indien gelebt und studiert haben könnte.[11] Doch er wusste zweifellos um die Bedeutung der Reinigung, physisch wie mental.

Drehen wir das Rad zurück ins vierte Jahrtausend vor Christus. Die alten Ägypter betrachteten den Atem als Träger des Lebens. Sie nannten die Lebenskraft *Ka* und das Leben *Anch.* (Schon wieder begenet uns das Hauchen!) Der Atem wurde als spirituelle Kraft verstanden, dessen Ursprung außerhalb der Dimensionen von Raum, Zeit und Materie verortet wurde. Ka und Anch wurden durch das Anch-Symbol verkörpert: Ein kreuzförmiger Schlüssel, der für die Existenz in Raum (Vertikale) und Zeit (Horizontale) steht, und ein Rund am oberen Ende, das die spirituelle Dimension repräsentiert.

Im Zentrum verbinden sich Transzendenz und Immanenz, Gott und die Welt. Im Herzen also, hier und jetzt in der Mitte des Seins, da, wo wir den Atem erleben und das Herz den Rhythmus des Lebens vorgibt, da *sind* wir. Man nennt das Anch-Symbol auch ägyptisches Kreuz, Lebensschleife, Nilschlüssel oder auch koptisches Kreuz, da es zum Symbol der koptischen christlichen Kirche wurde. Den Atem zu verstehen, bedeutete, das Leben selbst zu verstehen.

Die Kulturanthropologin Angeles Arren weist darauf hin, dass das Kreuz, interkulturell betrachtet, kein eigentlich religiöses Symbol ist, sondern für das Leben steht und für die Idee der Verbindung. Das Anch-Symbol erinnert uns daran, dass wir Menschen verbunden sind mit dem Höchsten, dem wir unser Leben verdanken, das sich als Atem (Spirit) ausdrückt. Das Kreuz ist also viel mehr noch ein Symbol des Lebens als eines des Leidens. „Das Kreuz auf sich nehmen" wird in diesem Licht zur Aufforderung, das Leben anzunehmen, es also zu *leben.*

Das altgriechische Äquivalent für Atem und Lebenskraft ist *pneuma,* das auch als Heiliger Geist übersetzt wurde; und das Wort *psyche* für Seele ist eng verwandt mit *psychein,* dem Wort für atmen.

Im Rom der Antike sprach man von *anima,* wenn man die Lebenskraft meinte, und von *animus,* wenn man an den Wind oder die Luft dachte. Mit dem Wort *spiritus* sprach man zugleich von Atem und Seele, von Lebensmut und -kraft. Wenn wir uns *inspiriert* fühlen, sagen wir ganz wörtlich, dass die Energie des Höchsten durch uns fließt, dass wir zu einem Gefäß Gottes werden.

Die keltische Tradition benutzte den Begriff *Awen* für die göttliche Inspiration des Druiden. Das Wort ist verwandt mit *Awel,* das heißt Brise: Auch hier also begegnet uns die enge Verbindung von (Atem-) Luft und Spiritualität.[12]

Die bekannte christliche Mystikerin Hildegard von Bingen (1098–1179) sprach von Gott als dem *Einen Atem*. Im indischen Musiker, Poet und Mystiker Kabir finden wir dazu die perfekte Parallele, wenn er sagt: „Gott ist der Atem allen Atems.“[13]

Im alten China nannte man die Lebensenergie *chi* oder *qi*. Man schrieb das Wort, das Lebenskraft bedeutet, ursprünglich als drei Wellenlinien, die den Fluss des Atems repräsentieren. Chi wurde und wird bis heute als die spirituelle Kraft verstanden, die den ganzen Kosmos durchflutet. Manchmal wird es auch als physikalische Kraft betrachtet. Obgleich unsichtbar wie der Wind, wirkt sie doch in allem, was ist. (Wenn man im Yoga von den Vayus oder Pranas spricht, begegnet man auch hier derselben Idee). Chi wird aufgenommen über den Atemprozess, es zirkuliert durch den Körper in Meridianen und wird dann wieder in den Kosmos abgegeben, um anderen Wesen zur Vefügung zu stehen. Wir begegnen der Idee des *chi/qi* auch in den Namen bekannter Übungswege wie zum Beispiel *T'ai chi* oder *Qigong*.

Der japanische Begriff *ki* für Lebenkraft fand Eingang in die Worte für gesund *(genki)* und krank *(byoki)*. Wir begegnen ihm auch hier in Übungswegen wie *Aikido* oder *Reiki*. Gesundheit und Krankheit stehen in diesem Denken in direkter Beziehung zum Fließen der Lebensenergie. Wo dieser Fluss unterbrochen, gestört oder aus dem Gleichgewicht ist, entsteht Krankheit.

Die spirituelle Tradition Tibets, die ein Amalgam der uralten schamanischen Praktiken des Bön, des Yoga und des Buddhismus ist, kennt intensive Techniken, die auf der Grundlage der energetischen Anatomie des Menschen das Atmen mit emotionalen Herausforderungen verknüpfen, um innere Reinigung und Heilung zu erreichen. Die Entsprechung zum indischen Begriff Prana in Tibet ist *Lung*. Die subtilen Energieflüsse oder *Nadis,* wie sie im Yoga heißen, werden dort *Tsa* genannt. *Tsa Lung* ist eine fortgeschrittene Atem-Praxis zur Reinigung der Chakras, die zum meditativen Ruhen in *Rigpa* oder reinem Gewahrsein führen will.[14]

Auch die Indianer Nordamerikas verbanden den Atem mit dem Prinzip der Spiritualität. Der Gott der Lakota-Indianer heißt *Wakhan Tanka. Wakhan* verweist auf etwas Heiliges und ist zugleich ein Begriff für den jedem Lebewesen innewohnenden Atem oder Odem, für die Lebens- und Schöpferkraft in allen Naturerscheinungen. Wakhan Tanka wird meist als *Großer Geist* (Great Spirit) übersetzt.

Ich möchte diese kurze Reise durch die spirituelle Kulturgeschichte des Atems mit einem indianischen Gebet abschließen, in welchem der Mensch die große Ehrfurcht vor dem Heiligen zum Ausdruck bringt, die sich als Atem und Geist in der Natur und in allen Wesen zeigt. Der Atem verbindet uns mit allem Lebendigen, mit der Welt, in der wir leben, und mit den ursprünglichen Kräften des Seins.

Hier das Gebet der Lakota Sioux, 1887 von Chief Yellow Lark ins Englische übertragen: *Let Me Walk in Beauty – Lass mich gehen in Schönheit.*

> *Großer Geist*, dessen Stimme ich höre im Wind
> und dessen Atem der Welt ihr Leben gibt,
> höre mich.
> Ich bin klein und schwach.
> Ich brauche Deine Stärke und Weisheit.
> Lass mich gehen in Schönheit
> und lass meine Augen für immer den roten
> und purpurnen Sonnenuntergang sehen.
> Lass meine Hände achten, was du geschaffen hast
> und mein Gehör sich schärfen, deine Stimme zu hören.

Lass mich weise werden, damit ich die Dinge verstehen kann,
die Du mein Volk gelehrt hast.
Lass mich die Lektionen verstehen,
die du in jedem Blatt und Stein verborgen hast.
Ich suche nicht Stärke, um größer zu sein
als mein Bruder oder meine Schwester,
sondern um den größten Feind zu bekämpfen, mich selbst.
Lass mich stets vorbereitet sein,
mit reinen Händen und aufrechtem Blick zu dir zu kommen,
damit, wenn mein Leben endet wie die untergehende Sonne,
mein Geist ohne Scham zu Dir kommen kann.[15]

Philosophie und Praxis des Pranayama

Was ist Pranayama?

Der erste Atemzug, den wir tun, verbindet die spirituelle Dimension mit der physischen.[16]

– Jack Angelo

Atem und Leben

Es ist der wichtigste Ausgangspunkt des Pranayama, dass zwischen dem Atem und unserem Leben ein unauflöslicher Zusammenhang besteht. Wer zu atmen aufhört, stirbt. Wenn ich hier vom Sterben spreche, meine ich nicht unseren vermeintlich endgültigen Untergang, sondern nur das Ablegen unserer vergänglichen Körperhülle und das temporäre Eintreten in einen anderen, nicht-physischen Erfahrungsraum.[17] Die Philosophie des Yoga glaubt nämlich nicht an den Tod. Ihre Kernbotschaft ist vielmehr die Unsterblichkeit der Seele. Unser Körper aber muss zweifellos sterben; und er tut dies meist mit einer letzten Ausatmung – wir hauchen das Leben aus. Dies allein schon dokumentiert den engen Zusammenhang zwischen Atem und Leben. Inwiefern es sich bei dieser Aussage um alles andere als bloß eine Binsenweisheit handelt, kann eindrücklich erleben, wer einmal die letzten Momente mit einem Sterbenden zusammen verbringen darf.

Wir sind in der Lage, Wochen oder sogar Monate ohne Nahrung zu überleben. Selbst ohne Wasser können wir zur Not mehrere Tage auskommen. Doch auf das Atmen können wir nur wenige Minuten verzichten. Je feiner die Substanz, umso mehr brauchen wir sie. Geht Prana, die Kraft des Lebens selbst, dann sterben wir noch im gleichen Augenblick. In der *Hatha-Yoga-Pradipika (HYP)*, der wichtigsten Schrift des körperorientierten Yoga-Weges – verfasst im 14. Jahrhundert von einem Autor namens Svatmarama, eine Schrift, auf die ich mich neben anderen Texten in diesem Buch immer wieder beziehen werde – in dieser alten Schrift also findet sich folgende knappe Definition von Leben und Tod:

> „Solange Vayu im Körper weilt, ist da Leben. Der Tod tritt ein, wenn Vayu den Körper verlässt. Deshalb halte Vayu zurück!"[18]

Vayu heißt Wind. Es ist ein anderes Wort für Prana. Es gibt verschiedene solcher Winde oder Prana-Aspekte in uns, die wir uns als Energiefelder vorstellen können, die unterschiedliche Aufgaben erfüllen. Wir werden noch ausführlich auf sie zu sprechen kommen, denn sie sind eng verbunden mit den *Bandhas*, gezielten Muskelaktionen während der Phase des Atemanhaltens im Pranayama.

Yoga in einem klassischen Sinne ist ein genuin spiritueller Weg. Das ist nicht so sehr im Sinne von Glauben gemeint, als vielmehr im Sinne einer introspektiven Praxis, ein Weg der Selbsterforschung, der zum innersten Kern unseres Wesens vorstoßen will. Das In-Kontakt-Gehen mit der uns innewohnenden Lebensenergie wird als das Herstellen einer Verbindung zu etwas Heiligem verstanden. Prana ist folglich nicht nur ein Wort für Atem oder Energie, sondern auch für *Brahman* („das Höchste" oder Gott, wenn wir es so nennen wollen).

Vom Beseitigen der „Verunreinigungen“ spricht die HYP und macht deutlich, dass Yoga als ein Weg der Reinigung zu verstehen ist – physisch, energetisch, emotional und mental. Pranayama ist das wichtigste Mittel hierzu:

> „Manche sagen, dass Pranayama allein alle Verunreinigungen beseitigt und halten es deshalb in höchsten Ehren, nicht jedoch die anderen Techniken.“[19]

Die Yogis haben den Zusammenhang von Atem und Leben in der Beobachtung von Tieren studiert. Tiere, die langsam atmen, so fanden sie heraus, haben meist auch eine lange Lebensspanne. Je schneller sie hingegen atmen, desto schneller verbrauchen sie die ihnen gegebenen Atemzüge, umso weniger Lebenszeit ist ihnen also vergönnt. Wir alle, so die Annahme, haben eine uns individuell zugemessene Zahl von Atemzügen für jede Inkarnation. Indem wir diese Atemzüge verfeinern, vertiefen und verlängern, steigern wir nicht nur unsere Lebensqualität, sondern dehnen auch unsere Lebenszeit aus. Damit haben wir mehr Zeit zur spirituellen Selbsterforschung und Entwicklung zur Verfügung.[20]

Das Verfeinern und Verlängern der Atmung im Pranayama stellt immer wieder Momente tiefer Stille her und kann uns einen inneren Frieden erfahren lassen, der „nicht von dieser Welt“ ist. Die Idee vollkommenen inneren Friedens ist gleichsam ein Synonym für den Bewusstseinszustand des Yoga selbst. „Lasse Prana und den Geist nicht länger ruhelos sein“, schreibt Tirumular, ein tamilischer Yogi aus dem 2. Jahrhundert, in seinem umfangreichen Werk *Tirumantiram* und fährt fort: „Wenn sie zur Stille finden, sind Geburt und Tod nicht mehr.“[21] Pranayama sucht also, wie alle Wege des ursprünglichen Yoga, nicht weniger als die Unsterblichkeit.[22]

Atem und Gesundheit

Natürlich waren die alten Yogis nicht die einzigen, die die Macht des Atmens für sich entdeckt haben. Ob Buddhisten, christliche Mönche oder Hawaiianische Kahunas; ob chinesische Kampfkünstler, taoistische Meditierende, die alten Essener oder Jesus, der, wie wir gesehen haben, seinen Schülern riet, den „Engel der Luft" in sich aufzunehmen, um sich damit zu reinigen. Überall auf der Welt und durch alle Zeiten ist der Atem als zentrales Werkzeug zur Erhaltung der Gesundheit und als unverzichtbarer Begleiter auf dem Weg nach innen erkannt und genutzt worden.

Tirumular, jener tamilische Yogi, der einen Kollegen namens *Patanjali* erwähnt, eben jener Name, der auch als Autorenname über dem *Yogasutra* steht, dem bekanntesten aller Yoga-Werke – Tirumular also stellt den Menschen kein besonders gutes Zeugnis aus, wenn es um das Atmen geht, den vitalsten Lebensprozess überhaupt. Er sagt unverblümt, dass wir im Grunde keine Ahnung davon haben, was es heißt, *richtig* zu atmen: „Über die Wissenschaft des Atmens – über Einatmung, Ausatmung und Atempause – wissen die Menschen nichts. Wenn sie richtig zu atmen wissen, werden sie Yama mit Füßen treten."[23] Mit Einatmung, Ausatmung und Atempause – in der Sprache des Yoga: *Puraka, Rechaka* und *Kumbhaka* – benennt der große Yogi die drei zentralen Aspekte des Atemprozesses, auf die man im Pranayama Einfluss nimmt.

Tirumular erwähnt den Namen *Yama*. Das ist eine furchteinflößende Gestalt, die alle Wesen mit *Kalasutra* einfängt, einem schwarzen Lasso, um sie zu sich zu holen und ihnen ihre Bleibe für die Zeit nach ihrem physischen Tod zuzuweisen. Dort verbringen sie, je nach Verdiensten oder Vergehen, ein angenehmes oder auch unerfreuliches Dasein, um schließlich erneut zu inkarnieren. Yama teilt den Wesen ihr Karma zu, das schließt die Zahl ihrer Atemzüge mit ein. Er ist damit Herr über Leben und Tod. Als Gott des Todes spielt er in einem der bekanntesten Weisheitstexte Indiens eine Hauptrolle. In der *Katha Upanishad* unterweist er Nachiketa, einen Jungen von nur zehn oder elf Jahren, in der tiefsten aller Weisheiten. Er weiht ihn ein in das Geheimnis der Unsterblichkeit und zeigt, dass der Tod nicht nur nichts Böses von uns will, sondern in Wahrheit sogar eine Illusion ist, von der man sich befreien kann. Wüssten wir nur richtig zu atmen, sagt Tirumular, dann müssten wir den Tod nicht fürchten, weil wir unsere Unsterblichkeit entdecken würden.

Dem Atemprozess des gestressten Zivilisationsmenschen mangelt es meist an Tiefe und Rhythmus. Die gleichmäßige, tiefe und bewusste Atmung des Pranayama trainiert unsere Atemmuskulatur und wirkt einer flachen, schnellen und unregelmäßigen Atmung entgegen. Dies beruhigt den Geist und übt einen positiven Einfluss auch auf unsere Emotionen aus. Wir treten in einen *Kohärenz* genannten Zustand ein, in welchem Atem, Herz- und Gehirnaktivität harmonisch zusammenwirken.

Pranayama ist ein Segen im Blick auf eine der wohl schlimmsten und tödlichsten Plagen des modernen Zivilisationsmenschen: den Stress. Bewusstes Atmen kann akuten Stress abbauen und, mehr noch, unsere *Stressresilienz* erhöhen, die Fähigkeit also, uns von bereits erfahrenem Stress schneller wieder zu erholen.[24] Gestresste Menschen haben eine geringe Lebensqualität, sind häufig krank, erschöpft oder sogar depressiv. Zudem haben sie ein deutlich höheres Todesrisiko als Nicht-Gestresste.[25]

Pranayama hat auch einen positiven Einfluss auf unsere Psyche. Jeder mentale oder emotionale Zustand korreliert mit der ihm eigenen Atmung. Sind wir entspannt, atmen wir ruhig, langsam und tief.

Sind wir aufgeregt oder in Sorge, wird unser Atem schneller, flacher, unregelmäßiger, stockend. Der Atem ist ein Spiegel unserer inneren Zustände. Weil unser Organismus eine Ganzheit ist und alle Aspekte sich gegenseitig beeinflussen, können wir über die bewusste Steuerung des Atems auch direkten Einfluss auf unser Befinden nehmen. Neben den beruhigenden Techniken im Pranayama gibt es auch solche, die aktivieren, erfrischen und energetisieren. Sie können tiefe Gefühle von Wohlsein und Freude hervorrufen. „Wenn du Prana unter Kontrolle bringst, lässt Tirumular uns wissen, „wird dein Körper werden wie ein Kristall. Und jung wirst du sein trotz deiner Lebensjahre."[26]

Zum Begriff ‚Pranayama'

Tirumular spricht im obigen Zitat davon, Prana unter Kontrolle zu bringen. Das ist bereits eine zutreffende Definition dessen, was der Begriff *Pranayama,* technisch gesehen, aussagen will. Er setzt sich, so eine der Deutungen, aus *Prana* und *Yama* zusammen. *Yama* bedeutet kontrollieren, einhegen, drosseln. (Yama, der Gott des Todes, über den wir oben sprachen, ist im eigentlichen Wortsinne die Kraft, die uns kontrolliert und bändigt – was auch könnte uns stärker einhegen als der Tod?) Der Pranayama-Begriff verweist also auf den kontrollierten Umgang mit dem Atem und damit auch mit der Lebensenergie, die mit ihm fließt.

Etwas genauer definiert das *Yogasutra* das Atmen. Patanjali beschreibt Pranayama als eine Praxis, *„die den Fluss von Ein- und Ausatmung auf kontrollierte Weise unterbricht"*. Er meint damit die Technik des Atemanhaltens, die von zentraler Bedeutung für das Pranayama ist. Patanjali fährt fort:

„Die drei Vorgänge Ausatmung, Einatmung und das Anhalten des Atems werden hinsichtlich der Dimensionen Ort, Zeit und Zahl reguliert mit dem Ziel, sie zu verlängern und zu verfeinern."[27]

Der Begriff „Ort" meint die Bereiche des Körpers, in die hinein wir atmen. Die Worte „Zeit" und „Zahl" verweisen auf die Länge und Anzahl der Atemzüge während der Praxis. Indem wir uns darin üben, den Atem zu verlängern und zu verfeinern, so Patanjali, „löst sich der Schleier auf, der das Licht des Bewusstseins verdeckt" und „unser Geist erlangt die Fähigkeit zur Konzentration". Mit anderen Worten: Pranayama macht unseren Geist klar, still und fokussiert, um ihn vorzubereiten auf *Dhyana*, die Meditation.

Einer anderen Deutung zufolge ist das Wort *Pranayama* aus den beiden Silben *Prana* und *Ayama* zusammengesetzt. Das verweist auf eine weitere Dimension dieser Praxis. *Ayama* heißt ausdehnen, vergrößern oder erweitern und bezeichnet die Vertiefung und Verlangsamung des Atemprozesses, mithin eine vermehrte Aufnahme von Lebensenergie.

Die erste Deutung also stellt ab auf unsere Fähigkeit, zu fokussieren und unseren dauernd wandernden Geist zu beruhigen, der aufs Innigste mit der Bewegung von Prana verbunden ist; die zweite betont den lebensenergetischen Aspekt im Sinne des vermehrten Aufnehmens von Lebensenergie.

Welche Ziele wir auch mit dem Pranayama verfolgen, die Praxis beginnt immer mit der absichtslosen Beobachtung des Atmens. Wir müssen ihn erst spüren, bevor wir aktiv in seinen Ablauf eingreifen können. Darum geht es im nächsten Kapitel.

Von der Atembeobachtung zur Ganzkörperatmung

Der Atem des Menschen ist ein Licht des Herrn, er erforscht alle Kammern des Leibes.[28]

– Altes Testament, Buch der Sprüche

Bevor wir kontrollierend in den Atem eingreifen, müssen wir erst spürend Kontakt mit ihm aufnehmen. Es geht darum, einen beobachtenden ersten Zugang zum Atem zu schaffen, ihn zu erforschen. Eine Atembeobachtung sollte vor jeder Sitzung ein paar Minuten lang durchgeführt werden. Sie ist aber nicht nur eine Vorbereitung auf die Pranayama-Praxis, sondern zugleich eine vollwertige Meditationstechnik in sich, die auch unabhängig von anderen Praktiken geübt werden kann. Buddha hielt die Achtsamkeit auf den Atem für die wichtigste Praxis auf dem Weg zum Erwachen überhaupt. Im *Satipattana Sutta* sagt er:

> „Nimm wahr, wie du einatmest. Nimm wahr, wie du ausatmest. (...) Wie ein fähiger Töpfer, der dem Lehm zuschaut, der sich auf der Töpferscheibe dreht, nimmst du wahr, wie jede Einatmung in eine Ausatmung übergeht, um wieder zurückzukehren in die Einatmung, wieder und immer wieder."[29]

In der buddhistischen Meditationspraxis beobachtet man den Atem an zwei bevorzugten Stellen. Entweder man spürt dem Vorbeiströmen der Atemluft am Eingang der Nase nach oder man konzentriert sich auf die Bewegung der Bauchdecke.[30] Tatsächlich aber verstand Buddha unser ganzes Wesen als atmenden Körper und leitete seine Schüler explizit an, *durch und mit dem ganzen Körper zu atmen:*

> „Wenn du einatmest, atme mit dem ganzen Körper ein. Wenn Du ausatmest, atme mit dem ganzen Körper aus. Spüre, wie der Atem deinen Körper beruhigt und ihn heilt."[31]

In der folgenden Atemübung werden Sie eben das tun und den Atem in mehreren Bereichen erforschen, bis Sie schließlich durch den ganzen Körper atmen. Sie dehnen Schritt für Schritt Ihre Bewusstheit aus. Ein paar Minuten täglicher Praxis tragen bereits dazu bei, Ihr Wohlbefinden zu verbessern.

Machen Sie Ihre erste Atembeobachtung am besten im Liegen. Legen Sie sich dazu bequem auf den Rücken. Idealerweise tun Sie das auf dem Boden, auf einem Teppich oder einer Yoga-Matte, nicht jedoch im Bett. Betten sind in der Regel zu weich für Atemübungen, so dass der Körper einsinkt. Außerdem sind wir darauf trainiert, im Bett einzuschlafen und werden schnell müde. Fürs Atmen aber brauchen wir Stabilität für den Körper und Wachheit für den Geist.

Die Körperhaltung

- **Winkeln Sie Ihre Beine an, die Fußsohlen stehen auf dem Boden. Füße, Knie und Boden bilden ein Dreieck, das entlastet den unteren Rücken.[32]**
- **Sie können einen Yoga-Gurt benutzen, um die Knie leicht zu fixieren, so können Sie ganz in die Haltung hinein loslassen.**

- Vielleicht möchten Sie die Beine auch lieber ausstrecken und in *Shavasana* liegen, der so genannten Totenhaltung. Probieren Sie aus, womit Sie sich wohler fühlen.
- Legen Sie Ihre Hände auf den unteren Bauch, so können Sie die Bewegung der Bauchdecke während des Atmens gut spüren.
- Schließen Sie die Augen und kommen Sie zur Ruhe.

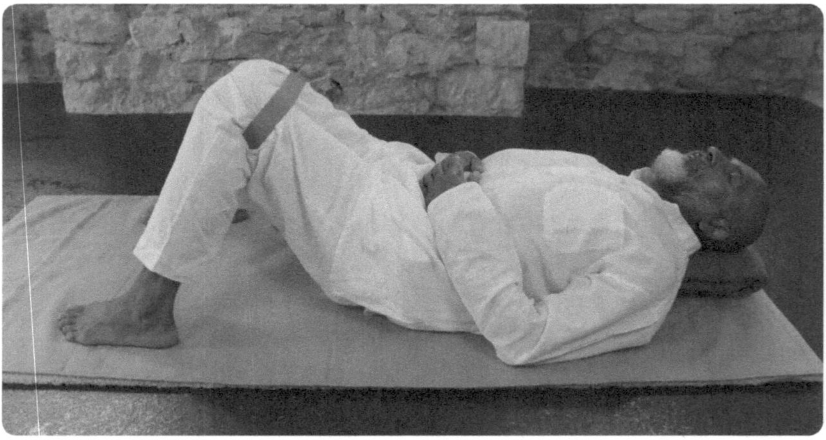

Abb. 1 – Liegende Haltung auf dem Rücken mit aufgestellten Beinen und Yoga-Gurt. Dies ist eine sehr bequeme Haltung, die den unteren Rücken entlastet. Die Hände auf dem Bauch erleichtern das Spüren der Bauchatmung.

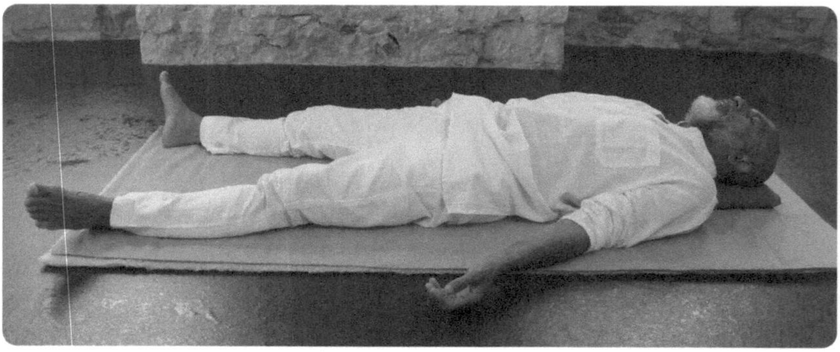

Abb. 2 – Shavasana, die „Totenhaltung", ist die klassische Form des entspannten Liegens für die Yoga-Praxis.

Atembeobachtung 1

- **Das Beobachten des Luftstromes in der Nase** – Bringen Sie Ihre Aufmerksamkeit zunächst zu den Nasenflügeln und spüren Sie in Ihre Nase hinein. Fühlen Sie den Luftstrom im Inneren der Nase. Wenn Sie genau beobachten, werden Sie einen Unterschied zwischen Ein- und Ausatmung fühlen: Bei der Einatmung ist der Atem kühl, bei der Ausatmung ist er warm. Verweilen Sie mit Ihrer Aufmerksamkeit beim Fühlen dieses Luftstromes und beim Unterschied zwischen Ein- und Ausatmung. Tun Sie das etwa eine Minute lang, und gehen Sie dann zum nächsten Schritt über.

- **Den Luftstrom im Rachen fühlen –** Verlagern Sie Ihre Aufmerksamkeit weiter nach hinten zum Ende des oberen Gaumens, dahin, wo der Luftstrom in den Rachen einmündet. Spüren Sie dort das Vorbeiströmen der Atemluft, während Sie atmen. Verweilen Sie ein paar Atemzüge beim Rachen. Den Atem hier zu fühlen, mag ein wenig schwieriger sein als das Spüren in der Nase, doch mit der Zeit verfeinert sich Ihre Wahrnehmung, und es wird Ihnen dann ganz leichtfallen, den Atem hier zu fühlen.

- **Die Bewegung des Brustkorbs fühlen, während Sie atmen –** Bringen Sie Ihre Aufmerksamkeit hinunter zum Brustkorb. Spüren Sie die sanfte Bewegung des Brustkorbes. Mit der Einatmung hebt er sich und weitet sich nach außen. Besonders gut kann man das seitlich bei den unteren Rippenbögen fühlen. Verweilen Sie ein paar Atemzüge so.

- **Die Bewegung der Bauchdecke wahrnehmen** – Bringen Sie Ihren Fokus noch weiter nach unten und spüren Sie die Bewegung Ihrer Bauchdecke. Mit der Einatmung wölbt die Bauchdecke sich nach außen, mit der Ausatmung schwingt sie zurück. Bleiben Sie eine Minute bei dieser besonders beruhigenden Form des Atmens.

- **Alle vier Bereiche zugleich wahrnehmen –** Nun weiten Sie Ihre Bewusstheit aus: Versuchen Sie, die vier Bereiche – Nasenöffnungen, Rachen, Brust und Bauch – zugleich wahrzunehmen.

- **Der ganze Körper atmet –** Im letzten Schritt weiten Sie Ihre Atembewusstheit noch mehr aus. Atmen Sie, als würde der ganze Körper atmen. Bei der Einatmung dehnt der ganze Körper sich aus, bei der Ausatmung zieht er sich wieder zusammen. Das mag zunächst nur eine Vorstellung sein, doch wenn Sie regelmäßig üben, werden sie tatsächlich eine Ganzkörper-Ausdehnung erfahren. Diese ist freilich nicht physischer Natur. Was sich weitet und ausdehnt, ist *Pranamayakosha,* Ihr Energiekörper.[33] Lassen Sie mit jeder Ausatmung Anspannung los. Spüren Sie Ihren ganzen, atmenden Körper.

Sie können diese Übung auch im Sitzen machen. Achten Sie dabei darauf, dass Rücken, Nacken und Kopf in natürlicher Aufrichtung sind und Sie, sei es auf dem Boden oder auf einem Stuhl, bequem und stabil sitzen (mehr Informationen hierzu finden Sie im Kapitel *Das richtige Sitzen*).

Atembeobachtung 2

Hier noch eine zweite Atembeobachtung, die Sie am besten im Sitzen machen.

- **Über die rechte Seite atmen** – Beobachten Sie zunächst die rechte Seite Ihres Oberkörpers, während Sie ein- und ausatmen. Sie atmen ein und richten Ihre Aufmerksamkeit auf das Einströmen des Atems in die rechte Körperseite. Folgen Sie der Bewegung des Atems dabei von unten nach oben. Nehmen Sie die sanfte Dehnung, Weitung und Aufrichtung wahr, die bei jeder Einatmung geschieht. Sie können das bis hinauf zu den Schultern spüren. Mit der Ausatmung lassen Sie bewusst alle Anspannung los und fühlen die Welle der Entspannung von der rechten Schulter hinabfließen über den rechten Oberkörper, den Arm, bis in Hände und Finger hinein. Sie atmen ein nach oben. Sie atmen aus nach unten, entlang der rechten Seite Ihres Körpers.

- **Über die linke Seite atmen** – Nach einigen Atemzügen wechseln Sie zur linken Seite und machen den gleichen Atembeobachtungsprozess wie rechts. Einatmen nach oben bis hinauf in die Schulter, ausatmen zurück nach unten und der Welle der Entspannung folgen.

- **Über die Vorderseite atmen** – Von der linken Seite kommen Sie zur Vorderseite des Oberkörpers. Atmen Sie ein und folgen Sie der Bewegung des Atems auf der Vorderseite Ihres Oberkörpers von unten nach oben: Unterleib, Bauch, Brust bis hinein in die Schlüsselbeine und Schultern. Dabei atmen Sie nicht forciert, Sie schauen nur zu und spüren hin. Wenn Sie zunächst noch nicht so viel spüren, ist das völlig in Ordnung. Erlauben Sie Ihrer Erfahrung, so zu sein, wie sie sich in diesem Augenblick zeigen möchte.

- **Über die Rückseite atmen** – Dem gleichen Prozess folgen Sie nun auf der Rückseite des Oberkörpers. Sie atmen ein und folgen dem Atemstrom vom unteren Rücken, zur Mitte des Rückens bis hin zum oberen Rücken. Nehmen Sie die sanfte Weitung und Aufrichtung auch in diesem Bereich wahr. Mit der Ausatmung lassen Sie los, die Welle fließt zurück.

- **Mit dem ganzen Körper** – Auch diese Übung schließen Sie mit einer Ganzkörperatmung ab. Wenn Sie zuvor die vier Bereiche gespürt haben, ist es nicht mehr schwierig, den ganzen Körper als eine atmende Einheit zu erleben. Mit der Einatmung weitet sich Ihr ganzer Körper, mit der Ausatmung lassen Sie los. Gehen Sie mit jeder Ausatmung bewusst in die Entspannung. Sie können das anfänglich unterstützen, indem Sie sich mit der Ausatmung innerlich sagen: „Loslassen."

Nur Beobachten, nicht eingreifen

Atembeobachtungen sind genau das, was der Name schon sagt: Beobachtungen. Sie schauen nur zu und greifen nicht aktiv in das Atemgeschehen ein. Gleichwohl werden Sie merken, dass die Atembeobachtung auf den Atem *wirkt* – er wird tiefer, gleichmäßiger, sanfter und ruhiger. Sie werden vielleicht das Gefühl haben, dass sich der Atem verändert, obgleich Sie ihn doch nicht aktiv beeinflussen. Allein die Aufmerksamkeit also bewirkt schon Veränderung, denn wo Bewusstheit hingelangt, da verändert sich das Sein.

Widmen Sie einer dieser Übungen – oder einer beliebigen anderen Form der Atembeobachtung – jeden Tag ein paar Minuten vor dem eigentlichen Pranayama. Als *eigenständige Meditation* können Sie beliebig lange bei jeder Phase der Atembeobachtung verweilen.

Der Autor Will Johnson hat der Atembeobachtung ein kleines Buch gewidmet. Es heißt *Breathing Through the Whole Body* und schließt mit folgenden Worten:

> „Die Meditation ist für jene unter uns, die wir erkennen, dass wir vergessen haben, wer wir sind, und uns erinnern möchten. Die Wieder-Erinnerung ist ganz buchstäblich ein Prozess, der die fragmentierten, zerstreuten und auseinandergefallenen Stücke unserer selbst wieder zusammenfügen will. Die Integration von Körper, Geist und Atem durch die Praxis des Atmens durch den ganzen Körper hilft uns, uns zu erinnern."[34]

Die drei Atemräume

Atemübungen in Verbindung mit Selbstreflexion können die Metallhülle, die unser Herz einschließt, öffnen. Sie befähigen uns, uns wieder mit den Gefühlen von Liebe und positiven Emotionen zu verbinden, die wir uns selbst und anderen gegenüber empfinden.[35]

– Richard Brown & Patricia Gerbarg

Im Pranayama unterscheidet man drei grundsätzliche Atemprozesse, mit welchen wir unsere drei Atemräume erreichen: Bauch-, Brust- und Schlüsselbeinatmung. Im Folgenden wollen wir alle drei Bereiche gezielt ansprechen und erkunden, um sie dann in einem nächsten Schritt fließend miteinander zu verbinden.

Die Bauchatmung

Die Bauchatmung nennt man auch *abdominale, diaphragmatische, Zwerchfell-* oder *untere Atmung*. Wie der Name schon sagt, geht es darum, gezielt und bewusst in den Bauch zu atmen. Natürlich atmen wir nicht wirklich in den Bauch, sondern belüften den unteren Bereich der Lungen. Äußerlich aber zeigt es sich im Heben und Senken der Bauchdecke. Dieser Prozess geschieht aktiv und mit sich steigernder Intensität.

Die Bauchatmung massiert die inneren Organe, stärkt die abdominale Muskulatur, wirkt sich positiv auf Herz und Herzgefäße aus und versorgt unseren ganzen Organismus mit reichlich Sauerstoff. Es ist die natürlichste Form des Atmens. Wir können das sehr gut an Babies beobachten. Zutiefst entspannt atmen sie in ihren Bauch.[36] Am leichtesten ist es, die Bauchatmung im Liegen zu üben, mit ausgestreckten oder angewinkelten Beinen. Unterstützend ist es auch, den Brustkorb etwas zu erhöhen. Legen Sie eine zusammengerollte Yoga-Matte unter ihren Brustkorb. Das untere Ende der Matte sollte sich in etwa auf Höhe des Brustbeines befinden. Ihr Kopf liegt auf der Rolle. Ein kleines Nackenkissen schützt Ihre Halswirbelsäule davor, zu überstrecken. Legen Sie eine Hand auf den Bauch, die andere auf den Brustkorb, dann können Sie die Bewegung des Atemprozesses noch besser wahrnehmen.

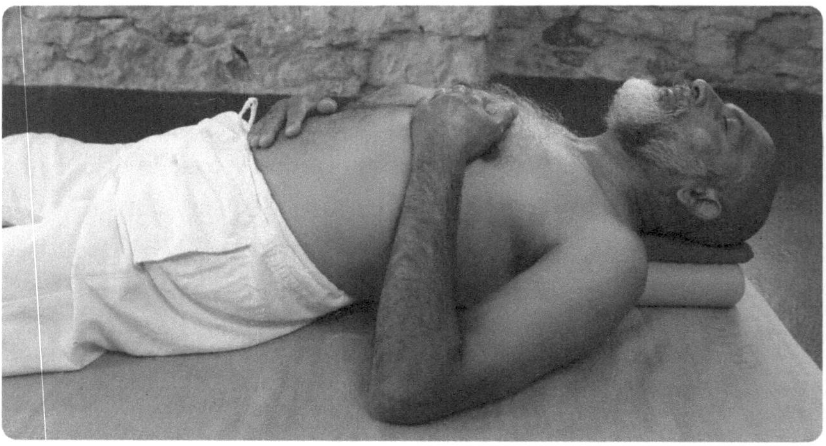

Abb. 3 – Liegen mit erhöhtem Brustkorb. Eine zusammengerollte Yoga-Matte und ein flaches Kissen für den Kopf leisten hier wertvolle Dienste. Eine Hand ruht auf dem Bauch, die andere auf dem Brustkorb – so können Sie leicht spüren, ob Sie wirklich nur in den Bauch atmen, denn die auf dem Bauch liegende Hand bewegt sich, während die Hand auf der Brust sich nicht oder kaum bewegen sollte.

Hintergrund: Wieso weitet sich der Bauch beim Atmen?

Das Zwerchfell ist unser wichtigster Atemmuskel. Es bildet eine Art Kuppel, die Brust- und Bauchraum voneinander trennt. Bei der Einatmung zieht sich das Zwerchfell zusammen und bewegt sich nach unten in Richtung Bauchraum. Dabei weitet sich dieser, die Bauchdecke hebt sich. Bei der Ausatmung entspannt sich das Zwerchfell und bewegt sich wieder in seine Ausgangsposition zurück, die Bauchdecke sinkt nach unten.

Bauchatmung – Technik

- Richten Sie Ihre Aufmerksamkeit auf den Bauch und beobachten Sie zunächst einfach nur Ihren Atem. Atmen Sie ganz natürlich, ohne Ihren Atem aktiv zu verändern. Es ist hilfreich, sich dabei vorzustellen, durch den Bauchnabel ein- und auszuatmen.
- Die auf dem Bauch liegende Hand bewegt sich mit der Einatmung nach oben und mit der Ausatmung nach unten in Richtung Wirbelsäule. Nur die Bauchdecke bewegt sich, Brustkorb und Schulterbereich bleiben ruhig.
- Lassen Sie Ihren Bauch weich werden. Beobachten Sie die Bewegung der Bauchdecke. Dabei verlangsamt und vertieft sich Ihr Atem von selbst. Sie beobachten das Heben und Senken der Bauchdecke.
- Nachdem Sie ein paar Atemzüge auf diese Weise gemacht haben, vertiefen Sie allmählich Ihre Bauchatmung. Atmen Sie so tief wie möglich in den Bauch. Das Vertiefen der Atmung ist ein aktiver Prozess, bei dem Sie Ihre Bauchmuskeln nutzen: Am Ende der Ausatmung ziehen Sie Ihre Bauchdecke in Richtung Wirbelsäule.

- Machen Sie ein paar Atemzüge auf diese Weise. Nehmen Sie abschließend einen tiefen Atemzug in den Bauch und halten Sie die Luft für ein paar Sekunden an.
- Dann lassen Sie in die Ausatmung los.
- Legen Ihre Arme seitlich neben dem Körper ab.
- Spüren Sie nach.

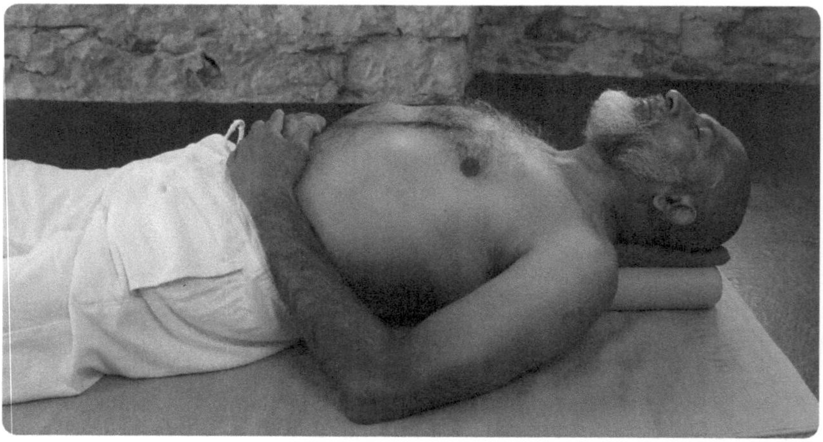

Abb. 4 – Liegen mit erhöhtem Brustkorb. Hier ruhen beide Hände auf dem Bauch.

Wenn Sie nur wenig Zeit haben und dennoch regelmäßig einer heilsamen Atem-Praxis nachgehen möchten, dann praktizieren Sie die Bauchatmung. Sie ist das Fundament des Atmens. Im Bauch liegt unsere Kraft. Der amerikanische Heiler und Atemlehrer Jack Angelo nennt die Bauchatmung *Full-Breath Breathing* und sieht in ihr das Ideal des Atmens:

> „Die Bauchatmung bringt das ganze System ins Gleichgewicht, richtet alle Aspekte Ihres Wesens wieder gut aus und regt das Fließen der Heil-Energien an. Es ist eine essenzielle Selbst-Heilungs-Aktivität, die Ihre Atemkapazität erhöht und den Atemrhythmus optimiert. Das gesamte physische System profitiert davon."[37]

So heilsam die entspannende Bauchatmung ist, darauf möchte ich hier bereits hinweisen, in den *klassischen* Pranayama-Übungen der alten Yogis ist das Aktivitätszentrum doch überwiegend der Brustraum. Diesem wollen wir uns im Folgenden zuwenden.

Die Brustatmung

Die Brustatmung wird auch *Thorax-, Rippen-, Zwischenrippen- (Interkostal-)* oder *mittlere Atmung* genannt. Sie aktiviert den mittleren Bereich der Lungen durch Ausdehnung und Kontraktion des Brustkorbes. Dabei liegt der Fokus auf den seitlichen Rippen. Dort lässt sich die Aktivität des Brustkorbes besonders gut wahrnehmen.

Für die gleiche Menge an Luftaustausch erfordert die Brustatmung einen deutlich höheren Energieeinsatz als die Bauchatmung. Sind wir entspannt, benötigen wir sie normalerweise nicht. Sie kommt in der Regel erst zum Einsatz bei erhöhter körperlicher Aktivität, bei Stress und Anspannung. In letzterem Sinne ist die unbewusste Brustatmung heutzutage bei vielen Menschen zur stressbedingten Regelatmung geworden. Im Atem drückt sich der ungesunde Lebensstil der Menschen aus.

Der schädliche Stress verursacht einen Teufelskreislauf. Er führt zur unbewusst durchgeführten Brustatmung, die meist zu flach, zu schnell und unregelmäßig erfolgt. Durch Dauerstress habitualisiert sich dieser Prozess. Die so zur Gewohnheit gewordene ungesunde Atmung erzeugt ihrerseits Stress auch in Situationen, die *an sich* nicht stressend sein müssten. Wie jeder emotionale Zustand seine ihm eigene Atmung hat, löst die Atmung dann umgekehrt diese Zustände aus. Deshalb kann man durch achtsames Atmen auch positiven Einfluss auf seine Emotionen nehmen.

Brustatmung – Technik

- Legen Sie sich mit ausgestreckten oder angewinkelten Beinen auf den Rücken. Eventuell erhöhen Sie den Brustkorb mit einer zusammengerollten Yoga-Matte, wie oben beschrieben.
- Legen Sie Ihre flachen Hände auf die seitlichen Rippen, damit Sie die Ausdehung und Kontraktion des Brustkorbes während der Atmung noch besser wahrnehmen können.
- Beginnen Sie wieder mit der reinen Beobachtung. Ohne den Atem zu beeinflussen, richten Sie Ihre Aufmerksamkeit auf die seitlichen Rippen und beobachten die Ausweitung und Kontraktion des Brustkorbs während Sie atmen. „Kontraktion" meint hier einfach nur ein Loslassen. Sie nehmen wahr, wie die Ausdehnung des Brustkorbes die Atemluft in die Lungen strömen lässt. Beim Loslassen wird die Luft dann ganz von selbst nach außen gedrückt, der Brustkorb zieht sich wieder zusammen.

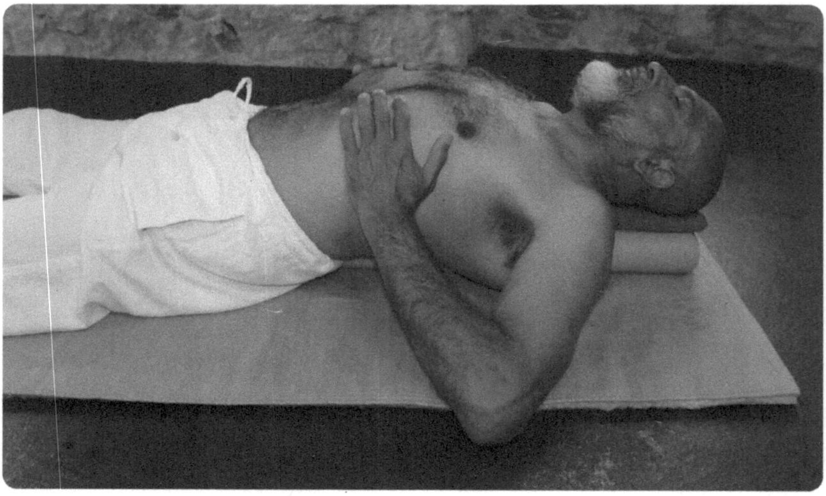

Abb. 5 – Brustatmung mit erhöhtem Oberkörper. Die Hände ruhen auf den seitlichen Rippen. Bei der Einatmung in die Brust können Sie gut die Ausdehnung der seitlichen Rippen fühlen.

- Sie atmen in den Brustraum, indem Sie Ihre Aufmersamkeit dort sammeln. Strengen Sie sich nicht an und verändern Sie noch nicht aktiv die Atmung. Sie sind nur ein Zuschauer. Der Atem atmet sich selbst.

Wenn Sie die Weitung des Brustkorbes nicht richtig spüren können, dann versuchen Sie Folgendes: *Machen Sie eine volle Einatmung in den Bauch und halten Sie den Atem einen kurzen Moment lang an. Ziehen Sie Ihre Bauchdecke in Richtung Wirbelsäule. Wenn Sie nun weiteratmen, füllt sich der Thorax von selbst, und Sie bekommen so ein Gefühl für die Brustatmung.*

- Nach einigen Atemzügen vertiefen Sie Ihre Atmung, ohne sich dabei anzustrengen. Bleiben Sie entspannt.
- Machen Sie sich keine Gedanken über das „richtige" Ausatmen. Mit jeder Ausatmung lassen Sie einfach los. Das Ausatmen geschieht von selbst.
- Zum Abschluss machen Sie eine tiefe Einatmung in den Brustraum und halten den Atem für ein paar Sekunden an. Dann lassen Sie los. Atmen Sie aus und legen Sie Ihre Arme seitlich neben dem Körper ab.
- Spüren Sie nach.

Die Schlüsselbeinatmung

Nach Bauch- und Brustatmung erkunden wir mit der *Schlüsselbein-*, *Clavicular-* oder *oberen Atmung* den dritten Atemraum. Wir können die Schlüsselbeinatmung auch als die Schlussphase der vollständigen Brustatmung begreifen. Damit nehmen wir noch etwas mehr an Atemluft auf – das letzte Quäntchen sozusagen. Das Brustbein, die oberen Rippen und die Schlüsselbeine werden dabei nach oben gezogen (die Muskeln im Bereich des Brustbeins, der oberen Rippen und des Nackens helfen uns dabei). Dies aktiviert und belüftet den obersten Bereich der Lungen.

Diese Form der Atmung benötigt im Vergleich zur Bauch- und Brustatmung noch einmal deutlich mehr Energie und kommt in der Regel nur bei extremer physischer Belastung oder bei gesundheitlichen Problemen wie zum Beispiel Asthma vor. Normalerweise nutzen wir den Clavicularbereich auch während der Atemübungen nicht, es sei denn bei *Dirgha*, der Vollatmung (siehe nächstes Kapitel).

Schlüsselbeinatmung – Technik

- Sie liegen wieder bequem auf dem Rücken, mit ausgestreckten oder angewinkelten Beinen. Legen Sie Ihre Hände so auf den Brustkorb, dass die Fingerspitzen das Brustbein berühren. Die Daumen befinden sich im Bereich der Schlüsselbeine oder Schultern.
- Atmen Sie zunächst ganz natürlich und halten Sie Ihre Aufmerksamkeit auf den seitlichen Rippen, so wie gerade eben, als Sie die Brustatmung geübt haben. Beobachten Sie einige Atemzüge lang den Atemprozess.
- Atmen Sie nun so ein, dass sich dabei das Brustbein hebt. Damit das geschieht, müssen Sie die Brustatmung noch tiefer machen als im zuvor beschriebenen Prozess: Bei der Einatmung weitet sich zunächst der seitliche Brustkorb. Atmen Sie noch weiter ein, dann hebt sich auch das Brustbein, und schließlich fließt die Atemluft in den obersten Teil der Lungen im Bereich der Schlüsselbeine.

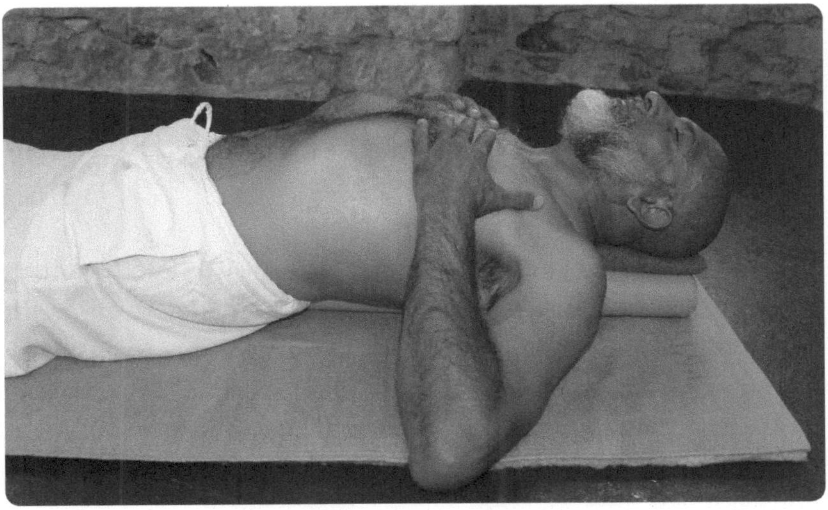

Abb. 6 – Schlüsselbeinatmung. Sie liegen mit erhöhtem Oberkörper. Die Hände befinden sich im oberen Bereich des Brustkorbes, die Daumen weisen in Richtung der Schlüsselbeine.

Wenn Sie den Atem im Schlüsselbeinbereich nicht richtig spüren können: *Machen Sie eine volle Einatmung in den Bauch und halten Sie den Atem einen kurzen Moment lang an. Ziehen Sie Ihre Bauchdecke in Richtung Wirbelsäule und atmen Sie jetzt in den Bereich der seitlichen Rippen und des Brustbeins. Dann atmen Sie noch ein wenig mehr ein, bis Sie die Ausdehnung auch im oberen Bereich des Brustkorbs spüren können. Auch die Schultern und Schlüsselbeine bewegen sich dabei etwas nach oben.*

- Machen Sie ein paar Atemzüge auf diese Weise. Dann atmen Sie noch einmal tief ein, halten die Luft wenige Sekunden an und lassen schließlich los.
- Entspannen Sie sich und spüren Sie nach. Achten Sie auf Ihre Atmung, Ihre Gedanken und Gefühle.

Über das Atmen im Liegen

Sie haben nun die drei Atemräume im Liegen erkundet. Auch *Dirgha,* die Vollatmung, welche diese drei Atemräume zu einer einzigen fließenden Bewegung verbindet, werden wir im Liegen beginnen (siehe nächstes Kapitel). Das hat nicht nur damit zu tun, dass es im Liegen leichter ist, zu entspannen und einen Zugang zum Atem zu bekommen. Vielmehr geht es dabei auch um die Tiefe, die wir im Entspannungs- und Atemprozess erreichen können.

Babys liegen. Sie atmen weich und entspannt in ihren Bauch und verfügen über einen Reichtum an körperlichen und sinnlichen Erfahrungsmöglichkeiten, die wir Erwachsene weitgehend verloren haben. Denken Sie nur an das Phänomen der Sprache: Als Baby hatten Sie noch die prinzipielle Offenheit und Fähigkeit, jeden nur erdenklichen Laut zu erzeugen, zu dem eine menschliche Zunge je fähig sein könnte. Das gesamte Potenzial der Sprachbildung war Ihnen einmal zugänglich. Später jedoch, im Zuge des Erlernens der Muttersprache, verloren Sie diese Fähigkeit. Auch als Erwachsener kann man zwar im Prinzip noch jede Sprache bis zu einem gewissen Grad beherrschen lernen, doch bestimmte Laute werden wir nie mehr in der Lage sein, zu bilden. Unsere Offenheit wurde im Lern- und Konditionierungsprozess verengt, das Potenzial begrenzter.

Diese Entwicklung vom prinzipiell unbegrenzten Potenzial (die Offenheit bei der Geburt) hin zur konkreten Gestalt (in unserem Beispiel die Sprache) ist nicht nur ein menschliches Phänomen, sondern vielmehr ein universales. Der Mensch ist ein Spiegel des Weltalls. Bevor die Schöpfung in ihre konkrete Form und Entwicklung ging – vor dem Urknall sozusagen, als der Kosmos noch *Möglichkeit,* nicht aber *Wirklichkeit* war – da konnte das Universum *alles* werden. Jetzt, da es manifest geworden ist, ist es zugleich in seinen Entfaltungsmöglichkeiten begrenzt von den Naturgesetzen, die der manifesten Wirklichkeit inhärent sind.

Das formlose, (noch)-nicht-manifeste Potenzial des Seins nennt man im *Sankhya*, der philosophischen Grundlage des Yoga, *Avyakta-Prakriti,* was so viel bedeutet wie die „nichtgeschaffene Urnatur" – ein Ort der Ortlosigkeit in einer Zeit vor der Zeit. Ein dem menschlichen Denken unvorstellbares Sein ist das, bevor zu existieren begann, was existiert. Ein kulturübergreifendes Bild für diesen Seinszustand ist das „Urwasser", aus dem alle Geschöpfe geboren werden. Dies geschieht, indem eine Kraft – wir mögen sie Gott oder anders nennen – auf dieses Urwasser einwirkt, es formt und ihm Gestalt gibt: Ein Höchstes, das sagt „Ich will" oder „Es werde" – Licht und Klang werden interkulturell als Ausgangspunkte und energetische Essenz der Schöpfung begriffen. Dann beginnt die Entfaltung, die immer auch eine Begrenzung ist, eine Entscheidung nämlich *für* diese oder jene Form, die zugleich eine Entscheidung *gegen* eine andere Form ist.

Wir können das mit einem Lied vergleichen. Bevor die erste Note die Stille unterbricht, ist alles offen. Die gespielten Noten jedoch unterbrechen die Stille und geben dem Lied eine bestimmte Form, die alle anderen möglichen Formen zugleich ausschließt. Das Werden ist eine Entscheidung für *eine* Form aus dem prinzipiell unbegrenzten Potenzial an Formen.

Zurück zum Liegen. Es erinnert uns an die Zeit unserer größten Offenheit. Wir spüren, fühlen, hören, schauen hin. Gleichwohl sind wir erwachsen und wollen auch in der Praxis nicht ausschließlich liegen. So kommen wir beim Atemprozess ins Sitzen; und, das ist nun die Idee, wir nehmen etwas von der Offenheit, Weichheit und Empfänglichkeit, die wir im Liegen entwickeln, mit. So sind wir Erwachsene und haben doch im Spüren und Fühlen etwas von der Offenheit des Babys in uns. Nicht umsonst spielen viele mystische Schriften mit dem Bild des Kindes, das wir wieder werden sollen, wenn wir unser tiefstes Wesen verstehen wollen. Das geht nicht denkend, sondern nur *offen erfahrend*. Jesus (oder Yeshua, wie er in seiner aramäischen Muttersprache hieß) spielte immer wieder mit diesem Bild. Im *Thomas-Evangelium* sagt er:

> „Der Mensch, alt an Tagen, wird nicht zögern, ein kleines Kind von sieben Tagen nach dem Ort des Lebens zu fragen, und dieser Mensch wird leben."[38] An anderer Stelle heißt es: „Yeshua sah Kinder, die gestillt wurden. Er sagte zu seinen Schülern: Diese Kinder, die gestillt werden, sind wie diejenigen, die ins Königreich eingehen."[39]

Nur der nicht-konditionierte Geist kann die Weite des Seins erfahren; und so versuchen wir, diese Haltung des Kindes mit in unser tägliches Leben zu nehmen, bereichert freilich um die Weisheit, die wir im Leben erlangt haben. In der Meditation und im Atemprozess bringen wir das sitzend zum Ausdruck: Aufrecht, entspannt, weich und offen, vor allem aber *nicht-urteilend*. Pranayama ist keine Fähigkeit im Sinne einer Leistung, die wir erbringen, es ist kein Werkzeug zur Selbstoptimierung, sondern nicht-urteilendes In-Kontakt-Gehen mit dem Leben, das wir sind.

Viloma und Dirgha

„Wer nur halb atmet, lebt auch nur halb."[40]

– Acharya Milind Kumar Bhardway

Die beiden nun folgenden Atemübungen verbinden die drei Atemräume, die wir oben erkundet haben. *Viloma* – das heißt wörtlich so viel wie „umgekehrt" oder auch „gegen den Strich" – tut dies mit kurzen Unterbrechungen nach dem Anfüllen jedes Atemraumes. In *Dirgha* – das bedeutet langsam, lang oder auch tief – wird die Atembewegung dann genau so, wie sie heißt: langsam, gedehnt, fließend und tief.

Viloma und Dirgha helfen uns, eine gute Atemkontrolle zu erlangen und ungesunde Atmungsgewohnheiten loszulassen. Diese Übungen beruhigen und erfrischen zugleich. Sie erhöhen die Sauerstoffversorgung, und auf sanfte Weise dehnen sie von innen her den Oberkörper einschließlich unserer Wirbelsäule bis hinauf in den Bereich der Schultern. Viloma und Dirgha können im Liegen oder im Sitzen praktiziert werden. Da sie den gesamten Atemtrakt aktivieren, sind sie hervorragende Vorbereitungsübungen für jede Pranayama-Sitzung, zugleich aber auch vollständige Atempraktiken in sich.

Viloma im Liegen

Vorbereitung

- Legen Sie sich mit ausgestreckten oder mit angewinkelten Beinen auf den Rücken.
- Legen Sie Ihre Hände auf den Bauch unterhalb des Nabels und beobachten Sie Ihren Atem ein oder zwei Minuten lang. Richten Sie Ihre Aufmerksamkeit auf die Bewegung Ihrer Bauchdecke.
- Fühlen Sie die Schwere, mit der Sie auf der Erde liegen, die Sie bedingungslos trägt, unterstützt und nährt. Erlauben Sie sich und Ihrem Körper, sich total der Erde hinzugeben und loszulassen.
- Atmen Sie nun einmal bewusst ein und vollständig wieder aus.
- Dann legen Sie Ihre Arme seitlich neben dem Körper ab und beginnen mit dem Viloma-Pranayama.

Viloma – Technik

- Atmen Sie langsam in den Bauch ein, bis er sich angenehm gefüllt anfühlt. Halten Sie dann den Atem kurz an, zwei Sekunden genügen schon.
- Atmen Sie weiter ein, so dass sich die seitlichen Rippen weiten. Wenn sich die seitlichen Rippen gut geweitet anfühlen, halten Sie den Atem wieder etwa zwei Sekunden lang an.
- Atmen Sie noch weiter ein, so dass sich auch Brustbein und die oberen Rippen weiten, bis hinein in den Bereich der Schlüsselbeine. Halten Sie wieder den Atem kurz an.
- Dann atmen Sie aus. Machen Sie sich keine Gedanken über die Technik der Ausatmung, sondern lassen Sie einfach los. Die Ausatmung ist ein passiver Prozess. Lediglich am Ende der Ausatmung atmen Sie noch ein Stück weiter aus, so dass die Bauchdecke sich in Richtung Wirbelsäule bewegt. So wird die Ausatmung noch inten-

siver, und auch der letzte Rest verbrauchter Energie wird aus dem Körper gedrückt.

- Machen Sie bis zu zehn Atemzüge auf diese Weise, dann entspannen Sie sich.
- Spüren Sie in Ihren Körper hinein. Vielleicht fühlen Sie Wärme, ein sanftes Vibrieren, Kribbeln oder ein „elektrisches" Fließen. Das ist Prana, die Kraft, die Sie belebt.

Viloma mit kontrollierter Ausatmung

- Sie können die Ausatmung auch aktiv gestalten, indem Sie Atemraum für Atemraum leeren und dabei wie bei der Einatmung kurze Pausen dazwischenschalten:
- Atmen Sie ein in den Bauch – kurze Pause. Atmen Sie weiter ein in die seitlichen Rippen – kurze Pause. Atmen Sie in den oberen Brustkorb – wieder kurze Pause.
- Gehen Sie nun in die Ausatmung: Leeren Sie zuerst den oberen Brustbereich, kurze Pause. Dann leeren Sie den Bereich der seitlichen Rippen, dann den Bauch.
- Machen Sie so viele Atemzüge, wie Ihnen guttun. Achten Sie darauf, nicht anzuspannen. In jedem Moment des Atemprozesses sollten Sie sich wohl fühlen.

Dirgha im Liegen

Dirgha bedeutet „lang" oder auch „tief". Es unterscheidet sich von Viloma dadurch, dass die drei Phasen des Einatmens in die Atemräume ohne Unterbrechung erfolgen. Die Ausatmung kann entweder loslassend oder kontrolliert erfolgen. Ein- und Ausatmung fließen nach oben und nach unten. Es ist wie das Kommen und Gehen der Meeresbrandung.

Zwar wird Dirgha nicht in den klassischen Schriften des Yoga erwähnt, doch gehört es seiner heilsamen Wirkungen wegen heute zum Kanon der wichtigsten yogischen Atemübungen. Dirgha ist auch unter anderen Namen bekannt, so zum Beispiel als *Vollatmung, ozeanische* oder auch *yogische Atmung.*

Dirgha im Liegen – Technik

- Atmen Sie ein in den Bauch, bis dieser angenehm gefüllt ist.
- Ohne eine Pause zu machen, atmen Sie weiter ein, bis sich die seitlichen Rippen gut geweitet anfühlen.
- Atmen Sie noch ein Stück weiter ein in den Bereich des oberen Brustkorbs.
- Nach der Einatmung lassen Sie entweder los und gehen in eine passive Ausatmung oder lassen die Atemwelle kontrolliert von oben nach unten zurückfließen. Nach und nach entleeren Sie den oberen Brustkorb, die seitlichen Rippen und schließlich den Bauch.
- Atmen Sie auf diese Weise in mehreren Wellen ein und aus, solange Sie sich gut damit fühlen. Dann spüren Sie nach.

Dirgha im Sitzen

Im *Yogasutra* lesen wir, dass das *Asana* stabil und angenehm sein soll. Das Wort *Asana* meint in diesem Kontext die Meditationshaltung, genauer, die Sitzhaltung. Es geht darum, die Voraussetzungen zu schaffen, dass der Körper über längere Zeit stillsitzen kann, ohne zu schmerzen. Der Oberkörper sollte hierzu in natürlicher Weise aufgerichtet sein, damit Bauch und Atmungsorgane nicht eingeengt sind und den Raum haben, den sie für ihre Aufgaben brauchen. (Mehr über die Sitzhaltung erfahren Sie im übernächsten Kapitel.)

Vorbereitung

- Setzen Sie sich bequem mit gekreuzten Beinen auf den Boden oder auf einen Stuhl. Das Wichtigste: Achten Sie darauf, dass die Knie etwas tiefer liegen als die Hüfte, um die natürlich-gerade Aufrichtung der Wirbelsäule zu unterstützen. Nutzen Sie ein Meditationskissen oder Yoga-Blöcke, wenn Sie auf dem Boden sitzen.
- Strecken Sie Rumpf und Nacken.
- Öffnen Sie Ihren Herzbereich, indem Sie Ihr Brustbein anheben und die Schultern etwas nach hinten rollen.
- Kommen Sie zur Ruhe.

Dirgha im Sitzen – Technik

- Atmen Sie einmal vollständig aus.
- Atmen Sie jetzt in den Bauch, bis dieser angenehm gefüllt ist. Atmen Sie ohne Pause weiter ein in die seitlichen Rippen, bis sie gut geweitet sind. Atmen Sie noch weiter ein, bis der obere Brustkorb sich hebt. Lassen Sie es zu, wenn auch die Schultern sich dabei etwas nach oben bewegen wollen.
- Sie atmen so weit ein, wie Sie können, ohne dabei anzuspannen.
- Nach der Einatmung lassen Sie entweder los und gehen in eine passive Ausatmung oder lassen die Atemwelle kontrolliert von oben nach unten zurückfließen. Zug um Zug entleeren Sie den oberen Brustkorb, die seitlichen Rippen und schließlich auch den Bauch.
- Atmen Sie auf diese Weise in mehreren Wellen ein und aus, solange Sie sich gut damit fühlen. Dann spüren Sie nach.

- Atmen Sie zum Abschluss ganz natürlich. Dazu können Sie sich auch bequem auf den Rücken legen. Spüren Sie ein paar Minuten nach. Wie fühlen Sie sich? Wie geht es Ihrem Körper? Welche Gedanken oder Gefühle kommen auf? Der Atemprozess vermag vieles auszulösen und uns tief zu reinigen. Beobachten Sie Körper, Gefühle und Geist. Freuen Sie sich an Ihrem Leben – an jedem Atemzug, der Ihnen geschenkt wird!
- Am Ende Ihrer Praxis legen Sie sich ein paar Minuten in Shavasana und entspannen. Das sollten Sie grundsätzlich nach jeder Pranayama-Praxis tun.

Gewahrsein, Entspannung und somatisch gespeicherter Schmerz

„Wir erschaffen Geschichten mit Worten und Bildern und reagieren auf diese Geschichten mit Gefühlen und Empfindungen. Oder wir erleben Empfindungen und Gefühle und erschaffen Geschichten, um sie zu erklären oder uns darüber Sorgen zu machen. Doch anstatt dich von der Logik der Geschichten gefangen nehmen zu lassen, kannst du einfach nur dessen gewahr werden, was du denkst. Es ist möglich, die Aufmerksamkeit vom Inhalt auf die Energie zu verlagern, das Momentum oder die Kraft hinter dem Denken.“[41]

– Tenzin Wangyal Rinpoche

Es ist wichtig, die Pranayama-Praxis nicht einfach abrupt zu beenden und sofort in den Alltag zurückzukehren, sondern ein paar Momente lang im Gewahrsein zu ruhen und zu entspannen. Erst so wird eine runde und wirklich hilfreiche Praxis daraus.

In diesem Kapitel finden sich ein paar Vorschläge für eine kurze Praxis nach dem Pranayama sowie Gedanken zum Thema *Somatisch gespeicherter Schmerz*. Alles, was wir erleben, hinterlässt seine Spuren. Vieles davon muss nach und nach vergeben werden, wenn wir nicht zu Menschen werden wollen, die immer mehr Traurigkeit, Angst und Groll in sich ansammeln.

Im Gewahrsein ruhen

Gewahrsein ist ein anderes Wort für das Präsent- oder Gegenwärtigsein, für Klarheit oder Bewusstheit. Auch Achtsamkeit, Wachheit oder Luzidität sind Begriffe dafür.[42]

Gewahrsein können Sie üben, indem Sie *jetzt* – noch während Sie diese Zeilen lesen – *Ihren Fokus weiten* und dem Moment erlauben, ganz und gar durch Sie hindurchzufließen, ohne dass Sie sich vom beständigen Strom Ihrer Gedanken und Gefühle betäubt forttragen lassen, auch ohne etwas zu benennen, zu bewerten, zu beurteilen oder zu analysieren.

Im Folgenden finden Sie eine einfache Übung in Gewahrsein, die Sie mit Sinnen und Geist in die Gegenwart holen will. Zug um Zug dehnen Sie Ihre Aufmerksamkeit aus.

Einfache Übung in Gewahrsein

- Hören Sie hin. Jetzt! Welche Geräusche, egal woher, egal wie nah oder fern, wie laut oder leise, welche Geräusche gelangen gerade jetzt, in diesem Moment, an Ihr Ohr? Wenn Sie so hinhören: Merken Sie, dass Sie sich wacher fühlen, präsenter als zuvor?
- Weiten Sie jetzt Ihren Fokus und schließen Sie auch Ihren Körper mit ein. Spüren Sie Ihre Füße, die Knie, Hüften, Hände, Ellenbogen, Schultern, den Kopf und Ihr Haar? Bewohnen Sie Ihren Körper? Spüren Sie, dass er zu Ihnen spricht und was er Ihnen sagen will?
- Weiten Sie den Fokus noch mehr. Sie hören, spüren und können zusätzlich auch visuelle Eindrücke aufnehmen. Welche Farben erreichen gerade Ihr Auge? Was sehen Sie? Nicht benennen! Nur wahrnehmen!

- Öffnen Sie nun den Fokus Ihrer Aufmerksamkeit noch mehr. Welche Gedanken gehen Ihnen gerade durch den Kopf? Was fühlen Sie? Lassen Sie die Gedanken und Gefühle an sich vorbeiziehen wie Wolken am Himmel. Kein Urteil. Kein Richtig oder Falsch. Nur hinschauen. Gegenwärtig sein.
- Machen Sie diese Übung vor und nach Ihrer Praxis eine Minute lang, besser zwei oder drei ...
- Wie fühlen Sie sich? Ist es nicht fast so, als würde ein Vorhang oder ein Schleier von Ihren Augen genommen?

Das Shinjinmei, der älteste unter den überlieferten Zen-Texten überhaupt, bringt das reine Gewahrsein und die absolute Wirklichkeit, die darin erfahren werden kann, so zum Ausdruck:

> Willst Du den Weg
> Hier und jetzt verwirklichen,
> Darf keine Vorstellung
> Von richtig und falsch
> In deinen Geist mehr eindringen.[43]

Somatisch gespeicherter Schmerz

Man weiß seit alter Zeit, dass alle Eindrücke, Gedanken, Sensationen und Gefühle – alle Erfahrungen also, die wir im Moment ihres Auftretens nicht ganz erleben, die wir *nicht vollständig durch uns hindurchfließen lassen* – in unserem Körper gespeichert und dort als Spannung gehalten werden. Was unser Körper nicht alles für uns hält! Es gibt so vieles, was wir nicht unmittelbar erleben und verarbeiten können. Das beginnt bereits mit der traumatischen Erfahrung des Geborenwerdens, dieses Verlustes an Geborgenheit, Wärme und Gehaltensein. Es setzt sich fort während unserer Kindheit und durch unser ganzes Leben, in dem wir auch viel Angst und Schmerz erfahren müssen, mehr als wir oft aushalten können. Alles das, jeder nicht ganz erlebte, *durch*lebte Schmerz, wird somatisch, im Gefäß unseres Körpers, gespeichert.

Übungen wie das Ruhen im Gewahrsein und systematische Entspannungs-Techniken können diese gebundene Spannung, die letztlich einfach nur Energie ist, lösen – Schicht um Schicht. Dabei kann es sein, dass wir immer wieder überrascht sind, neue Spannungen zu entdecken, und sehen, wie viele Schichten da abzutragen sind. Dies bezeugt, dass wir uns nicht in Wahrheit kennen oder *wie wenig wir unserer selbst gewahr sind.* Bessel van der Kolk, ein US-amerikanischer Psychiater und Traumaforscher, der eine umfangreiche Studie zum Thema des somatisch gespeicherten Schmerzes veröffentlicht hat, schreibt: „Opfern chronischer Traumatisierung in der Kindheit mangelt es manchmal so sehr an Selbstgewahrsein, dass die Betreffenden sich nicht einmal selbst im Spiegel erkennen.“[44] Der Traumaforscher empfiehlt explizit die Arbeit mit dem Körper und erwähnt die hilfreichen Wirkungen einer regelmäßigen Atem- und Meditationspraxis.[45]

Um unseren Schmerz zu lösen, müssen wir uns nicht mit unserem Verstand den unverarbeiteten Themen stellen, müssen nicht nachdenken, uns erinnern, Probleme verbalisieren oder nach rationalen Erklärungen suchen. Was hilft es auch, genau zu wissen, wann in der Vergangenheit welcher Schmerz aus genau welchem Grunde und von wem einmal gesetzt wurde? Dies Wissen heilt nicht den Schmerz. Wir können aber den Verstand umgehen, sozusagen eine „Bypass-Route“ wählen – rein somatisch-energetisch – und dem Schmerz nach und nach, immer wieder, direkt und körperlich begegnen, um uns damit von ihm zu befreien.[46]

Atmen, Entspannung und Meditation, mithin der ganze spirituelle Prozess, kann also schmerzhaft sein, weil eben vieles nach oben geschwemmt wird. Es ist, moderner gewendet, ein *Bottom-up*-Prozess, ein ganz anderer Weg, als über den Kopf zu versuchen, Traumata anzugehen, sich diesen in einer *Top-down*-Verarbeitung zu stellen. Der Bottom-up-Weg ist viel schneller und direkter als der Top-down-Prozess, in welchem wir uns direkt verbinden können mit dem Wissen unseres Herzens.[47] Weil er so wirksam ist, ist er aber auch nicht immer einfach. „Unsere Erfahrung scheint oft zu viel zu sein, ein Tabu, den Rand des Unerträglichen erreichend", sagt der US-amerikanische Meditationslehrer Reginald A. Ray und ergänzt: „Diese Not offenbart einfach, wie viele unserer klaren, intensiven Erfahrungen und Energien des Körpers wir marginalisiert oder sogar vollständig verdrängt haben."[48]

Menschen, die bewusst den Weg der Selbsterforschung gehen – und Yoga in seinem tieferen Sinne ist ein solcher – erfahren immer wieder auch Wellen von physisch-emotionalem Schmerz, wenn der Körper uns zeigt, welche Traumata er gespeichert hat. Dies ist, somatisch gedeutet, eine Facette des Vergebens. Es gehört zum Reinigungsprozess und ist gesund. Wachstum ist eben nicht immer leicht. „Hüte dich vor jenen, die leichte Wege versprechen", verkündet nicht ohne guten Grund Laotse im Tao Te King, „denn leichte Wege bergen große Schwierigkeiten". Die leichten, schmerzlosen Wege sind wohl nur scheinbar leicht, reinigen sie uns doch nicht.

Tiefenentspannung

Nach dem Pranayama und dem Ruhen im Gewahrsein sollten Sie sich entspannen. Das bedeutet nicht, sich unbewusst-träge hinzulegen oder zu schlafen, sondern einem aktiven, bewussten und systematischen Prozess zu folgen. Am einfachsten gelingt eine körperliche Tiefenentspannung, indem wir uns mit unserer Aufmerksamkeit durch den Körper bewegen.

Es gibt viele Möglichkeiten, wie man mit dem Gewahrsein durch den Körper reisen kann (in gewisser Weise ist ja auch jedes Pranayama eine Körperreise). Doch ich will an dieser Stelle nur eine einzige somatische Entspannungsübung vorstellen, eine Übung, die ich selbst jeden Tag praktiziere und der ich sehr viel verdanke.[49] Sie stammt aus der himalayischen Tradition des Yoga und heißt *Shavayatra,* die Reise durch den Körper. Es ist eine systematische und leicht erlernbare Wahrnehmungsübung, bei der Sie auf 61 Stationen in Ihren Körper hineinspüren. Mehr als dies Spüren ist nicht notwendig, um eine tiefe Entspannung einzuleiten. 61, das klingt nach viel, doch es ist viel einfacher, als Sie vielleicht vermuten, denn man wandert mit seiner Aufmerksamkeit auf klar nachvollziehbaren Wegen. Machen Sie diese (oder eine andere Entspannungsübung im Liegen) nach jedem Pranayama. Das dauert nur wenige Minuten und ist wirklich wohltuend, wenn Sie sich ehrlich darauf einlassen.

Ich habe die Erfahrung gemacht, dass Shavayatra nicht nur eine Tiefenentspannung induzieren kann, sondern eine direkte Verbindung zu unserer Lebensenergie herstellt. Nach einiger Zeit beginnt man, jede Körperregion zu fühlen. Da pulst und kribbelt und kreist es, und man erfährt subtile innere Bewegungen. Auf diese Erfahrungen weisen die alten Schriften des Hatha-Yoga immer wieder hin, wenn sie uns empfehlen, den Atem so lange in der Fülle anzuhalten, bis wir energetische Sensationen spüren können. Wir sind viel mehr als dieser physische Körper aus Fleisch, Knochen und Blut, aus Sehnen, Nerven und so weiter. Wir haben auch „innere Körper" oder Dimensionen, von denen die Yoga-Philosophie uns berichtet. Diese energetischen Wahrnehmungen entsprechen der direkten Erfahrung unseres Energiekörpers oder *Pranamaya-Kosha,* jene Struktur also, die uns mit Lebensenergie versorgt und zugleich die Brücke zwischen physischem Körper und Geist darstellt.[50] Hier nun die Übung:

Shavayatra – die 61-Punkte-Entspannung

Shavayatra bedeutet soviel wie „Reise durch den Körper". Sie ist eine der wichtigsten Entspannungs- und Gewahrseinsübungen des Himalaya-Yoga, dessen herausragendster Vertreter Swami Rama (1925–1996) war. Shavayatra wird in dieser Tradition auch als integraler Bestandteil von Yoga Nidra betrachtet, dem „yogischen Schlaf", der den Körper in den Zustand tiefen Schlafes führt, während der Geist wach und klar bleibt.[51]

Legen Sie sich bequem auf den Rücken in Shavasana, der Totenhaltung. Ihre Beine liegen dabei in einem angenehmen Abstand auseinander, Ihre Füße fallen locker nach außen. Die Arme liegen etwas abseits vom Körper, und die Handflächen weisen nach oben. Bitte achten Sie besonders auf Kopf und Nacken, auf deren gerade Ausrichtung und bequeme Lage.

Nehmen Sie einen bewussten, tiefen Atemzug und lassen Sie bei der Ausatmung alle Spannung aus sich herausfließen. Das können Sie unterstützen, indem Sie sich innerlich sagen: „Loslassen". Erlauben Sie sich, völlig in den Boden zu sinken und sich ganz der Erde zu überlassen.

Wenn Sie so eine erste Entspannung eingeleitet haben, bewegen Sie sich mit Ihrer Aufmerksamkeit durch die folgenden 61 Punkte. Verweilen Sie an jeder Station einen Moment, idealerweise bis Sie den Körperbereich, in welchem Sie gerade präsent sind, wirklich *spüren,* dann gehen Sie weiter. Es kann eine Zeit dauern, bis das Reisen durch den Körper tatsächlich zu einer spürenden Reise wird.

Anfänglich mag es nur ein Gedanke sein, wenn Sie zum Beispiel im Knie präsent sind. Doch nach und nach wird ein echtes Spüren daraus. Haben Sie Vertrauen, und geben Sie sich etwas Zeit. Die Reise beginnt und endet im Augenbrauen-Zentrum (Sie können die Punkte auch auf Band sprechen und sich, ganz ähnlich wie man das in der Praxis des *Yoga Nidra* macht, von Ihrer eigenen Stimme führen lassen.)

Die Reise durch 61 Punkte

1. Der Punkt zwischen den Augenbrauen, 2. der Kehlkopf, 3. die rechte Schulter, 4. der rechte Ellenbogen, 5. rechtes Handgelenk, 6. Spitze des rechten Daumens, 7. Spitze des rechten Zeigefingers, 8. Spitze des Mittelfingers, 9. Spitze des Ringfingers, 10. Spitze des kleinen Fingers, 11. rechtes Handgelenk, 12. rechter Ellenbogen, 13. rechte Schulter, 14. Kehlkopf, 15. linke Schulter, 16. linker Ellenbogen, 17. linkes Handgelenk, 18. Spitze des linken Daumens, 19. Spitze des linken Zeigefingers, 20. Spitze des Mittelfingers, 21. Spitze des Ringfingers, 22. Spitze des kleinen Fingers, 23. linkes Handgelenk, 24. linker Ellenbogen, 25. linke Schulter, 26. Kehlkopf 27. Mitte der Brust, 28. rechte Seite der Brust, 29. Mitte der Brust, 30. linke Seite der Brust, 31. Mitte der Brust, 32. Bauchnabel, 33. Unterleib, 34. rechte Hüfte, 35. rechtes Knie, 36. rechtes Fußgelenk, 37. Spitze des rechten großen Zehs, 38. Spitze des zweiten Zehs, 39. Spitze des dritten Zehs, 40. Spitze des vierten Zehs, 41. Spitze des kleinen Zehs, 42. rechtes Fußgelenk, 43. rechtes Knie, 44. rechte Hüfte, 45. Unterleib, 46. linke Hüfte, 47. linkes Knie, 48. linkes Fußgelenk, 49. Spitze des linken großen Zehs, 50. Spitze des zweiten Zehs, 51. Spitze des dritten Zehs, 52. Spitze des vierten Zehs, 53. Spitze des kleinen Zehs, 54. linkes Fußgelenk, 55. linkes Knie, 56. linke Hüfte, 57. Unterleib, 58. Bauchnabel, 59. Mitte der Brust, 60. Kehlkopf, 61. Punkt zwischen den Augenbrauen.

Nach Ihrer Körperreise drehen Sie sich am besten noch einen Moment auf die Seite zum abschließenden Ruhen und Zurückkommen. Nach einiger Zeit wird Ihnen diese Übung in Fleisch und Blut übergehen, und Sie können bei Bedarf auch zügig durch die Punkte gleiten, um sich jederzeit eine kurze und tiefe Entspannung zu gönnen und Ihren Energiekörper zu fühlen.

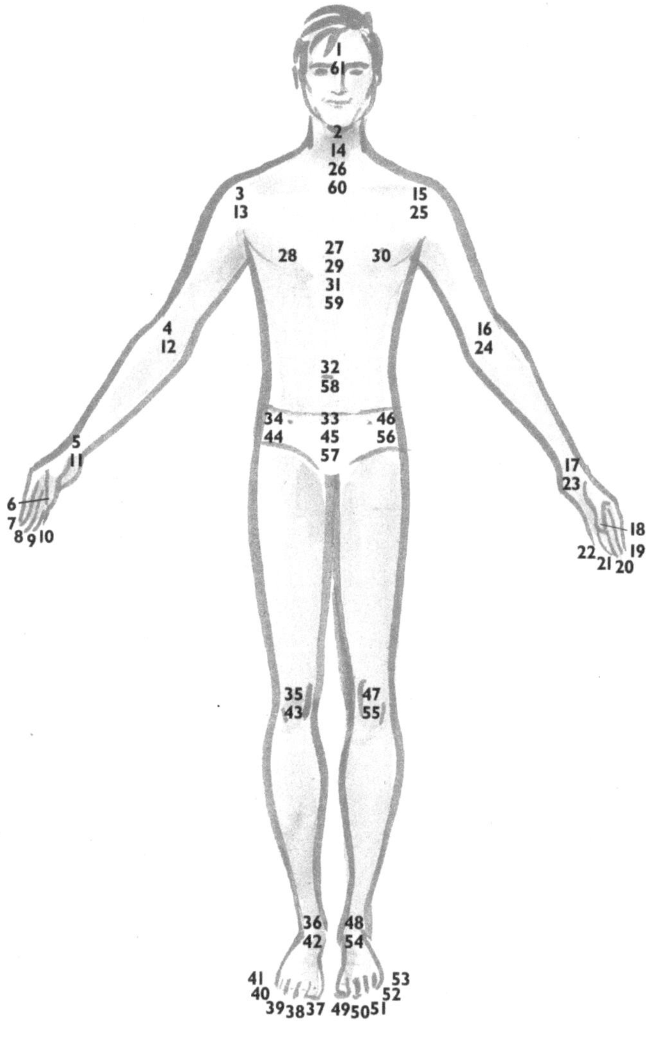

Abb. 7 – Shavayatra, die Reise durch 61 Punkte unseres Körpers, gehört zu den wichtigsten Entspannungsübungen des Himalaya-Yoga.

Das richtige Sitzen

„Setze dich in eine Meditationshaltung und halte den Rücken aufrecht und gerade."[52]

– Buddha

Die meisten Pranayamas werden im Sitzen geübt. Es ist deshalb wichtig, auf das richtige Sitzen einen Blick zu werfen. Wenn ich hier *richtig* sage, dann meint das eine Sitzhaltung, die es uns ermöglicht, schmerz- und ermüdungsfrei Pranayama und Meditation zu praktizieren. Eine falsche, zusammengesunkene Haltung führt meist schon nach wenigen Minuten zu Verspannungen und Unwohlsein, zudem engt sie die Atemräume und inneren Organe ein, was deren Funktion und damit die Praxis beeinträchtigt.

Eine richtige Haltung schafft eine Balance, in welcher wir die Schwerkraft nutzen, um uns das Sitzen so leicht wie möglich zu machen. Sie schafft Raum, in welchem der Atemprozess sich ungehindert vollziehen kann. Genau das meint der Meditationslehrer Will Johnson, wenn er uns rät, dass wir uns der Schwerkraft überlassen sollen, dabei aber versuchen, so groß zu bleiben, wie wir können.[53] In der *Bhagavad Gita* bringt Krishna denkbar knapp auf den Punkt, was das bedeutet: „Körper, Kopf und Nacken sind gerade ausgerichtet."[54]

Schmerzt das Sitzen, verspannen wir uns, da bleibt nicht mehr viel Aufmerksamkeit und Energie für die eigentliche Praxis übrig. Schon gar nicht können wir dann auch *genießend* atmen. Die Frage also ist, wie wir mit geringstmöglichem Aufwand in eine aufrechte Haltung finden, in welcher wir uns längere Zeit wohlfühlen. Ob wir dabei auf dem Boden sitzen oder auf einem Stuhl, ist völlig unerheblich. Swami Sarvagatananda (1912–2009) schreibt in seinem großen Kommentar zu Patanjalis *Yogasutra:*

> „Im Osten sitzen wir alle auf dem Boden, auf einem Teppich mit gekreuzten Beinen, das müssen Sie im Westen nicht tun; jede Haltung ist geeignet, die bequem und stabil ist. Sie müssen eine Haltung einnehmen, die Ihrer körperlichen Verfassung angemessen ist."[55]

Worauf allein es also ankommt, ist eine bequeme und stabile Haltung. So definiert auch das *Yogasutra* das Sitzen. Erst dann können wir loslassen und, wie Patanjali das Ziel der Pranayama-Praxis im 2. Kapitel des *Yogasutra* beschreibt, „uns auf das Unendliche ausrichten".[56] Die Idee der Unendlichkeit kann man hier auch ganz geerdet verstehen, wenn wir der Deutung von Swami Sarvagatananda folgen, der uns erklärt, dass Patanjali uns schlicht daran erinnern wolle, nicht aufzugeben im Bemühen darum, eine stabile und bequeme Haltung zu entwickeln, denn das braucht seine Zeit.[57]

Wenn es *ein* zentrales Merkmal gibt, das eine gute Sitzhaltung kennzeichnet, dann ist das die *natürlich gerade aufgerichtete Wirbelsäule.* Das Wort „natürlich" möchte ich hier besonders betonen. Die Wirbelsäule hat eine Krümmung, sie ist nicht gerade wie ein Stock oder Pfeil und kann auch nicht in eine solche Haltung hineingezwungen werden.[58]

Der wichtigste Aspekt für die natürliche Aufrichtung der Wirbelsäule ist das Höhenverhältnis von Hüfte und Knie. Liegt das Niveau der Knie beim Sitzen über dem der Hüfte – egal, ob wir dabei mit gekreuzten Beinen auf dem Boden sitzen oder auf einem Stuhl, dessen Höhe nicht geeignet ist für uns – kann die Wirbelsäule sich nur schwer aufrichten. Wir sinken regelrecht ein, unser Rücken wird rund, Schultern, Nacken und Kopf kommen nach vorne. Alles das verursacht nicht nur Verspannungen und Schmerzen, sondern übt auch Druck auf unsere inneren Organe aus und nimmt uns buchstäblich die Luft zum Atmen – wir komprimieren unseren inneren Raum.

Es ist gar nicht so schwierig, in eine Sitzhaltung zu finden, die gut für Sie ist, wenn Sie auf ein paar Dinge achten, die wir am Ende des Kapitels auf nur noch drei kurze Punkte verdichten wollen.

Empfehlungen für eine bequeme und stabile Sitzhaltung

Die richtige Basis – Dies ist sicher der wichtigste Punkt. Die Basis, das Fundament muss stabil sein, sonst wackelt das ganze Gebäude. Wenn Sie auf einem Stuhl sitzen, achten Sie darauf, dass die Sitzfläche gerade und nicht nach hinten geneigt ist (wie man das leider bei vielen ergonomisch ungünstig gestalteten Stühlen vorfindet). Der Stuhl muss außerdem eine Höhe haben, die es ermöglicht, dass die Knie tiefer liegen als die Hüfte. Ist dies nicht der Fall, legen Sie etwas auf die Sitzfläche, zum Beispiel eine zusammengefaltete Decke. Für die Meditation können Sie die Füße über den Fußgelenken kreuzen, wenn Sie möchten.[59] Für Pranayama ist es aber besser, wenn die Beine einigermaßen parallel nebeneinanderstehen und die Fußsohlen einen guten Bodenkontakt haben, das ist stabiler.

Wenn Sie auf dem Boden sitzen, gilt das Gleiche – die Hüfte höher als die Knie. Sind Ihre Hüften sehr offen, können Sie in *Sukhasana*, dem „Schneidersitz“, oder auch in anspruchsvolleren Haltungen mit gekreuzten Beinen direkt auf dem Boden sitzen. Die meisten benötigen jedoch eine Sitzunterlage – eine zusammengefaltete Decke, Yoga-Blöcke, ein Meditations-Sitzkissen oder anderes – um die Hüfte über Kniehöhe zu bringen.

Die richtige Mitte finden – Wenn wir uns mit der Schwerkraft verbünden, müssen wir nicht mehr gegen sie kämpfen. Das können wir tun, indem wir jene Mitte in der Sitzhaltung finden, in welcher der Oberkörper fast von selbst in natürlicher Aufrichtung verweilt.

Am besten schließen Sie die Augen, um spürend diesen Punkt zu finden. Pendeln Sie im Sitzen ganz sachte zunächst nach vorne. An welcher Stelle beginnen Sie zu merken, dass Sie Kraft aufwenden müssen, um die Position stabil zu halten? Pendeln Sie nun langsam nach hinten und suchen Sie auch hier wieder diesen Punkt. Probieren Sie das ein paarmal: nach vorne, nach hinten und dann auch nach links und rechts. Sie werden bald merken, wo die rechte Mitte des Pendels liegt, da, wo es am mühelosesten für Sie ist, in der Sitzhaltung zu sein, wo Sie Entspannung erfahren und eine gewisse Offenheit im Rücken. Die gerade Aufrichtung hat mehr mit einer inneren Haltung zu tun als mit einer äußeren Form.

Länge schaffen – Um Länge und mehr Raum in der Wirbelsäule zu schaffen, kann Ihnen folgende Visualisierung helfen. Bringen Sie Ihre Aufmerksamkeit zur Schädeldecke, zur Krone des Kopfes. Von dort aus gehen Sie etwa zwei Fingerbreit nach hinten. Stellen Sie sich nun vor, dort wäre ein Haken angebracht, an dem eine Schnur fixiert ist, die Sie sachte nach oben zieht und Länge in Ihren Oberkörper und Nacken bringt. Lassen Sie sich sanft nach oben ziehen wie eine Puppe von einem Puppenspieler.

Kopf und Nacken – Bringen Sie das Kinn ein wenig nach hinten, in etwa so, dass sich die Ohren über den Schultern befinden. Dabei beugt sich Ihr Nacken sanft, und es kommt etwas mehr Länge und Offenheit in die Halswirbelsäule.

Offener Herzraum – Öffnen Sie Ihren Herzraum, weiten Sie Ihren Brustkorb, indem Sie das Brustbein anheben und die Schultern etwas nach hinten rollen.

Hände – Ihre Hände legen Sie auf den Oberschenkeln ab. Zusätzlich können Sie *Jnana-Mudra* bilden, das Siegel der Erkenntnis: Daumen und Zeigefinger berühren einander, die anderen Finger bleiben entspannt ausgestreckt. Eine andere Variante von Jnana-Mudra, *Chin-Mudra* genannt, setzt die Spitze des Zeigefingers an die Basis des Daumens. Jnana-Mudra, so heißt es, habe eine hilfreiche energetische Funktion. Vor allem aber transportiert es ein wunderschönes Bild, dass wir uns nämlich mit etwas Höherem verbinden, diesem Ehre erweisen und uns anvertrauen (mehr dazu im nächsten Kapitel).

Augen – Ihre Augen sollten während der aktiven Momente des Pranayamas geschlossen sein. Nach den einzelnen Atemzyklen und mehr noch am Ende der Praxis können Sie sie öffnen und im offenen Gewahrsein ruhen. Dabei blicken die Augen etwa ein bis zwei Meter vor Ihnen auf den Boden, ohne etwas scharf zu fokussieren. Ihr Blick ist weich und Ihre innere Haltung ist offen für alles, was sich in diesem Moment zeigen möchte.

Zunge – Die Zunge kann entweder frei entspannt in der Mundhöhle schweben oder Sie „fixieren" die Zungenspitze sanft leicht oberhalb der Schneidezähne an den Gaumen. Bei einigen späteren Pranayama-Übungen werden mit der Zunge auch bestimmte Haltungen durchgeführt.

Während einer Pranayama-Sitzung bewegen Sie sich immer wieder, und natürlich weichen Sie dann von einzelnen Elementen dieser

Haltung ab. Doch versuchen Sie, nach jedem Atemzyklus wieder zurückzufinden in Ihre aufrechte Mitte und ruhen Sie ein paar Momente im offenen Gewahrsein.

Die drei wichtigsten Punkte für die Ausgangshaltung, an die Sie sich für Pranayama immer wieder halten können, sind:

1. Eine natürlich aufgerichtete Wirbelsäule

2. Ein offener Herzraum

3. Die Hände ruhen auf den Knien

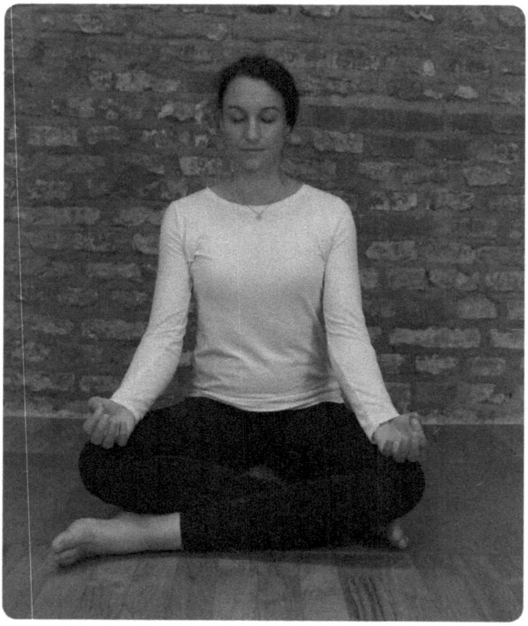

Abb. 8 – Sukhasana, die „bequeme" oder „angenehme Haltung", ist bei uns als Schneidersitz bekannt. Für die meisten ist eine Sitzunterlage empfehlenswert, damit die Hüfte etwas über dem Niveau der Knie liegt. Das erleichtert der Wirbelsäule die natürlich-gerade Aufrichtung.

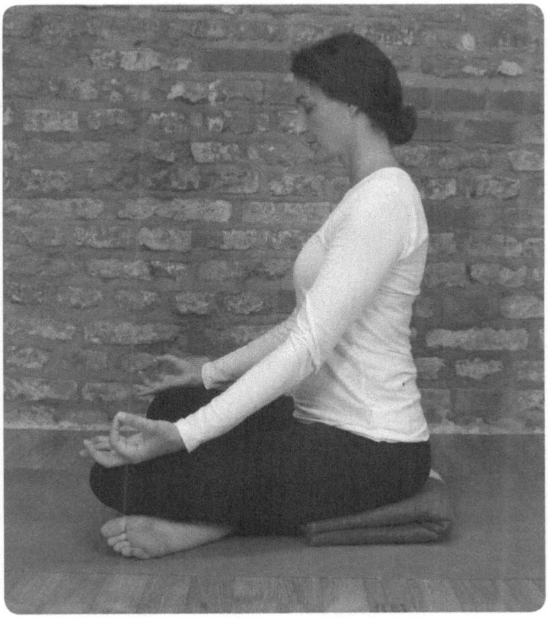

Abb. 9 – Sukhasana von der Seite. Eine Sitzunterlage unterstützt die Aufrichtung von Wirbelsäule, Nacken und Kopf. Experimentieren Sie mit der Höhe der Sitzunterlage. Die ideale Höhe kann sich mit der Zeit, auch innerhalb einer etwas längeren Praxis, verändern. Das Sitzen soll keinesfalls anstrengend sein, damit Pranayama und Meditation freudvoll sind und Wirkung entfalten.

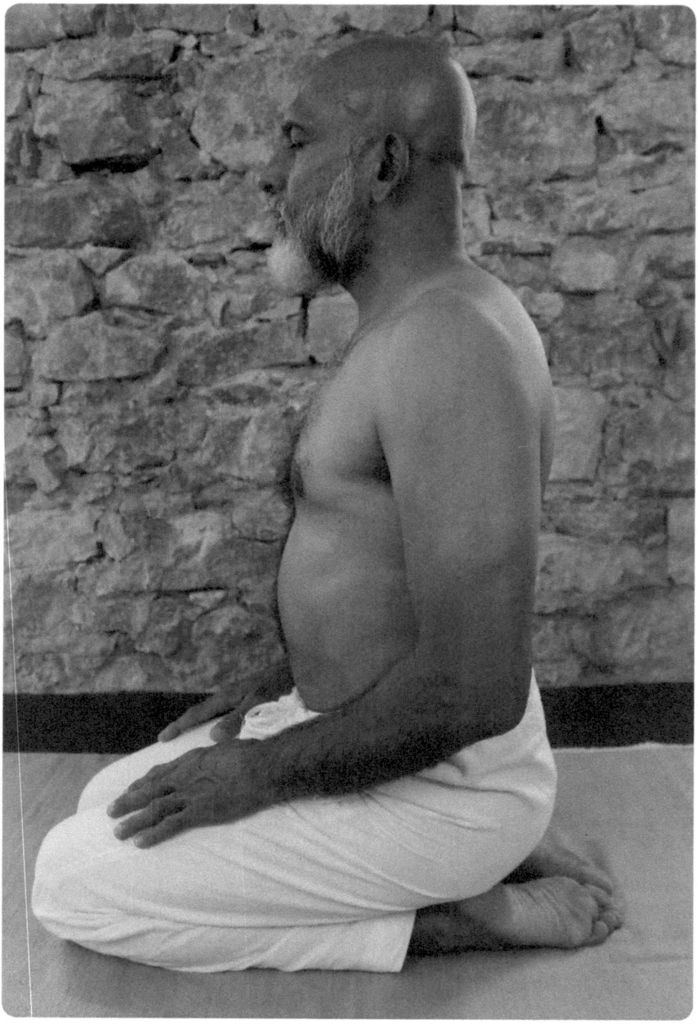

Abb. 10 – Vajrasana, der Fersensitz, bedeutet wörtlich die „diamantene Haltung". Der Fersensitz ist eine gute Möglichkeit, mühelos die Wirbelsäule gerade aufzurichten und den Herzraum zu öffnen. Allerdings ist es wichtig, auf die Knie zu achten. Der Fersensitz wird manchmal auch Virasana genannt und ist eine bekannte Sitzhaltung bei Zen-Meditierenden.

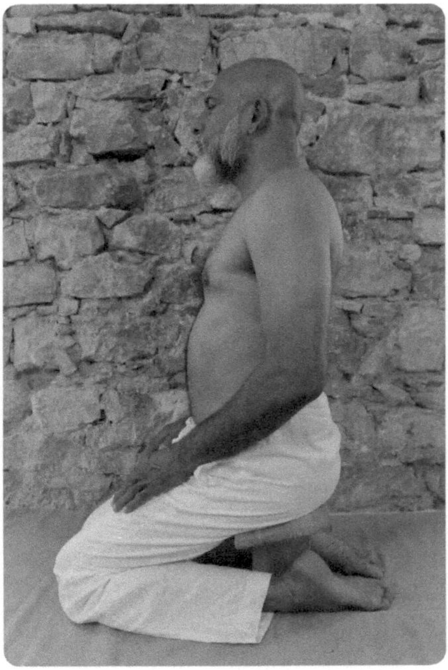

Abb. 11 – Vajrasana auf einem Zen-Bänkchen. Wenn man den Fersensitz so praktiziert, kann man lange mit bequem aufgerichteter Wirbelsäule sitzen, ohne die Knie zu belasten. Ein bequemer und stabiler Sitz, der alle Anforderungen für ein gelingendes Pranayama erfüllt, zudem eine sehr traditionelle Sitzhaltung im Zen.

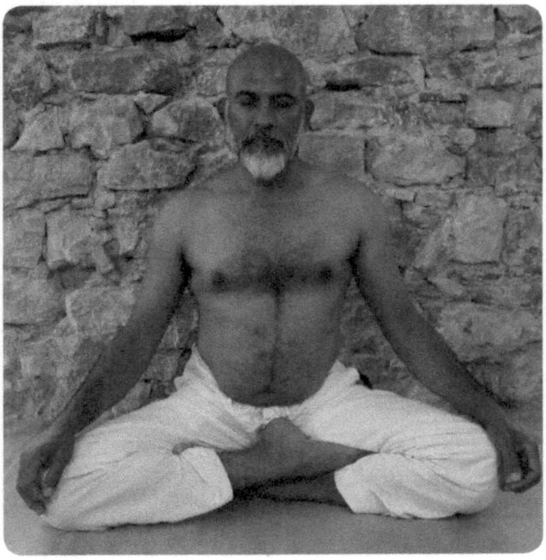

Abb. 12 – Siddhasana, die „vollkommene Haltung". Siddhasana gilt manchen als die beste Haltung für das Pranayama und die Meditation überhaupt. Die Ferse des linken Fußes drückt dabei gegen das Perineum, den Bereich zwischen Anus und Genitalorganen. Im Perineum liegt Muladhara, das Wurzel-Chakra, zugleich der Ort von Kundalini, jener nicht-erwachten spirituellen Energie, die durch Pranayama aktiviert werden soll. Der rechte Fuß wird zwischen den Innenseiten von Unter- und Oberschenkel platziert, die Ferse liegt vor dem Schambein. Was den Druck auf das Perineum anbelangt, ist Vorsicht angezeigt. Lang anhaltender Druck in diesem Bereich ist ungesund!

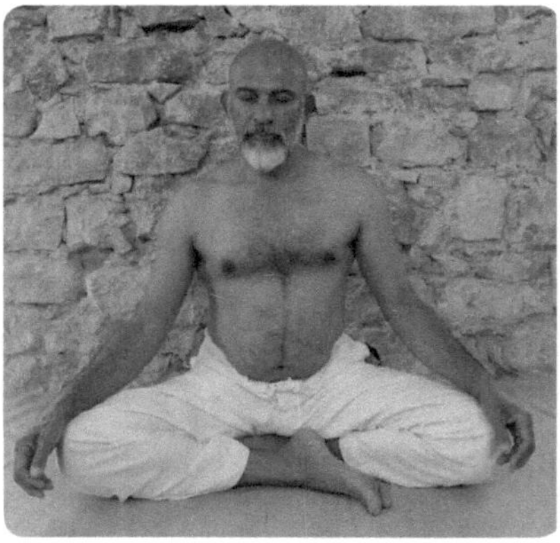

Abb. 13 – Hier eine einfachere Variante von Siddhasana. Der rechte Fuß wird einfach vor dem linken abgelegt. Was den Druck aufs Perineum anbelangt, gilt der gleiche Rat zur Vorsicht wie im klassischen Siddhasana. Auf Siddhasana, die „Königin" unter den Asanas, werden wir im Kapitel über Mula-Bandha wieder zu sprechen kommen.

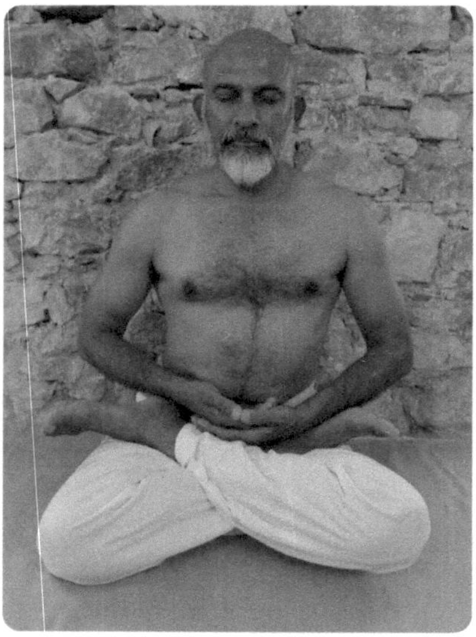

Abb. 14 – Padmasana, der Lotossitz. Padmasana gilt vielen als der Inbegriff des Yoga-Sitzes überhaupt. In der hier abgebildeten Form ist er für die meisten Menschen im Westen nicht gut über längere Zeit zu praktizieren. Wenn die Hüften nicht wirklich offen sind, belastet er zu stark die Knie, was unbedingt zu vermeiden ist! Zwingen Sie sich niemals in eine solche Haltung! Wir Menschen im Westen sind anders aufgewachsen als Inder, die von Kindesbeinen an sehr viel auf dem Boden sitzen. Sie können Pranayama in unterschiedlichsten Sitzhaltungen üben. Seien Sie sanft zu sich!

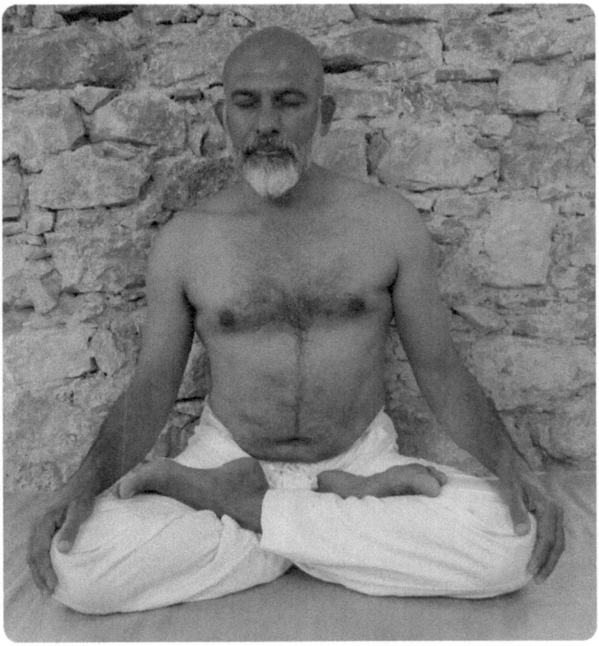

Abb. 15 – Yogasana, der Yoga-Sitz, ist eine mildere Variate von Padmasana, dem vollen Lotossitz. Während in Padamasana beide Füße auf die Höhe der Leisten gebracht werden, ruhen die Füße in Yogasana lediglich auf Höhe der Knie. Auch diese immer noch sehr anspruchsvolle Haltung ist nur dann möglich, wenn die Hüften offen sind und die Knie keine Belastung erfahren.

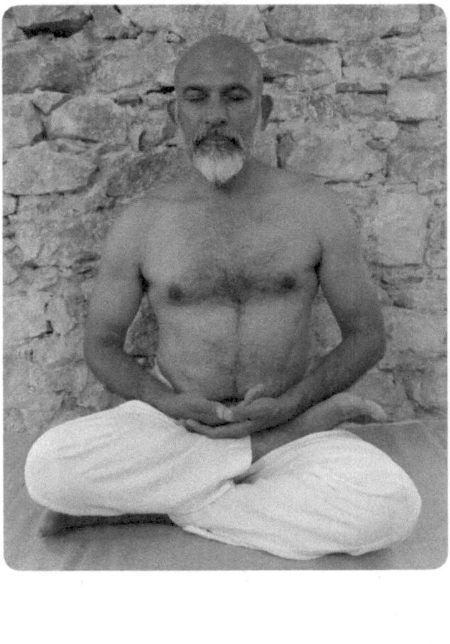

Abb. 16 – Etwas leichter zu üben, für viele Menschen aber immer noch eine anspruchsvolle Haltung, ist Ardha Padmasana, der halbe Lotossitz. Ein Bein liegt auf dem dem Boden, das andere wird auf dem Oberschenkel des gegenüberliegenden Beines abgelegt.

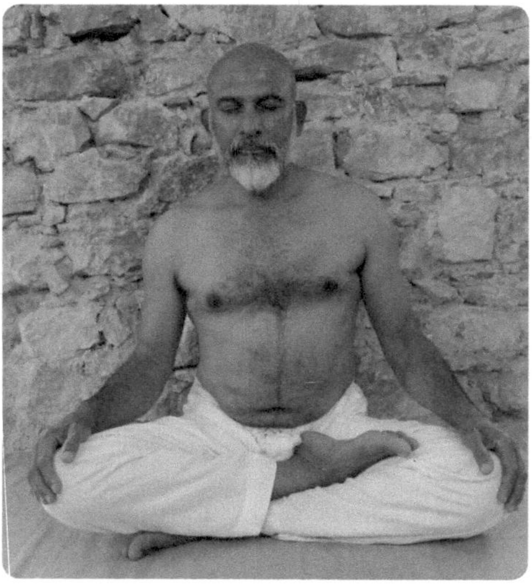

Abb. 17 – Eine mildere Variante des halben Lotossitzes. Ein Bein ruht auf dem Boden, das andere wird auf der Wade des gegenüberliegenden Beines abgelegt. Etwas leichter zu üben als das klassische Ardha Padmasana.

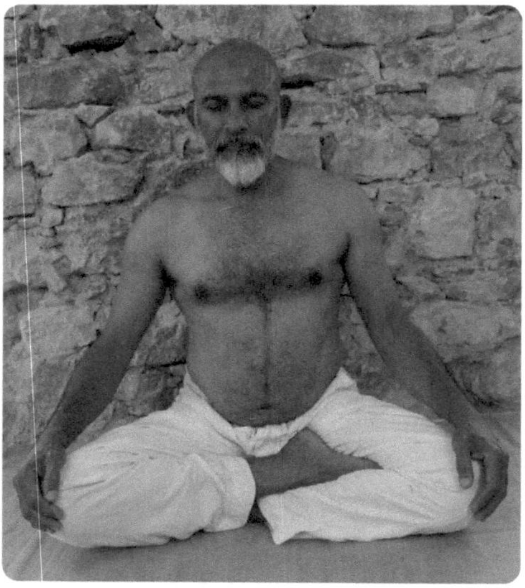

Abb. 18 – Guptasana, die „verborgene" oder „geheime" Haltung. Eine Fußsohle ruht dabei auf der Innenseite des gegenüberliegenden Oberschenkels, der andere Fuß wird darunter abgelegt.

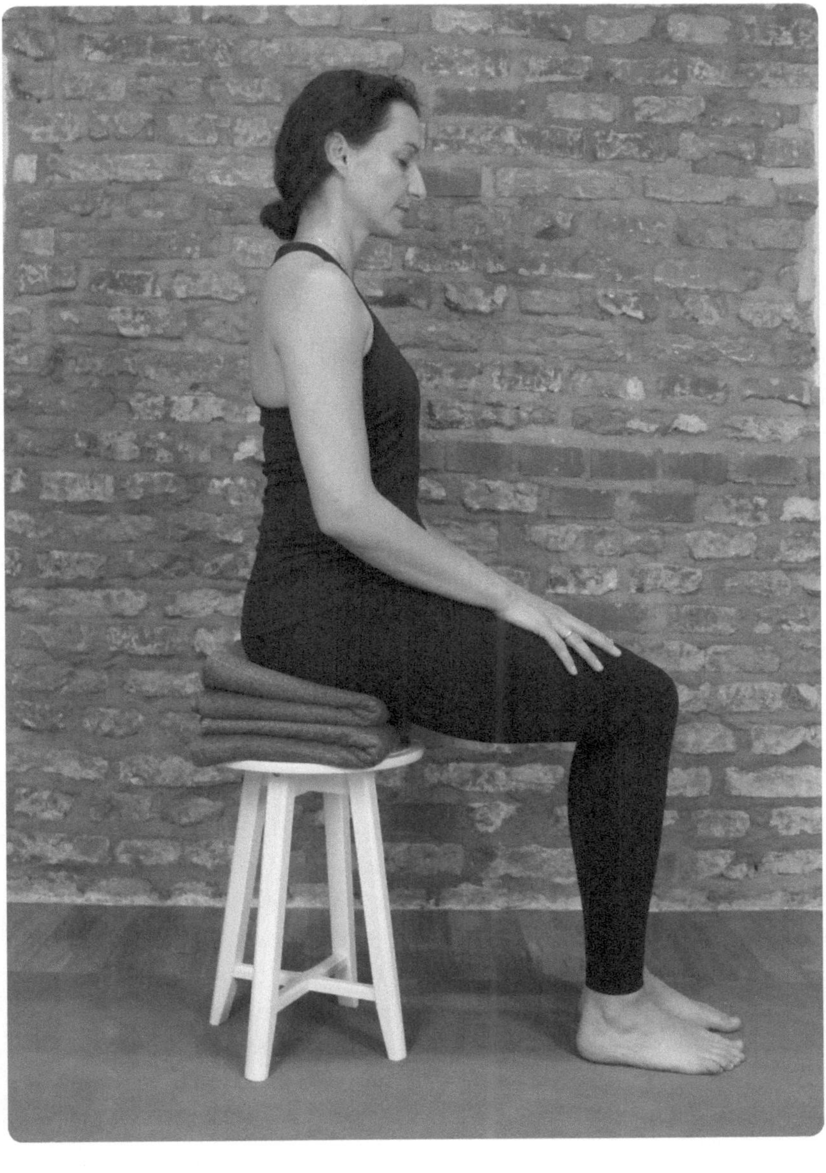

Abb. 19 – Auch auf einem Stuhl sitzend, kann man gut Pranayama üben. Das Wichtigste: Die Knie müssen tiefer liegen als die Hüfte, dann kann der Rücken sich natürlich und ohne Anstrengung aufrichten.

Jnana-Mudra, das Siegel der Erkenntnis

Ihre Hände können beim Pranayama entweder bequem auf den Knien ruhen; oder aber sie bilden ein so genanntes „Siegel“ oder *Mudra*. Das Jnana- oder Chin-Mudra soll nicht nur eine unterstützende energetische Wirkung haben, sondern repräsentiert die ganze Kosmologie des Yoga und das Ziel des Übens.

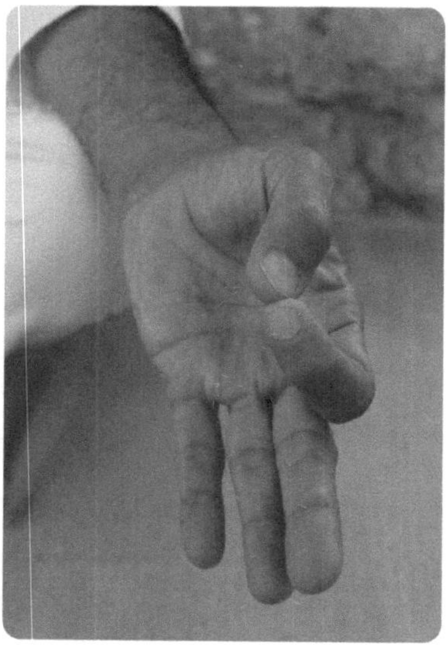

Abb. 20 – Jnana-Mudra in der Sitzhaltung. Der Zeigefinger steht für unser persönliches Ich oder Ego, das sich mit einer höheren Idee – Brahman, Gott, das Höchste – verbindet, die vom Daumen repräsentiert wird. Mittel-, Ring- und kleiner Finger stehen für die Gunas oder energetischen Grundqualitäten der Schöpfung, die durch Yoga transzendiert werden wollen. Beim Pranayama oder in der Meditation können unsere Hände bequem auf den Knien ruhen und diese schöne Mudra praktizieren, was unserer Praxis Tiefe und Anmut verleiht.

Der Daumen in Jnana-Mudra, dem „Siegel der Erkenntnis", steht für die Idee des Höchsten, mit der wir uns selbst – symbolisiert durch den Zeigefeinger, verbinden. Verbindung ist auch die Übersetzung des Wortes *Yoga*. In der Variante 2 wird diese Idee der Verbindung noch erweitert durch die der Verbeugung. Wir sind eins mit ALLEM-WAS-IST. Zugleich geben wir uns diesem hin.

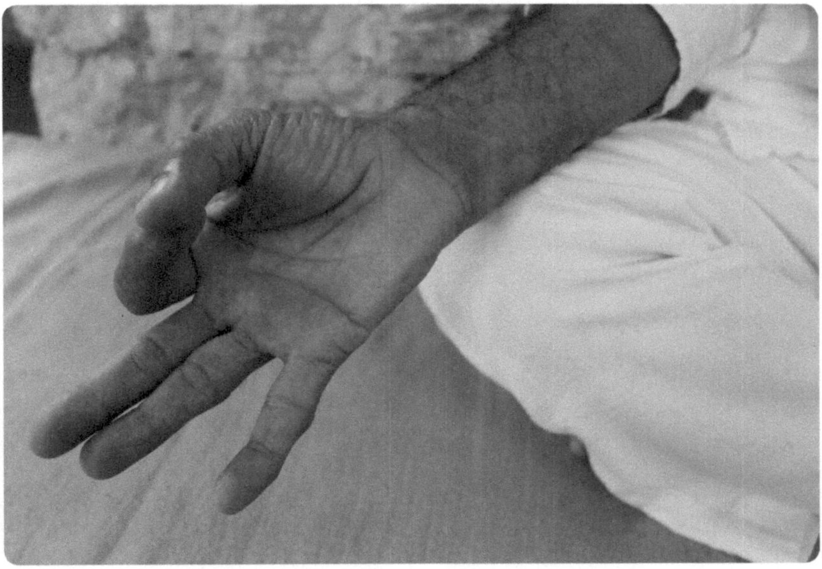

Abb. 21 – Chin-Mudra in der Sitzhaltung. Diese Variation bildet nicht nur die Verbindung von Ego und höchstem Sein ab, sondern zudem eine Verneigung. Hier ruhen nicht die Spitzen von Daumen und Zeigefinger aufeinander, sondern der Zeigefinger liegt unterhalb der Daumenspitze. Der Mensch verbeugt sich vor Gott, so die Idee, und transzendiert in dieser Hingabe die Herausforderungen und Konflikte des Lebens.

Die leicht abgestreckten anderen Finger stehen für die drei Gunas, die energetischen Grundqualitäten, aus denen alles gebildet ist, was existiert, sei es materiell oder nicht. Der ganze Kosmos, einschließlich meines Körpers, meiner Gedanken und Emotionen ist ein *mixtum compositum* aus drei Grundenergien:

Tamas, repräsentiert vom kleinen Finger, steht für das Schwere und Dichte, auch das Dunkle und Träge. Psychologisch bedeutet Tamas in erster Linie Rücksichtslosigkeit, Achtlosigkeit, sogar Bosheit. Die Symbolfarbe von Tamas ist schwarz. *Rajas,* symbolisiert durch den Ringfinger, steht für das Aktive, Bewegliche und Heiße, in psychologischer Hinsicht vor allem für die Egozentrik und den Schmerz. Rajas hat die Farbe Rot. *Sattva* – der Mittelfinger – schließlich vermittelt uns die Idee der Güte und Liebe, Klarheit, Weisheit und intuitiven Wahrnehmung. Seine Farbe ist reines Weiß. Das yogische Herz, so sagt man, strebt nach Sattva.

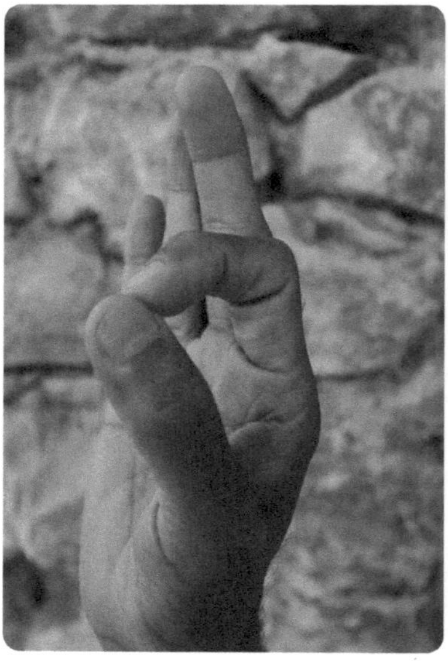

Abb. 22 – Jnana-Mudra im Detail. Die Spitzen von Daumen und Zeigefinger berühren sich, Mensch und Gott sind verbunden. Die restlichen Finger sind abgestreckt, stehen für die Welt, in der wir zwar leben, von der wir aber nicht sind.

Tamas, Rajas und Sattva mögen zwar alles bewirken, was ist, den Kosmos und alles, was darin lebt, nicht jedoch eines, nämlich unsere tiefste Wirklichkeit, die spirituelle Essenz, die ungeboren und unsterblich ist. Genau dies wird abgebildet in Jnana-Mudra: Ich verbinde mich mit SAT, dem wahren Sein; mit CHIT, dem Reinen Bewusstsein, das ich bin; und mit ANANDA, der Glückseligkeit, die daraus erwächst. Purusha und Atman sind nur andere Worte dafür.

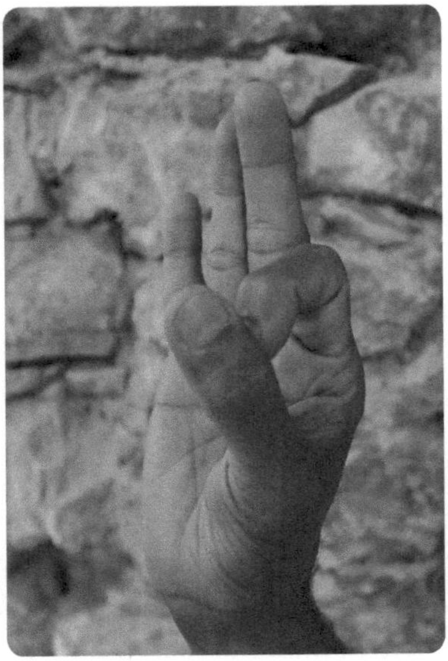

Abb. 23 – Chin-Mudra im Detail. Der Zeigefinger verneigt sich vor dem Daumen, so als würde der Mensch sich Gott zu Füßen werfen – die körperliche Versinnbildlichung der Verneigung vor dem Höchsten, die zugleich eine Verbindung damit ist.

Das Hinauswachsen des Menschen über die Gunas – wörtlich die Stränge, die uns binden – ist ein zentrales Thema der *Bhagavad Gita,* in welcher der Krieger Arjuna von Krishna in die Weisheit der Mystik eingeführt wird. Die letzten Kapitel dieses wohl wichtigsten Textes indischer Spiritualität drehen sich fast ausschließlich um dieses Thema. Ich bin nicht die Welt. Ich bin nicht die Gunas. Ich bin vielmehr das Reine Gewahrsein, die Absolute Wahrheit und die Unbedingte Liebe, die allem unterliegt, was ist. *Aham Brahmasmi* – ICH BIN BRAHMAN.

Samavritti,
der gleichmäßige Atem

„Jene, die Pranayama üben, kontrollieren die Bewegung der Vitalkräfte: Prana, die Kraft der Einatmung, wird Apana, der Kraft der Ausatmung, dargebracht; und Apana wird an Prana gegeben. (...) Alle diese Yogis verstehen, was es heißt zu geben, und alles Negative in ihnen wird durch ihr Geben gereinigt.“[60]

– Bhagavad Gita

Sama bedeutet „gleich“, das englische Wort *same* kommt daher. *Vritti* bedeutet Aktivität, Bewegung, Vorgang oder Muster. Im Samavritti-Pranayama geht es darum, ein gleichmäßiges Atemmuster zu erreichen, also die einzelnen Elemente des Atemprozesses – Einatmung, Atemanhalt und Ausatmung – in einen gleichmäßigen Fluss zu bringen. Samavritti ist eine Übung, die unser Gewahrsein für den Atemprozess vertieft. Um die einzelnen Aspekte des Atems einander anzugleichen, muss man sehr bewusst im Atmen sein. Diese Praxis hat eine positive Wirkung auf das Zusammenspiel von Herz-, Lungen- und Gehirntätigkeit und bringt die vielen Musiker im Orchester unseres Organismus in ein harmonisches Miteinander.

Samavritti und Herzratenvariabilität

Samavritti hat eine vitalisierende, zugleich aber beruhigende Wirkung und verbessert die Stressresilienz, indem es die so genannte *Herzratenvariabilität (HRV)* erhöht. Die HRV ist ein objektiv ermittelbarer Wert, der die natürlichen Fluktuationen der Herzfrequenz während der Ein- und Ausatmung abbildet. Daraus lässt sich ablesen, inwieweit wir in der Lage sind, uns immer wieder auf die permanent sich verändernden Lebensbedingungen einzustellen.

Machen Sie einmal folgendes kleines Experiment, um das Phänomen der Herzratenvariabilität an Ihrem eigenen Körper zu erfahren: Legen Sie Ihre Finger an die Halsschlagader oder an den Puls am Handgelenk. Atmen Sie nun gleichmäßig tief ein und aus. Zählen Sie dabei die Herzschläge während der Ein- und Ausatmung. Was bemerken Sie? Ihr Herz schlägt während der Einatmung spürbar schneller als während der Ausatmung. Die Atmung wirkt sich also unmittelbar auf die Aktivität des Herzens aus.

Mit Hilfe von Biofeedback-Techniken lässt sich aber nicht nur ein Unterschied der Herzfrequenz zwischen Ein- und Ausatmung feststellen, vielmehr verändert sich diese permanent – von Herzschlag zu Herzschlag. Die Pause zwischen zwei Herzschlägen ist bei einem gesunden Herzen niemals gleich, sondern verändert sich unablässig. Menschen dagegen, die zum Beispiel unter Angststörungen, Depressionen, posttraumatischem Stress oder anderen psychischen Erkrankungen leiden, zeigen eine niedrigere HRV als ausgeglichene, gesunde und glückliche Menschen, mit anderen Worten, ihr Herz schlägt unnatürlich gleichmäßig.[61] Ein Herz, das mit der Gleichmäßigkeit eines Metronoms arbeitet, spiegelt uns einen kranken Menschen. Auch die alten Weisen Chinas wussten das. Ein Herz, das wie ein Uhrwerk schlägt, so sagten sie, künde vom bevorstehenden

Tod. Alles Starre, Unbewegliche und Rigide widerspricht dem Prinzip des Tao, der immer wieder sich wandelnden Lebendigkeit, die Flexibilität und Anpassungsfähigkeit bedeutet.

Samavritti – Technik

Samavritti kann in unterschiedlichen Varianten im Sitzen, im Liegen und auch im Stehen praktiziert werden. Wir sehen uns hier zunächst drei Varianten im Liegen an und koordinieren die Atmung mit einer Bewegung der Arme und schließlich auch des Beckens, was den gleichmäßigen Fluss des Atems unterstützt und den Prozess vertieft.

Samavritti 1 – im Liegen mit Bewegung der Arme

In dieser Übung nutzen Sie die Bewegung Ihrer Arme, um einen gleichmäßigen Fluss der Atmung zu erreichen. Gleichzeitig vertieft die Armbewegung Ihre Atmung und aktiviert den gesamten Atemtrakt. Diese Übung ist eine gute Vorbereitung für weitere Pranayamas.

- Legen Sie sich bequem auf den Rücken, Ihre Beine können ausgestreckt liegen oder angewinkelt sein.
- Die Arme liegen in einem bequemen Abstand vom Körper auf dem Boden, die Handflächen zeigen nach unten.
- Nehmen Sie Ihren Körper bewusst wahr und kommen Sie einen Moment zur Ruhe.
- Atmen Sie ein. Führen Sie dabei die gestreckten Arme während der Einatmungsphase in einer gleichmäßigen Bewegung nach oben und weiter bis hinter Ihren Kopf, Ihre Arme beschreiben einen gleichmäßigen Bogen. Nach der Einatmung halten Sie einen Moment inne – die natürliche Atempause.

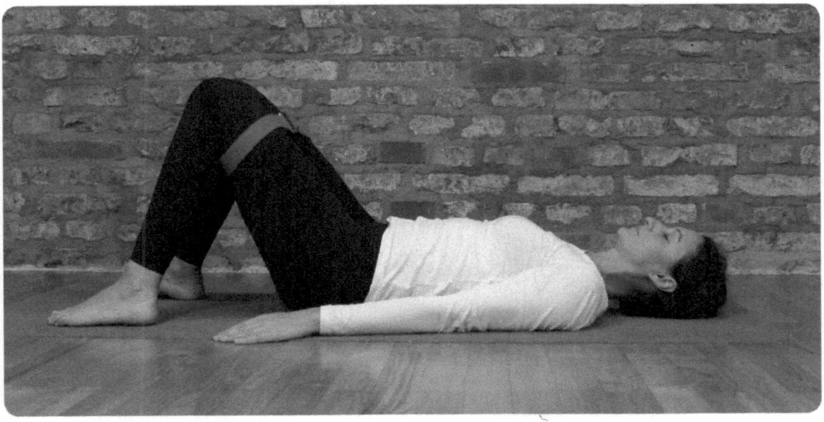

Abb. 24 – Samavritti im Liegen kann in Shavasana geübt werden oder mit einem Gurt über den angewinkelten Knien – eine äußerst bequeme Haltung. Die Handflächen zeigen nach unten. Dies ist Ihre Ausgangsposition.

- **Mit der Ausatmung führen Sie Ihre Arme zurück zur Ausgangshaltung. Halten Sie wieder einen natürlichen Moment lang inne, dann beginnen Sie die nächste Einatmung.**
- **Machen Sie auf diese Weise 5, 7 oder 10 Atemzüge.**
- **Spüren Sie nach.**

Noch ein Wort zu den Atemräumen: Machen Sie sich bei dieser Übung keine Gedanken, wohin Sie einatmen. Durch die Bewegung in Verbindung mit dem Atmen füllen sich die Atemräume von selbst auf die richtige Weise.

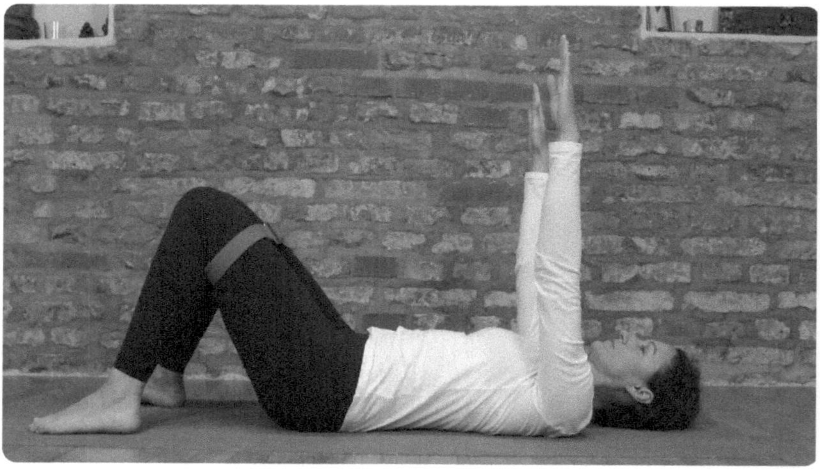

Abb. 25 – Mit der Einatmung führen Sie Ihre gestreckten Arme nach oben und beschreiben einen Bogen in kontinuierlicher Bewegung.

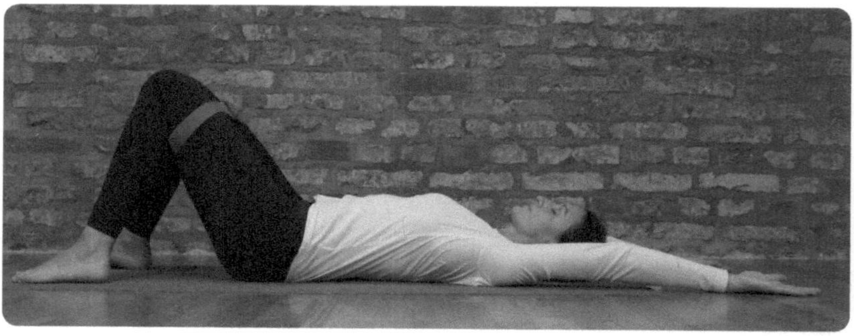

Abb. 26 – Am Ende der Einatmung liegen Ihre gestreckten Arme über Ihrem Kopf auf dem Boden. Mit der Ausatmung führen Sie Ihre Arme zurück zur Ausgangsposition.

Samavritti 2 – im Liegen mit Bewegung der Arme und Ziehen an den Handgelenken

Diese Variante intensiviert den Prozess, indem noch mehr Raum in den oberen Brustkorb und die Schultern gebracht wird.[62]

- Üben Sie wie in Technik 1 beschrieben.
- Am Ende der Einatmung, wenn Sie Ihre Arme ganz hinter den Kopf geführt haben, greifen Sie mit der linken Hand das rechte Handgelenk und ziehen sanft, um den Brustkorb zu weiten, Raum in die Achseln zu bringen, die Schultern zu öffnen und die Flanken des Oberkörpers zu dehnen.
- Mit der Ausatmung bringen Sie die Arme wieder zurück zur Ausgangshaltung.

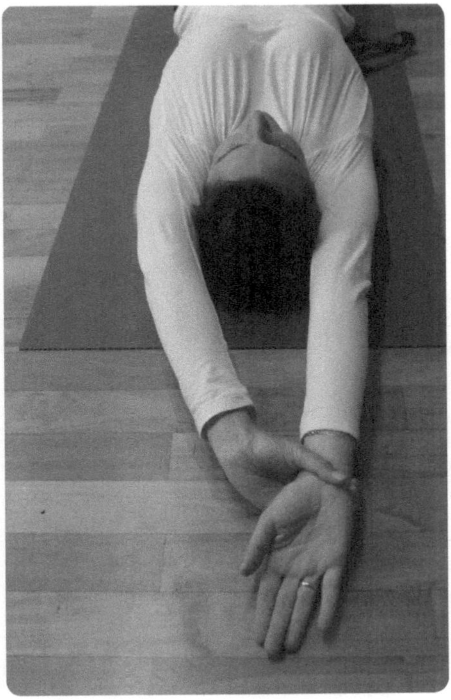

Abb. 27 – Das sanfte Ziehen des Handgelenks am Ende der Einatmung schafft noch mehr Raum für den Atem und bewirkt eine wohlsame Dehnung der Flanke, der Achselhöhle, Schulter und des Arms. Abwechselnd links und rechts dehnen!

- Am Ende der nächsten Einatmung wechseln Sie die Seite und greifen mit der rechten Hand das linke Handgelenk und ziehen sanft.
- Seien Sie vorsichtig und bewusst beim Ziehen und Dehnen. Es soll ein Wohlgefühl sein, keine Anstrengung.
- Machen Sie diese Übung solange Sie sich wohl damit fühlen.
- Am Ende entspannen Sie sich und spüren nach.

Samavritti 3 – mit zusätzlicher Rollbewegung des Beckens und Kontraktion des Beckenbodens

Variante drei führt als zusätzliches Element eine Rollbewegung des Beckens ein, sowie *Mula-Bandha,* die Kontraktion des Beckenbodens.

- Liegen Sie mit angewinkelten Beinen auf dem Rücken. Fixieren Sie ihre Beine, indem Sie einen Yoga-Gurt oberhalb der Knie anbringen, nicht zu fest, nicht zu locker.
- Üben Sie wie in Technik 1 beschrieben. Zusätzlich aber setzen Sie nun Ihr Becken ein, um die Atembewegung zu unterstützen und zu intensivieren.

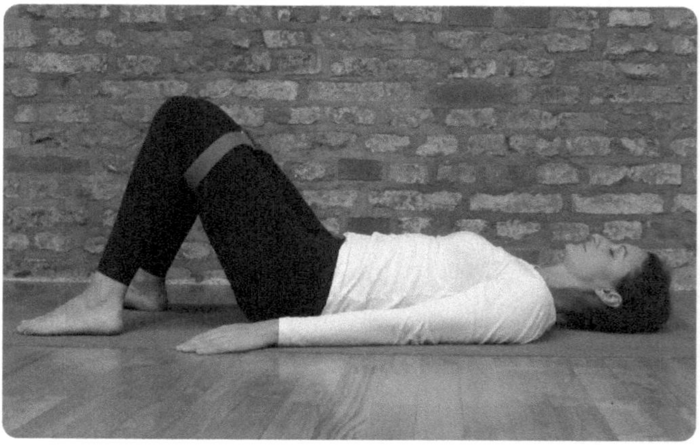

Abb. 28 – Samavritti im Liegen – Ausgangsposition

- Bei der Einatmung heben Sie den unteren Rücken etwas an, der Po bleibt am Boden, Sie gehen also in ein sanftes Hohlkreuz. Das Becken rollt gewissermaßen nach vorne in Richtung Knie.
- Bei der Ausatmung bringen Sie den unteren Rücken zurück zum Boden. Atmen Sie so tief aus wie möglich. Nutzen Sie Ihre Bauchmuskulatur und ziehen Sie sie gegen Ende der Ausatmung in Richtung Wirbelsäule, um die Ausatmung noch tiefer zu machen.
- Ganz am Ende der Ausatmung rollt das Becken in die umgekehrte Richtung, und Sie spannen die Muskeln im Beckenboden kurz an, das heißt, Anus und Urogenitalmuskulatur kontrahieren, das ist *Mula-Bandha,* der „Wurzelverschluss". (Auf die Bandhas oder Verschlüsse kommen wir in einem späteren Kapitel noch ausführlich zu sprechen.) Nach der Ausatmung lassen Sie los und gehen in die nächste Einatmung.
- Machen Sie 7 bis 10 Atemzüge.
- Spüren Sie nach.

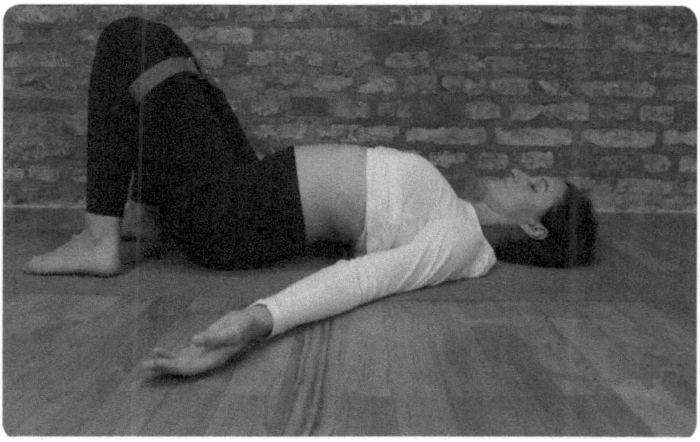

Abb. 29 – Mit der Einatmung gehen Sie in ein sanftes Hohlkreuz, das Becken rollt nach vorne in Richtung Knie.

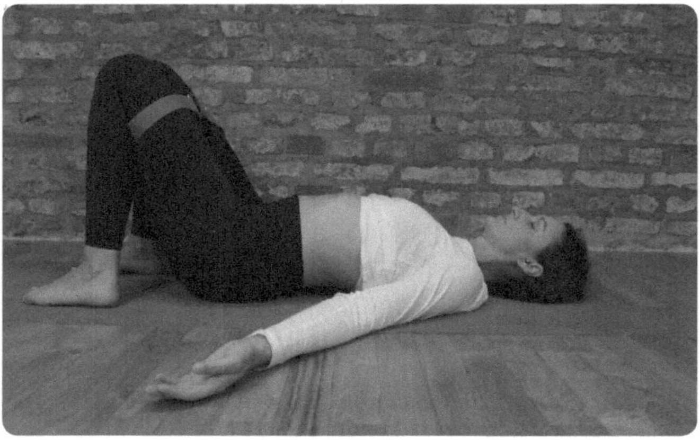

Abb. 30 – Mit der Ausatmung kommt der untere Rücken zurück zum Boden, das Becken kehrt in seine Ausgangshaltung zurück.

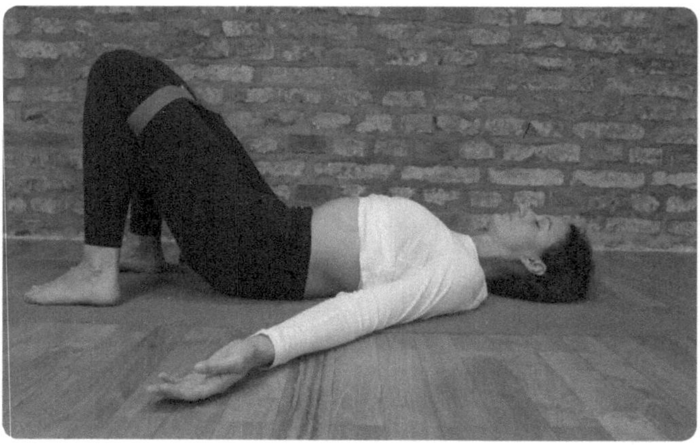

Abb. 31 – Schlussphase der Ausatmung: Der untere Rücken hat Kontakt zum Boden, und die Bauchdecke wird in Richtung Wirbelsäule gezogen, um die ganze Atemluft herauszudrücken. Am Ende der Ausatmung wird die Muskulatur des Beckenbodens angespannt.

Samavritti 4 – im Sitzen mit Armbewegung

Natürlich kann das Samvritti-Pranayama auch im Sitzen geübt werden. Setzen Sie sich dazu in eine bequeme Haltung auf den Boden oder auf den Stuhl. Achten Sie auf eine natürlich-gerade Aufrichtung von Rücken, Nacken und Kopf. Ihre Hände ruhen auf den Oberschenkeln.

- **Mit der Einatmung heben Sie die gestreckten Arme nach oben bis über den Kopf, mit der Ausatmung führen Sie sie zurück.**
- **Üben Sie, solange Sie sich wohl damit fühlen. Danach entspannen Sie sich im Liegen. Spüren Sie nach.**

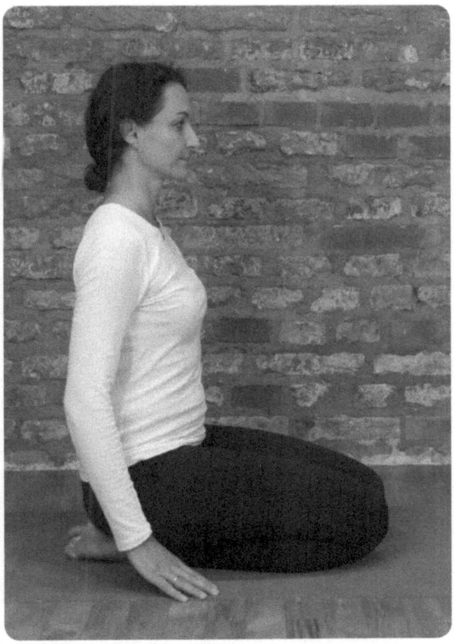

Abb. 32 – Beginnen Sie in einer bequemen und stabilen Sitzhaltung, wie zum Beispiel im abgebildeten Fersensitz. Es kann aber auch jede andere Sitzhaltung sein; auch auf dem Stuhl sitzend kann man diese Übung sehr gut machen.

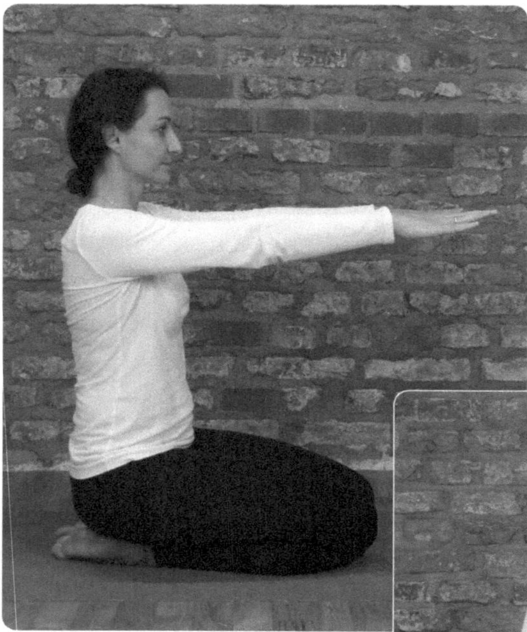

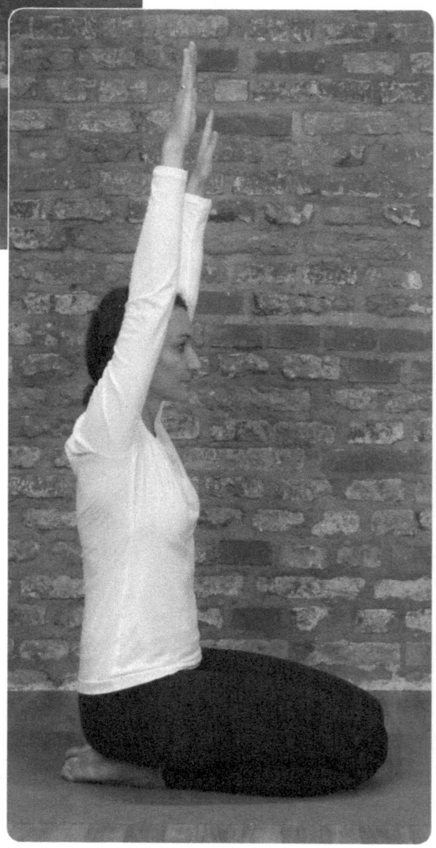

Abb. 33 – Mit der Einatmung führen Sie die ausgestreckten Arme nach vorne und oben, einen Bogen in einer kontinuierlichen Bewegung beschreibend.

Abb. 34 – Am Ende der Einatmung sind Ihre Arme über dem Kopf ausgestreckt. Mit der Ausatmung bringen Sie dann Ihre ausgestreckten Arme zurück zur Ausgangshaltung.

Samavritti 5 – im Stehen mit Armbewegung

Natürlich können Sie diese Übung auch sehr gut im Stehen machen:

- Stehen Sie aufrecht, die Beine hüftbreit auseinander.
- Mit der Einatmung führen Sie Ihre Arme in einer gleichmäßigen Bewegung über Ihren Kopf.
- Mit der Ausatmung führen Sie die Arme zurück.
- Machen Sie 5, 7 oder mehr Atemzüge.
- Spüren Sie nach.
- Nach Abschluss Ihrer Praxis entspannen Sie sich im Liegen.

In den bisher besprochenen Samavritti-Übungen haben wir die Gleichmäßigkeit des Atems über die Bewegung der Arme zu erreichen versucht. Dieser Prozess lässt sich noch präziser gestalten, wenn wir während des Atems und der Atempausen zählen, so dass Einatmung, Atemanhalt und Ausatmung noch genauer und gleichmäßiger fließen. Dieses Zählen während des Atems kann natürlich mit jeder der gezeigten Samavritti-Variationen gemacht werden, ist aber besonders hilfreich bei Varianten, die ohne Bewegung geübt werden.

Das 4:4:6:2 – Atemmuster

Die beiden folgenden Übungen nutzen ein Atemmuster, bei dem wir während der Einatmung bis vier zählen und dann den Atem vier Zählzeiten lang halten. Die Ausatmung ist gegenüber der Einatmung etwas verlängert und beträgt sechs Zählzeiten, gefolgt von einer kurzen Atempause von zwei.

Die Einatmung plus Atempause sind damit genauso lang wie die Ausatmung plus Atempause, nämlich jeweils acht Zählzeiten (eine Ratio von 1:1). Die etwas verlängerte Ausatmung in diesem 4:4:6:2-Atemmuster hat sich in der therapeutischen Praxis besonders bewährt im Sinne einer parasympathischen Stimulierung, die zu mentaler und physischer Entspannung führt.[63] Natürlich wurde das grundsätzliche Prinzip einer bewusst verlängerten Ausatmung nach einem ebenso bewussten Atemanhalt schon vor langer Zeit erkannt und praktiziert, es ist sogar ein zentrales Element jeder Pranayama-Praxis. Diese Art zu atmen ist heilsam, sie bringt den Körper in die Ruhe und führt den Geist in die Stille. Wir werden darauf ausführlich im Kapitel über Kumbhaka zu sprechen kommen.

Hier nun zwei Samavritti-Übungen mit diesem Atemmuster:

Samavritti 6 – im Sitzen mit 4:4:6:2-Atmung

- Setzen Sie sich bequem hin, Wirbelsäule und Nacken sind natürlich aufgerichtet. Schließen Sie die Augen und kommen Sie einen Moment zur Ruhe.
- Dann atmen Sie ein und zählen dabei ... 1 ... 2 ... 3 ... 4 ...
- Nach der Einatmung halten Sie den Atem an ... 1 ... 2 ... 3 ... 4 ...
- Nun atmen Sie aus ... 1 ... 2 ... 3 ... 4 ... 5 ... 6 ...
- Nach der Ausatmung machen Sie wieder eine kurze Pause ... 1 ... 2 ...
- Atmen Sie auf diese Weise, solange Sie sich gut damit fühlen.
- Legen Sie sich nach der Praxis in Shavasana.

Samavritti 7 – in der Kindshaltung mit 4:4:6:2-Atmung

- Begeben Sie sich in *Balasana,* die Kindshaltung.
- Dann folgen Sie dem gleichen Atemmuster wie in Übung 6 beschrieben: Atmen Sie ein ... 1 ... 2 ... 3 ... 4 ... , halten Sie den Atem ... 1 ... 2 ... 3 ... 4 ... , atmen Sie aus ... 1 ... 2 ... 3 ... 4 ... 5 ... 6 ... , halten Sie den Atem ... 1 ... 2 ...
- Spüren Sie dabei bewusst in Ihren Körper hinein.
- Üben Sie, solange es Ihnen guttut.

Die Samavritti-Übungen sind keine klassischen Pranayamas, jedoch sehr gut als Einstieg ins yogische Atmen geeignet. Sie lassen sich auch gut in die Asana-Praxis einbinden, zum Beispiel vor einer Yoga-Stunde, um bewusst im Körper anzukommen, oder aber, um nach der Asana-Praxis Momente der Stille und Meditation vorzubereiten.

Die Vayus oder Felder der Lebensenergie

Im Atemholen sind zweierlei Gnaden:
Die Luft einziehen, sich ihrer entladen.
Jenes bedrängt, dieses erfrischt,
so wunderbar ist das Leben gemischt.
Du danke Gott, wenn er dich presst,
und dank ihm, wenn er dich wieder entlässt.[64]

– J. W. Goethe

Wie wir noch sehen werden, kommt dem Atemanhalt oder *Kumbhaka* im Pranayama eine besondere Bedeutung zu. Um ein Kumbhaka praktizieren zu können, müssen wir verschiedene Muskelverschlüsse, so genannte *Bandhas,* anwenden. Um zu verstehen, warum das so ist und welche energetischen Ideen dahinterstecken, ist es notwendig, etwas über die *Vayus* oder Felder der Lebensenergie zu wissen.

Vayu bedeutet wörtlich „Wind". Die Yoga-Philosophie – die in unserem Kontext eigentlich eine *energetische Anatomie* ist – kennt zehn solcher Winde oder Energieaspekte, von denen fünf besonders wichtig sind. Die Vayus werden manchmal auch einfach nur *Pranas* genannt, sie sind ja auch nichts anderes als Prana. Allerdings erfüllt

Prana verschiedene Aufgaben und äußert sich in unterschiedlichen Bereichen unseres Körpers. Vayus sind, wenn man so will, spezifische Formen von Prana. Für die Pranayama-Praxis im eigentlichen Sinne spielen nur drei von ihnen eine wichtige Rolle. Sie heißen *Prana-*, *Apana-* und *Samana-Vayu*. Die Bandhas oder Muskelverschlüsse, die während längerer Atemanhalte gesetzt werden müssen, stehen mit diesen drei Energiefeldern in einem engen Zusammenhang.

Prana-Vayu – die Kraft der Einatmung

Prana-Vayu ist der Energieaspekt, der mit der Aufnahme von Lebensenergie zu tun hat. Im tibetischen Yoga nennt man diesen Prana-Aspekt treffend den „lebenserhaltenden Wind". Der Bereich, in welchem dieses Vayu primär wirkt, ist der Thorax, vor allem der Herzbereich. Wenn wir zu wenig Prana aufnehmen, fehlt es uns an Vitalität. Im Herzbereich, so erzählen uns die alten Yogis, wächst der wunscherfüllende Baum – was wir im Herzen tragen, wird im Leben manifest.[65]

Wir nehmen das lebenserhaltende Prana aus verschiedenen Quellen und auf unterschiedlichen Wegen in uns auf. Es strömt von außen – von der Sonne, aus dem Kosmos und der Erde – direkt in unseren Organismus ein, und wir nehmen es mit der Nahrung auf. Vor allem aber füllen wir uns mit Prana an, indem wir es einatmen. Prana-Vayu ist das mit diesem Prozess in Verbindung stehende Energiefeld. Es wirkt im Bereich unserer Brust, wo Lungen und Herz ihre Arbeit verrichten. Prana-Vayu, so können wir verkürzt sagen, ist das Kraftfeld, das uns einatmen oder Lebensenergie aufnehmen lässt.

Prana-Vayu folgt einer Aufwärtsbewegung, auch wenn wir subjektiv bei der Einatmung das Gefühl haben, dass sich eine Abwärtsbewegung vollzieht. Die Atemluft fließt von oben durch Nase und Mund nach unten in die Lungen. Doch ist das ein passiver Prozess, der durch die aktive Aufwärtsbewegung im Atemvorgang ausgelöst wird: Mit der Einatmung dehnt und hebt sich sich unser Brustkorb. Mit ihm weiten sich auch die Lungen und erzeugen dabei einen Unterdruck im Inneren, so dass die Atemluft durch den höheren Außendruck in unseren Körper hineingedrückt wird. Bei der Einatmung ziehen wir also im Grunde keine Luft ein, sondern sie fließt von selber nach innen. Prana-Vayu bewirkt das aktive, energetische Aufwärtsstreben des Körpers, durch welche Lebensenergie eingeatmet werden kann.[66]

Dies ist nicht nur von theoretischem Belang, sondern hat eine konkrete Bedeutung für die Pranayama-Praxis. Das Atemanhalten will nicht nur das Einströmen der Atemluft temporär stoppen, sondern auch die natürliche Bewegungsrichtung von Prana-Vayu umkehren. Im Zusammenhang mit dem nächsten Energiefeld, dem Gegenprinzip zu Prana-Vayu, gilt das Umgekehrte. Wir kommen im nächsten Kapitel darauf zurück, weil dies die entscheidende Idee für das ganze Pranayama ist. Mehr noch: Die Definition des Bewusstseinszustandes von Yoga selbst findet sich theoretisch, logisch, energetisch und praktisch im Kumbhaka und in den Bandhas.

Die völlige Integration – oder „Beherrschung" – von Prana-Vayu, das mit dem Element Raum oder *Akasha* in Verbindung steht, soll zur Fähigkeit führen, mit dem eigenen Bewusstsein in andere Körper einzugehen[67] – eine besondere Form der außerkörperlichen Erfahrung oder Projektion des Bewusstseins, von der auch Patanjali im Yogasutra spricht.[68] Diese Fähigkeit, so Tenzin Wangyal Rinpoche, führte zu vielen Geschichten über Meister, die im Angesicht ihres Todes ihren Körper bewusst verließen und dann den Körper eines gerade Verstorbenen ausfindig machten, um ihr Bewusstsein dorthin zu transferieren. „Nachdem sie nun einen neuen Körper hatten, konnten die Meister ihre Arbeit fortsetzen, ohne ihre Erinnerungen verloren zu haben, die im alten, nun abgelegten Körper enstanden waren.“[69]

Apana-Vayu – die Kraft der Ausatmung

Apana-Vayu ist das Gegenprinzip zu Prana-Vayu. Es ist das Energiefeld, das für die Ausatmung und Ausscheidung zuständig ist. Es wirkt im Bereich des Unterbauches und den dort liegenden Organstrukturen, also vor allem in Dickdarm, Nieren, Blase, Geschlechts- und Ausscheidungsorganen. Wenn Apana nicht richtig arbeitet, sind die korrelierenden Ausscheidungsfunktionen gestört. Weil Yoga ein ganzheitlicher Prozess ist, gilt das auch für die emotionalen und mentalen Aspekte, das bedeutet, was wir aufnehmen (wahrnehmen) und nicht richtig „verdauen“, kann nicht „ausgeschieden“ (losgelassen oder vergeben) werden.

Apana-Vayu als Gegenprinzip zu Prana-Vayu wirkt energetisch im Sinne einer Abwärtsbewegung, die wir im Kontext der Atmung auch deutlich wahrnehmen können. Wo bei der Einatmung der Torso nach oben strebt, sinkt er bei der Ausatmung wieder nach unten. Im Bereich des Beckens, wo Apana wirkt, liegt auch die Quelle großer sinnlicher Freuden, unserer Sexualität nämlich, die nur der oberflächliche Ausdruck vom Prinzip der *Freude an sich* sind. Deshalb ist dieses Vayu für die tantrischen Wege von großer Bedeutung.[70]

Samana-Vayu – die Kraft der Assimilation

Samana-Vayu ist das dritte Energiefeld, das im Pranayama wichtig ist. Es ist die ausgleichende Kraft zwischen Prana- und Apana-Vayu. Samana liegt zwischen Unterleib und Brustbein, mithin im Bauchbereich. Samana-Vayu steht für die Assimilation und Verstoffwechselung – physisch, energetisch, mental. Samana-Vayu soll das mit Hilfe von Prana-Vayu von außen aufgenommene Prana für unseren Organismus verfügbar machen. Die Hitze, die in manchen Pranayama- und Shatkarma-Übungen entstehen kann, verdanken wir diesem Vayu, eine Hitze, die mit der Idee der Glückseligkeit verbunden wird.

Natürlich ist das zu Samana gehörende Element *Agni*, das Feuer. Wo wir zu wenig davon haben, erfahren wir eine schlechte Verdauung, Trägheit, Schläfrigkeit und Vergesslichkeit. Die vollständige Integration von Samana-Vayu schenkt uns ein Siddhi, nämlich Traum-Yoga zu entwickeln: Die Fähigkeit, wachbewusst oder luzide zu träumen und das Wachbewusstsein schließlich auch in den Zustand des traumlosen Tiefschlafs zu führen, um das Klare Licht zu erfahren, wie die Buddhisten sagen, welches die Essenz unseres Seins ist.[71]

Fassen wir zusammen: Prana-Vayu wirkt im Oberkörper. Es ist die Kraft, die nach oben strebt und unsere Einatmung ermöglicht, um frisches Prana aufzunehmen. Apana-Vayu wirkt im Unterleib. Es strömt nach unten und stellt unsere Ausatmung sicher, damit verbrauchte Lebensenergie ausgeschieden werden kann. Samana-Vayu ist die ausgleichende Kraft zwischen Prana- und Apana-Vayu und ermöglicht die Assimilation von Prana.

Die Vayus stehen in enger Beziehung zum Pranayama und der so wichtigen Phase der Stille zwischen Ein- und Ausatmung. „Wenn man systematisch Prana zurückhält, sagt die HYP und meint damit das Anhalten des Atems, dann „werden die Chakras und Nadis gereinigt". Und weiter: „So öffnet das Prana den Eingang zu Sushumna und kann dann ganz einfach hineinfließen."[72] Dieses Hineinfließen des Prana von den Seiten- in den Zentralkanal (von Ida und Pingala in Sushumna) markiert, energetisch betrachtet, den Zustand vollkommener Balance und tiefer Meditation. Wenn die Energie in Sushumna fließt, „erwacht" *Kundalini*, das im Wurzel-Chakra ruhende Prana-Potenzial, und kann nach oben fließen. Ein energetisches Phänomen, welches das spirituelle Erwachen begleitet.

Weitere Vayus

Es gibt noch zwei weitere Haupt- und fünf nachgeordnete Vayus. Im Kontext des Pranayama sind sie nicht unmittelbar von Bedeutung, kommt es hier doch in erster Linie auf Prana-, Apana- und Samana-Vayu an. Deren Dynamik zu sehen, ist die Voraussetzung dafür, Kumbhaka zu verstehen; und Kumbhaka gibt der Pranayama-Praxis erst ihren Sinn und ihr Ziel. Der Vollständigkeit halber seien die anderen Vayus jedoch kurz erwähnt.

Udana- und Vyana-Vayu

Udana-Vayu ist verbunden mit dem Element Erde. Es strebt aufwärts in Richtung Brust, Hals und Kopf *(ud* heißt „nach oben") und ist vor allem für die Funktion unserer Sinnesorgane zuständig. Udana zu beherrschen, so heißt es im 3. Kapitel des Yogasutra, ermöglicht uns, uns über die Sümpfe und Dornen des Lebens zu erheben.

Vyana-Vayu zirkuliert im gesamten Organismus. Es koordiniert die anderen Vayus und ist gleichzeitig unsere Prana-Reserve, die in Notfällen – zum Beispiel bei Gefahr oder tiefer Erschöpfung – aktiviert werden kann. Vyana korreliert mit dem Element Luft. Auch der Beherrschung von Vyana werden Siddhis oder magische Fähigkeiten zugesprochen wie zum Beispiel die Fähigkeit zur Bilokation, das bedeutet, an mehr als einem Ort gleichzeitig anwesend zu sein.[73]

Fünf Upapranas

Die fünf untergeordneten Vayus und ihre Aufgaben: *Naga* brauchen wir, um im Bedarfsfalle Rülpsen, Spucken und uns übergeben zu können. *Kurma* kontrolliert das Blinzeln der Augen. *Krikara* lässt uns niesen und *Devadatta* gähnen. *Dhananjaya* schließlich durchdringt, wie Vyana auch, den ganzen Organismus. Es verbleibt im Körper auch noch nach dem Tod und bewirkt die Verwesung. „All diese Upapranas", so heißt es in der *Yoga Chudamani Upanishad,* bewegen sich durch die Nadis in allen lebenden Wesen."[74]

„Prana und Apana", so heißt es in der *Shiva Samhita,* „sind die wichtigsten Akteure" für die Praxis. Den Aktivitätsbereich der Vayus dicht zusammenfassend, lesen wir weiter: „Der Sitz von Prana ist das Herz, von Apana der Anus, von Samana der Bereich um den Nabel und von Udana der Hals, während Vyana sich durch den ganzen Körper bewegt."[75]

Im folgenden Kapitel nun geht es um Kumbhaka, die Atempause im Pranayama. Diese Praxis gründet direkt im Verständnis der Vayus und versucht, gezielten Einfluss auf ihre Bewegung zu nehmen, um den Geist zur Ruhe zu bringen.

Kumbhaka, die Atempause

Denn siehe, der ewige und höchste lichthafte Raum, wo die unzähligen Sterne ruhen, ist die Luft, die wir ein- und ausatmen. Und im Moment zwischen Ein- und Ausatmung liegt das Geheimnis des unendlichen Gartens verborgen.[76]

– Das Friedensevangelium der Essener –

Die drei Phasen der Atmung

Jeder Atemzug hat drei Phasen: *Puraka*, die Einatmung, *Rechaka*, die Ausatmung, und *Kumbhaka*, die Phase zwischen diesen beiden. Pranayama will den ganzen Prozess bewusst machen und kontrollieren, indem wir unseren Fokus auf die unterschiedlichen Aspekte des Atmens legen:

- In welche Körperbereiche atme ich hinein bzw. welche Bereiche sind aktiv am Atemprozess beteiligt? (Ort)[77]
- Wie lange dauert ein Atemzug? (Zeit)
- Wie viele Atemzüge mache ich auf diese oder jene Weise? (Zahl)
- Atme ich gleichmäßig, fließend, langsam, tief und fein? Oder ist meine Atmung schnell, flach und ungleichmäßig? (Qualität)

Durch regelmäßige Übung werden unsere Atemzüge bewusster, langsamer, tiefer, rhythmischer und feiner. Patanjali bringt diesen Sachverhalt in knappen Worten im *Yogasutra* so auf den Punkt:

„Die drei Vorgänge Ausatmung, Einatmung und das Anhalten des Atems werden hinsichtlich der Dimensionen Ort, Zeit und Zahl reguliert mit dem Ziel, sie zu verlängern und zu verfeinern."[78] Es soll hier nicht unerwähnt bleiben, dass Patanjali die bekannten Begriffe *Puraka, Rechaka* und *Kumbhaka* aus dem Hatha-Yoga nicht benutzt, sondern andere, die möglicherweise auch auf etwas andere Prozesse beim Atmen hindeuten.[79]

Das Pranayama im eigentlichen Sinne ist jedoch nicht die Ein- oder Ausamtung, sondern Kumbhaka, die Phase zwischen diesen beiden. Die HYP verwendet die Begriffe Pranayama und Kumbhaka synonym. Auch das *Yogasutra* definiert den Begriff Pranayama eindeutig als Kumbhaka, wenn es dort heißt, dass Pranayama eine Praxis ist, „die den Fluss von Ein- und Ausatmung (in kontrollierter Weise) unterbricht".[80] Kumbhaka, so erklären auch Swami Kuvalayananda und S. L. Vinekar in ihrem Buch über Yoga-Therapie, umfasse alles, was der Begriff Pranayama ausdrücken will.[81] Wer Pranayama ganz ohne Kumbhaka macht, folgt zwar einer Atem-Praxis, doch er übt *per definitionem* kein Pranayama. Die Schriften und Kommentare sind hier eindeutig und lassen keinen Interpretationsspielraum zu.

Kurz: *Pranayama ist Kumbhaka und Kumbhaka ist Pranayama!* In der Stille zwischen Ein- und Ausatmung, so überlieferten es uns auch die alten Essener, liegt das „große Geheimnis" verborgen. Die Stille ist ein Wendepunkt, eine Phase, in der Potenzialität in die Form geht. Das eine ist gegangen, das andere noch nicht geboren. Aus der Leere ergießt sich die Schöpfung. *Tohuwabohu,* das hebräische Wort, das uns als „öde und leer" übersetzt worden ist – jene Öde und Leere, die am Anfang der Erschaffung von Himmel und Erde gelegen haben soll, wie der Schöpfungsbericht der Bibel uns erzählt – bedeutet eigentlich Formlosigkeit. Nach jeder Ausatmung geht der Atem in die Formlosigkeit, in jenes Tohuwabohu, von dem wir nicht wissen, in welche Form es als Nächstes gehen wird: Können wir tatsächlich wissen, dass nach der nächsten Ausatmung noch einmal eine Einatmung kommen wird? Jeder Atemzug kann unser letzter sein. Deshalb ist es so sinnvoll, jeden Atemzug bewusst zu tun.

Die drei Atempausen oder Kumbhakas

In technischer Hinsicht unterscheidet man im Pranayama drei Arten von Atempausen oder Kumbhakas:

Die Sahita-Kumbhakas

Die Atempause nach der Einatmung, in welcher wir den Atem eine Zeit lang in unserem Inneren festhalten – „innerliche Atempause" oder *Antar-Kumbhaka* – können wir auch Atemfülle nennen. Die Atempause nach der Ausatmung – „äußerliche Atempause" oder *Bahir-Kumbhaka* – können wir entsprechend die Atemleere nennen. Diese Leere ist niemals total, weil das physiologisch unmöglich ist. Immer verbleibt ein Rest- oder Residualvolumen in unseren Lungen.

Antar- und *Bahir-Kumbhaka* sind *willentlich* herbeigeführte Atempausen im Pranayama, man nennt sie zusammenfassend auch die *Sahita-Kumbhakas*. Die *Gheranda Samhita* differenziert sie weiter in *Sagarbha* und *Nigarbha*.[82] Ein *Sagarbha-Kumbhaka* wird von einem *Bija-Mantra* begleitet, einem Klang, den man mental chantet oder spricht und damit die exakte Länge des Atemanhaltes steuert. Das bekannteste Bija-Mantra ist OM. Wird ein Atemanhalt dagegen als *Nigarbha* ausgeführt, dann kommt ein solches Mantra nicht zur Anwendung.

Neben den beiden *Sahita-Kumbhakas* gibt es noch einen dritten Kumbhaka-Typ, den man *Kevala* nennt, ein Atemanhalt, der spontan, ganz ohne unser willentliches Zutun eintreten kann, die höchste Form von Kumbhaka.[83] Bevor wir darauf gleich näher eingehen, noch ein Wort zu *Bahir-Kumbhaka*, dem Atemanhalt nach der Ausatmung:

Bahir-Kumbhaka scheint eine neuere Entwicklung im Pranayama zu sein, denn keine klassische Yoga-Schrift erwähnt ein Pranayama mit willentlichem Atemanhalt nach der Ausatmung.[84] Wenn man berücksichtigt, dass die Atempause dem Zweck dienen soll, die Bewegungsrichtung von *Prana*- und *Apana-Vayu* umzukehren, damit diese sich im Bereich von *Samana-Vayu* treffen und dort zur Ruhe kommen (siehe weiter unten), so macht ein *Bahir-Kumbhaka energetisch* betrachtet auch nicht wirklich Sinn.[85] In der Atem*fülle* reichern wir uns mit Prana an, nicht in der Atemleere. Und nur in der Atem*fülle* können wir Einfluss auf die Bewegung der Vayus nehmen. Wie sollten wir im *Bahir-Kumbhaka Prana-Vayu* nach unten bewegen, wo es doch bereits ausgeatmet wurde? Und wie wollten wir in diesem Zustand *Apana* nach oben bewegen? Die Atemleere ist Leere, da gibt es nichts zu bewegen.[86]

Auch der Begriff Kumbhaka selbst gibt uns einen Hinweis darauf, dass hier vor allem der Atemanhalt in der Atemfülle gemeint sein muss. Kumbhaka kommt von *Kumbha*, Krug. Ein Krug ist dazu gemacht, gefüllt zu werden, erst dann kann er seinen Zweck erfüllen. In diesem Sinne ist sogar unser ganzer Körper ein Krug, wie das auch Jesus sagte – ein Krug, der mit Lebenskraft gefüllt sein soll. Wenn er sich leert und die Lebenskraft versiegt, bedeutet das den Tod.

Kevala-Kumbhaka

Das dritte Atemanhalten, *Kevala-Kumbhaka,* ist von besonderer Natur, wie die HYP erklärt: „Wird der Atem ohne jede Bemühung angehalten, ohne einzuatmen und ohne auszuatmen, dann nennt man das Kevala."[87] *Kevala* heißt *pur* oder *einfach* und bezeichnet das unwillkürliche, spontane Aussetzen der Atmung während der Praxis, ein Phänomen, das nicht allein beim Pranayama, sondern ebenso in Meditation oder bei tiefen Entspannungs-Übungen wie *Yoga Nidra* auftreten kann. Ein *Kevala-Kumbhaka* ist völlig ungefährlich. Es ist ein wunderbarer Moment, wenn der Atem zu einer spontanen Stille kommt. Als physische Wesen auf der Erde müssen wir ja immerzu atmen. Doch manchmal gibt es diese besonderen Momente beglückender Stille, in welchen sogar das Atmen aufhört. Beim Pranayama können wir dies immer wieder einmal erleben. Alles kommt zur Ruhe ... das Atmen ... und auch der Geist, denn Atem und Geist leben in inniger Verbindung, wie die HYP erklärt:

> „Wenn Prana sich bewegt, dann bewegt sich auch Chitta, unser Geist. Ist Prana ohne Bewegung, so ist auch Chitta ohne Bewegung. Durch die Stabilität von Prana erlangt der Yogi Stabilität und hält Vayu, also Luft und Prana, zurück."[88]

Solange wir uns bewegen und atmen, bewegt sich auch unser Geist. Bewegung und Denken bilden einen auch wissenschaftlich belegten Zusammenhang. Sehen wir uns nun noch die Definition von Yoga an, wie wir sie im *Yogasutra* finden, dann schließt sich ein Kreis:

> „Yoga ist das Zur-Ruhe-Kommen der dauernd sich verändernden mentalen Muster. Dann ruht der Seher in sich selbst: Dies ist Selbst-Verwirklichung."[89]

Um den stillen Geist geht es. Der Atem als Brücke zwischen Körper und Geist soll uns dabei helfen, diesen Zustand zu erreichen. In dieser Stille, so heißt es, können wir die wahre Natur unseres Wesens schauen, das, was wir jenseits der fragilen und vergänglichen Bausteine, über die wir uns gemeinhin definieren, in Wirklichkeit sind: Reines Gewahrsein, losgelöst von Raum und Zeit, unsterblich und nicht zu begreifen – aber erfahrbar. Patanjali nennt dieses innere Licht reinen Bewusstseins *Drashtu* – den Seher, Zeugen oder inneren Beobachter.

Kumbhaka als Kulminationspunkt des Yoga

In der Atempause kulminiert nicht nur der Prozess des Pranayama, sondern wir finden darin die lebendig gewordene Verbindung von Philosophie und Praxis. Körper, Atem, Lebensenergie, Meditation und Selbstverwirklichung. Alle Kern-Aspekte des Yoga-Weges münden darin ein. Yoga ist ein Bewusstseinszustand. Das Pranayama-Kapitel der HYP endet mit diesem wichtigen Vers:

> „Indem man die Bewegung des Prana durch das Atemanhalten stoppt, wird der Geist frei von allen Aktivitäten. Indem man so übt, erlangt man den Zustand des Raja-Yoga."[90]

Raja-Yoga heißt wörtlich soviel wie „königlicher Yoga". Es ist jener Bewusstseinszustand, den Patanjali am Anfang seines Yogasutras definiert. Patanjalis Text präsentiert philosophisch und praktisch den Weg zu diesem Zustand, den wir auch Selbstverwirklichung nennen, das Schauen Purushas oder Atmans. Svatmarama, der Autor der HYP, definiert dieses Ziel gleich zu Beginn seines Textes und versteht Hatha-Yoga als Leiter zum Zustand von Raja-Yoga. Raja-Yoga ist für ihn nur ein anderes Wort für *Samadhi*.[91]

Pranayama ist, das wird an diesem Punkt deutlich, eine spirituelle Praxis; und Kumbhaka ist der Kulminationspunkt dieser Praxis. Kumbhaka ist Yoga. Die Stille des Atems ist eine heilige Stille. Ein Sterben noch bevor wir gestorben sind. Ein Jenseits im Diesseits. Nicht um den physischen Akt des Atmens geht es beim Pranayama, sondern um das uns innewohnende Leben. „Erkenne Purusha", fordert die *Prashna-Upanishad* uns auf, „denn er allein muss erkannt werden, er, in welchem alle Teile fest ruhen, so wie die Speichen in der Nabe eines Rades. So wird der Tod dich nicht berühren."[92] Hier noch ein Vers aus der HYP, der die Atem-Praxis mit der Idee der Unsterblichkeit in Verbindung bringt:

> „Wenn du von der Ein- und Ausatmung befreit bist, dann kannst du den Atem ganz einfach anhalten (...) Nichts auf den drei Ebenen der Existenz ist unerreichbar für einen, der Kevala-Kumbhaka beherrscht und den Atem anhalten kann, wie er will."[93]

Sätze wie dieser offenbaren, dass Pranayama im Grunde eine hochfliegende esoterische Praxis ist. Wenn ich hier bewusst *esoterisch* sage, dann meine ich das im besten Wortsinne, der meint: *verborgen*. Das äußerlich sichtbare Atmen ist nur die mehr oder weniger bedeutungslose Oberfläche der Praxis. Um die Energie und die Prozesse, die dem äußeren Auge nicht zugänglich sind, geht es im Eigentlichen. Im Kern zielt Pranayama sogar auf die Überwindung des Atmens, bindet doch der Atem die Seele an das irdische Sein. „Wie ein Falke, so sagt die *Yoga Chudamani Upanishad,* „der an eine Schnur gefesselt ist, nach oben fliegt und zurückgezogen wird, genauso wird Jiva, die Seele, von den Gunas gebunden und wird angezogen von Prana und Apana."[94]

Mit dem Körper den Körper transzendieren, mit dem Atem über den Atem hinaus und mit dem Geist die Loslösung vom Geist zu bewirken, mithin die Selbst-Befreiung von allen individuellen Merkmalen

(Gunas), um einzugehen in den großen Ozean des Seins – nichts weniger als das ist das fundamentale Programm des Yoga. Wer es gerne kleiner mag, ist natürlich eingeladen, Pranayama primär für das allgemeine Wohlbefinden zu üben, doch das eigentliche Ziel der Yoga-Philosophie ist radikal. Und seien wir ehrlich: Würden wir die Jahrtausende alten Texte einer fremden Kultur und Zivilisation heute noch studieren, wenn es darin nur um physische Atem-Praxis und körperliche Gesundheit ginge? Wären Buddha, Laotse, Patanjali oder Jesus so wirkungsmächtig geworden, wenn sie uns bloß körperliche Übungen und Gesundheitsratschläge gegeben hätten? Wohl kaum. Was alle diese Weisen und Erleuchteten verbindet, ist das große Ziel, auf welches sie mit jedem Wort hindeuten – auf den absoluten und erlösenden inneren Frieden, nach dem unsere Seele sich seit Äonen sehnt.

„Mögen Prana und der Geist nicht rastlos sein", schreibt Tirumular in seinem umfassenden Werk, dem *Tirumantiram,* über die Atempause des Pranayama und erklärt: „Kommen sie zur Stille, sind Geburt und Tod nicht mehr. Möge der Weg, den Prana geht, sich ändern und die Stille regieren."[95] Im Kommentar von Venkataram dazu heißt es, dass Pranayama den Atem schließlich völlig zum Stillstand bringen will, und zwar „durch die Transzendenz des Körpers".[96]

Die Stille während der Phase des Atemanhalts im Pranayama steht in direkter Verbindung mit den Vayus oder Energiefeldern, über die wir gesprochen haben. Die natürliche Bewegungsrichtung von Prana-Vayu geht nach oben, die von Apana nach unten. Auf genau diese Bewegung will man im Pranayama Einfluss nehmen, konkret gesagt, ihre Richtung umkehren. Um das zu bewirken, setzt der Übende in der Atempause Muskelverschlüsse, so genannte *Bandhas,* so dass Prana-Vayu sich nach unten bewegt, Apana-Vayu nach oben. (Diese Bandhas sehen wir uns im nächsten Kapitel an.) Natürlich geht es dabei vor allem um die Pause nach der Einatmung, um die Phase der Atemfülle oder *Antar-Kumbhaka*, wenn wir uns also aufgeladen haben mit frischem Prana. In der Mitte dann, in der Region von *Samana-Vayu* finden die einander zufließenden Energien zu einer strukturellen Stille, zum Zustand des Yoga.

Langsamer Aufbau der Atempause

Es ist sehr wichtig, die Atemanhalte nur ganz langsam und vorsichtig auszuweiten. Dies geschieht durch regelmäßige Praxis und darf auf keinen Fall im Sinne einer Leistungsorientierung geschehen. Wer hier übertreibt, kann sich Schaden zufügen, wie auch die HYP eindringlich bemerkt.[97] Wie bei allen Dingen im Leben, müssen wir auch beim Üben von Pranayama darauf achten, nicht unsere persönlichen Grenzen zu überschreiten, auch dann nicht, wenn die alten Yoga-Schriften uns sehr ambitionierte Idealvorgaben machen. So empfiehlt uns die HYP vier Pranayama-Sitzungen am Tag mit jeweils bis zu 80 Atempausen(!)[98]; und die *Gheranda Samhita* lässt uns wissen, was die optimale Länge eines Atemzuges (Einatmung, Atemanhalt, Ausatmung) ist, nämlich etwa 140 Sekunden![99] Würden wir einer solch ambitionierten Praxis folgen, bräuchten wir über drei Stunden für eine einzige Pranayama-Sitzung und sollten, geht es nach der HYP, viermal am Tag üben, das macht dann insgesamt zwölf Stunden Pranayama innerhalb von vierundzwanzig Stunden. Dass dies kein gangbarer Weg für uns Yoga-Übende hierzulande ist, bedarf kaum der Erwähnung. Die HYP warnt zu Recht:

> „So wie Löwen, Elefanten und Tiger nur langsam und allmählich unter Kontrolle gebracht werden, so kann auch der Atem nur nach und nach durch Übung unter Kontrolle gebracht werden, sonst kann es den Übenden töten.“[100]

Matras

Um die Länge von Einatmung, Atemanhalt und Ausatmung zu steuern, nutzten die Yogis alter Zeit das Konzept des *Matra,* was Länge, Dosis oder Maßeinheit bedeutet. Diese Matras wiederum werden auf Einatmung, Atemanhalt und Ausatmung angewendet, so dass ein optimales Verhältnis zwischen diesen Aspekten des Atemprozesses entwickelt werden kann. Dieses optimale Verhältnis – die *Ratio* – beträgt traditionell 1:4:2, das heißt, der Atemanhalt soll viermal so lange dauern wie das Einatmen, die Ausatmung zweimal. In Matras ausgedrückt, nennt die *Gheranda Samhita* folgende Werte für das Pranayama (während die HYP diesbezüglich keine Angaben macht):[101]

Einatmung	**Atemanhalt**	**Ausatmung**	**Stufe**
12	48	24	„einfachste" *(kanyas)*
16	64	32	„mittlere" *(madhya)*
20	80	40	„beste" *(uttama)*

Klassisches Verhältnis von Einatmung (Puraka), Atemanhalt (Kumbhaka) und Ausatmung (Rechaka) mit verschiedenen Zählzeiten (Matras), wie sie in der Gheranda Samhita beschrieben sind – Zeiten, die für den modernen Menschen des Westens in der Regel zu fordernd sind.

Die Dauer eines Matra wird beschrieben unter Zuhilfenahme der Dauer eines Fingerschnippens. Ein Matra entspricht demnach der Zeit, die es braucht, um dreimal mit den Fingern zu schnippen. Eine andere Beschreibung sagt, ein Matra entspreche dem dreimaligen Klatschen der Hände. Dies habe weder zu schnell noch zu langsam zu geschehen.

Dies sind keine wirklich genauen Angaben. In heutiger Zeit bietet sich das Konzept der Sekunde an. Ein Matra enstpricht dann einer Sekunde. Wenn wir uns die Zahlen in der Tabelle ansehen, zeigt sich, dass eine Pranayama-Praxis der so genannten „einfachsten" Stufe bereits sehr hohe Anforderungen stellt. Diese Werte dürfen, wenn überhaupt, nur sehr langsam angestrebt werden. 12 Sekunden Einatmung, plus 48 Sekunden Atemanhalt, plus 24 Sekunden Ausatmung, das macht 84 Sekunden oder fast anderthalb Minuten für nur einen einzigen Atemzug.

Für unsere eigene Pranayama-Praxis ist es nicht notwendig, so lange Zeiten anzustreben, zudem leben wir in einer anderen Zeit und Kultur, ernähren uns anders und bringen eine ganz andere Konstitution mit als die alten Yogis. Doch es ist spannend zu wissen, was die alten Texte des Yoga sagen. Unabhängig davon ist ein Verhältnis von 1:4:2 bei sinnvoll gewählten Matras mit achtsamer Übung gut machbar. Wir müssen nicht 12 Sekunden lang einatmen, vielmehr genügen 3 bis 6 Sekunden vollkommen. Wir beginnen unsere Kumbhaka-Praxis auch nicht mit einer Ratio von 1:4:2, sondern mit 1:1:2. Wir atmen beispielsweise über 4 Sekunden ein, halten den Atem 4 Sekunden lang an und atmen über 8 Sekunden wieder aus. Das ist nicht sehr schwierig zu erreichen und zudem ungefährlich. Sie können die Dauer der Matras Ihren Bedürfnissen anpassen und die Geschwindigkeit des Zählens erhöhen, um die Atemzüge kürzer zu halten. Mit Übung können Sie dann, wenn Sie wollen, die Zeiten allmählich ausdehnen.

Einatmung	Atemanhalt	Ausatmung	Verhältnis
4	4	8	1:1:2
4	8	8	1:2:2
4	12	8	1:3:2
4	16	8	1:4:2

Vorschlag für den Aufbau einer moderaten Pranayama-Praxis mit Kumbhakas. Wir beginnen mit einem Verhältnis von 1:1:2 für Einatmung, Atemanhalt und Ausatmung. Wenn wir spüren, dass es uns gut tut, können wir mit der Zeit die Ratio vergrößern und/ oder die Zähleinheiten (Matras) erhöhen.

Doch bereits eine 1:1:2-Ratio sollte mit Vorsicht und Bewusstheit geübt werden, dabei immer eigene Möglichkeiten und Grenzen im Auge behaltend. Die Selbstbeobachtung gibt hier den Takt und das Tempo vor, niemals jedoch „objektive“ Zeiten und Daten. Im Pranayama ist es wichtig, dass wir uns jederzeit wohl fühlen und keine unangenehmen Effekte eintreten, wie Schwindel, Druck oder anderes.

Pranayama ist ein mächtiges Werkzeug. Die wilden Löwen, Elefanten und Tiger aus der HYP geben uns ein lebendiges Bild davon – und Kumbhaka ist der Kern des Pranayamas. Es will uns in Samadhi versetzen, einen Zustand der Stille des Geistes, den man auch *Manonmani* nennt. „Um diesen Zustand zu erreichen, üben Kenner verschiedene Kumbhakas. Diese verschiedenen Kumbhakas führen zu Siddhis, außergewöhnlichen Kräften.“[102]

Die HYP benennt acht solcher Kumbhakas *(Ashta-Kumbhaka): Suryabhedana*, *Ujjayi*, *Sitkari*, *Shitali*, *Bhastrika*, *Bhramari*, *Murccha* und *Plavini*. Natürlich ist auch *Nadi-Shodana* ein Pranayama, es ist sogar das bekannteste aller Pranayamas. Die HYP stellt es aber in den speziellen Kontext der Reinigung der Nadis, eine Idee, die bereits am Anfang des 2. Kapitels thematisiert wird.

Die wichtigste Hatha-Yoga-Schrift präsentiert uns damit also insgesamt neun Pranayamas – *Nadi-Shodana* und die acht Kumbhakas. Diese werden im Mittelpunkt der Praxis-Kapitel stehen. Zuvor gilt es jedoch, noch zwei wichtige Themen von unmittelbarer Praxis-Relevanz zu behandeln. Zum einen die Bandhas oder Muskelverschlüsse, zum anderen die Nadis oder subtilen Ströme von Prana.

Die Bandhas

„Wendet er dieses Bandha an, so verbindet der Beste unter den Yogis Prana und Apana und erreicht damit alles, was er begehrt, in den drei Welten.“[103]

– Shiva Samhita

Das Eingangszitat zu diesem Kapitel aus der *Shiva Samhita,* einer Yoga-Schrift aus dem 17. Jahrhundert, macht deutlich, dass die *Bandhas* oder energetischen Verschlüsse im Kontext der Pranayama-Praxis von besonderer Bedeutung sind. Wir haben ja ausführlich darüber gesprochen, welche Rolle der Atemanhalt oder Kumbhaka im Pranayama spielt. *Die Bandhas nun sind die praktische Methode oder Technik, ein Kumbhaka richtig auszuführen, um damit die natürlichen Bewegungsrichtungen von Prana-Vayu und Apana-Vayu umzukehren* und sie in der Mitte in einen Zustand energetischer Stille zu überführen, damit wir eine Dynamik überwinden, wie sie die *Yoga Chudamani Upanishad* in diesem Bild vermittelt:

> „Wie ein Ball nach oben und unten hüpft, wenn die Hand ihn wirft, genauso wird die individuelle Seele nach oben und unten geworfen durch die Bewegung von Prana und Apana und bleibt nicht still.“[104]

Dies Geworfensein der Seele, die dauernde Unruhe, die *Avidya,* dem Nichtwissen um unser unsterbliches Selbst, geschuldet ist und sich darin ausdrückt, dass wir uns als einsame Streiter im Kosmos erleben, unverbunden mit der Ganzheit des Seins, ein Ego-Zustand, den man *Asmita* nennt; unser daraus resultierendes Zerrissensein zwischen *Raga* und *Dvesha,* dem Anhaften und Ablehnen, jener zwei Impulse, die alles Leben und Erleben der Wesen, ob menschlich oder nicht, strukturieren und bei aller Freude, die es gibt, am Ende doch immer wieder in Frustration und Schmerz münden, vor allem im *summum malum* des physischen Todes, der, obgleich unabwendbar, doch am meisten gefürchtet wird, weshalb wir so am Leben hängen – *Abhinivesha.* Dies sind, verkürzt gesagt, die Parameter der Misere des Menschseins, wie die Yoga-Philosophie sie versteht, eine Situation, aus der Yoga uns befreien will.[105] Pranayama, verstanden vor dem Hintergrund des energetischen Bildes des Menschen, will ein praktisches Werkzeug für den Ausbruch aus unserer „spirituellen Unmündigkeit" sein. Den Bandhas kommt dabei eine entscheidende Rolle zu.

Im Pranayama arbeitet man mit drei Bandhas. Sie heißen *Mula-, Jalandhara-* und *Uddiyana-Bandha.* Für Mula-Bandha gibt es zudem eine technische Alternative, die man *Jihva-Bandha* nennt. In nur drei Versen erklärt uns die HYP den grundsätzlichen Prozess, wie die Bandhas im Pranayama eingesetzt werden sollen:

„Am Ende der kontrollierten Einatmung, soll Jalandhara-Bandha, der Halsverschluss, angewendet werden. Am Ende des kontrollierten Atemanhalts soll, beginnend mit der Ausatmung, Uddiyana-Bandha gesetzt werden." Die HYP fährt fort und sagt, dass die „Kontraktion von unten" (Mula-Bandha) im Zusammenwirken mit den anderen Bandhas dazu führt, dass „Vayu zum Reisenden in Brahma-Nadi" wird, was meint, dass Prana ins Zentrum von Sushumna gelenkt wird.[106] „Apana soll von unten nach oben und Prana vom Hals nach unten gebracht werden. So wird der Yoga-Übende befreit vom Altern und wird wie ein Kind von sechzehn Jahren."[107]

Sehen wir uns im Folgenden die drei Bandhas näher an.

Mula-Bandha

Die HYP beschreibt Mula-Bandha als eine Kontraktion „von unten“.[108] Das Sanskritwort hierfür ist *adhastat.* Das erinnert uns an *adhara,* die Stütze oder Basis, die wir im Wort *Muladhara* wiederfinden, dem Sanskritwort für das Wurzel-Chakra. Der zentrale energetische Sinn von Mula-Bandha ist es, die Abwärtsbewegung von Apana-Vayu umzukehren.[109] Zudem will Mula-Bandha die „schlafende Schlange erhitzen“, sie dadurch „aufwecken“, wie uns die HYP erklärt.[110] Darin schwingt die Idee mit, dass die bei richtiger Praxis entstehende Wärme im Beckenboden die energetischen Blockaden „ausbrennt“, die unser spirituelles Potenzial – *Kundalini* oder *Shakti,* manchmal auch *Kundalini-Shakti* genannt – an seiner Entfaltung hindern. „Dann dringt Kundalini in Sushumna ein, als würde sie durch ein Loch kriechen.“[111]

Im Wort Kundalini steckt die Silbe *kunda,* das heißt so viel wie Topf oder auch Loch, ein Erdloch zum Beispiel, in welchem man Feuer macht, bezeichnet also eine Höhlung oder ein Gefäß, um darin etwas zu erhitzen. Mula-Bandha „bläst“, wenn man so will, das Prana in diese Höhlung oder Kunda, um das Feuer anzufachen, gerade so als würden wir in heiße Kohle blasen, um eine Feuerstelle anzufachen. Meiner persönlichen Erfahrung nach ist diese sehr angenehm wahrnehmbare Wärme im Beckenboden besonders gut fühlbar gegen Ende der Ausatmungsphase nach einem längeren Kumbhaka.[112]

Mula-Bandha-Technik

Mula-Bandha können wir auf zweifache Weise erreichen, nämlich *aktiv* oder *passiv*, wie ich die beiden Ansätze bezeichnen möchte. In der Praxis werden sie meist gleichzeitig angewendet. Zudem gibt es eine Alternative zu Mula-Bandha, nämlich *Jihva-Bandha,* den „Zungenverschluss", der ebenfalls den Apana-Fluss umkehrt.

Aktives Mula-Bandha

Am einfachsten erreicht man das aktive Mula-Bandha, indem man während der Pranayma-Praxis gezielt den Anal-Sphinkter nach oben zieht, ganz ähnlich, als würde man den Ausscheidungsdrang unterdrücken wollen, anatomisch ausgedrückt: Man aktiviert den *levator ani,* den Heber des Afters.[113] Eine ganze Reihe von Autoren zum Thema schließt sich dieser Auffassung an.[114]

Eine komplexere Darstellung geben uns die Autoren der indischen *Bihar School of Yoga* und beschreiben Mula-Bandha *bei Männern* als die Kontraktion des Perineums (das ist der Punkt zwischen Anus und Sexualorganen) beziehungsweise *bei Frauen* als die Aktivierung des Punktes hinter dem Cervix (Gebärmutterhals), wo Uterus und Vagina aufeinandertreffen.[115] Die Yoga-Philosophie differenziert durchaus Perineum, Anus und Sexualorgane in energetischer Hinsicht. Es sind dies nämlich drei von insgesamt sechzehn *Adharas* oder „Stützen". (Wir werden ihnen bei *Jalandhara-Bandha*, dem Halsverschluss, nochmals begegnen). Doch in der Praxis ist es nicht so einfach, die unterschiedlichen Bereiche des Beckenbodens so gezielt anzusprechen – zum Beispiel ausschließlich das Perineum zu aktivieren – wenngleich das mit einiger Übung doch gelingen kann.

In praktischer Hinsicht jedenfalls scheint die Beschreibung der HYP als „Kontraktion von unten" doch einfacher. Auch die *Shiva Samhita* ist uns eine Hilfe, wenn es um die Frage geht, welcher Bereich des Beckenbodens bei Mula-Bandha aktiviert werden soll. Sie verweist ebenfalls darauf, dass wir Druck auf den Anus ausüben sollten. „Wenn der Yogi durch das Üben dieses Mudras Apana- mit Prana-Vayu vereinen kann, dann nennt man dies das *Yoni-Mudra*."[116] *Yoni* bedeutet, als weibliches Wort, Vagina. In seiner männlichen Form steht der Begriff für die Quelle oder den Ursprung. Er bezeichnet zudem Ideen wie Familie, Wohnstatt, Geburtsort und auch das Wasser – jenes Element, das dem zweiten Chakra, mithin den Sexualorganen, zugeordnet ist. Dieser Bereich hat mit dem Aspekt der *Erzeugung* zu tun (deshalb liegen auch die Ideen Familie oder Geburtsort und so weiter durchaus nahe.) Alles das scheint nicht auf den Anus oder das Perineum allein, sondern eben auch auf die urogenitalen Schließmuskel hinzuweisen. Anus, Yoni und Perineum – das deutet also auf die *Aktivierung des ganzen Beckenbodens* hin.[117] Es ist auch eine einfache Antwort auf die Frage, was die „Kontraktion von unten" bedeuten soll, wie ich meine.

Wenn Sie also Mula-Bandha üben, dann kontrahieren Sie einfach die Muskulatur des gesamten Beckenbodens und sollten sich dabei keine Sorgen machen, ob auch tatsächlich der „richtige" Bereich aktiviert ist.

Wie wird das aktive Mula-Bandha im Pranayama eingesetzt?

Im Idealfalle gilt, dass Mula-Bandha während des gesamten Pranayama-Prozesses gehalten wird.[118] Das heißt: Am Beginn der Pranayama-Praxis kontrahiert man den Beckenboden und hält die Spannung dort während des ganzen Übens aufrecht, um das Abfließen von Apana-Vayu nach unten zu verhindern. Wenn wir zum Beispiel zehn Runden Nadi-Shodana üben, halten wir auch Mula-Bandha über zehn Runden aktiv.

Für die meisten von uns ist diese Art zu praktizieren wohl zu fordernd, und es gibt einfachere Möglichkeiten, den Wurzelverschluss wirksam in die Praxis zu integrieren. Eine abgeschwächte Variante zum Beispiel besteht darin, Mula-Bandha am Beginn der Einatmung zu setzen, über den Atemanhalt hinweg zu halten und mit der Ausatmung wieder loszulassen. Eine noch weiter reduzierte Form ist, Mula-Bandha nur in der Phase des Atemanhalts zu aktivieren. Wem auch das noch zu fordend ist, der kann während des Atemanhalts die Beckenbodenmuskulatur mehrfach rhythmisch anspannen und wieder loslassen oder sogar ganz auf das Setzen von Mula-Bandha verzichten, was vor allem dann gilt, wie der Autor Gyan Shankar Sahay uns wissen lässt, wenn Pranayama nicht als spirituelle Praxis, sondern allein für das gesundheitliche Wohlbefinden geübt wird.[119]

Für die Darstellungen der Pranayama-Übungen in diesem Buch halte ich mich daran, Mula-Bandha (und auch die weiteren Bandhas) während der Kumbhakas zu aktivieren. Das ist ein gut machbarer Weg, sie in die Praxis zu integrieren. Ich möchte Sie aber einladen, alle genannten Varianten selbst auszuprobieren. Hier nochmals in Kurzform zur Übersicht:

Variationen des aktiven Mula-Bandha

1. Idealform: Aktivierung während des gesamten Pranayamas
2. Variation A: Aktivierung mit Beginn der Einatmung, während des Atemanhalts beibehalten, loslassen mit der Ausatmung
3. Variation B: Halten nur im Atemanhalt
4. Variation C: rhythmische Kontraktion des Beckenbodens im Atemanhalt, loslassen mit der Ausatmung

Die passive Form von Mula-Bandha

Passives Mula-Bandha mit Siddhasana

Die passive Variante von Mula-Bandha wird geübt, indem man während des Sitzens in der Pranayama-Praxis Druck auf das Perineum ausübt. Dies geschieht normalerweise durch die Sitzhaltung, die man einnimmt. Siddhasana ist dazu am besten geeignet. Zu dieser Sitzhaltung gehört es, dass die Ferse eines Fußes Druck auf das Perineum ausübt.

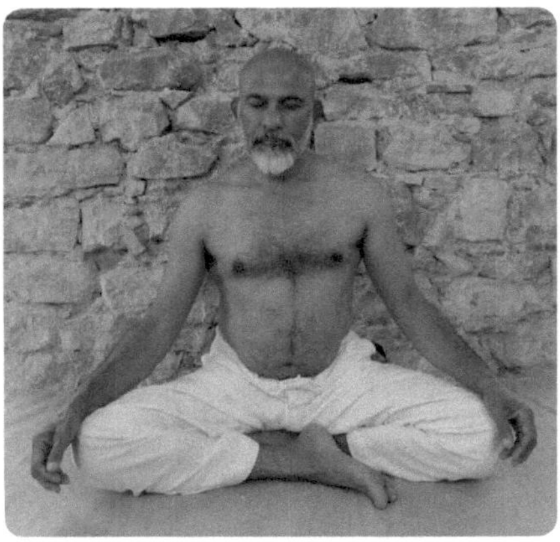

Abb. 35 – Einfache Variante von Siddhasana: Die Ferse des einen Fußes (hier links) liegt am Perineum und übt dort einen sanften Druck aus. Der andere Fuß wird davor abgelegt.

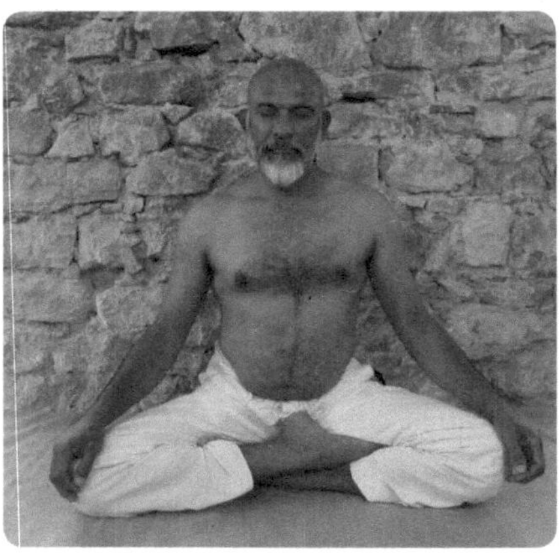

Abb. 36 – Klassisches Siddhasana: Der linke Fuß ist zwischen Wade und Oberschenkel des rechten Beines fixiert, die Ferse übt Druck auf das Perineum aus. Der andere Fuß ruht darüber, fixiert zwischen Wade und Oberschenkel des linken Beins.

Siddhasana gilt den Yogis als ein sehr besonderes Asana. Die HYP widmet dieser „vollkommenen Haltung“ sage und schreibe neun Verse.[120] Kombiniert man Siddhasana in Meditation mit Jalandhara-Bandha und dem Blick auf das Augenbrauen-Zentrum, so sei dieses Asana „das Tor zur Befreiung“.[121] „Wenn die Beherrschung von Siddhasana erreicht ist“, so fragt die HYP rhetorisch, „welchen Sinn sollten da noch viele Asanas haben?“[122]

Passives Mula-Bandha mit Hilfsmittel

Nicht jeder kann Siddhasana auf klassische Weise praktizieren, selbst nicht in seiner einfacheren Variante. Man kann jedoch das passive Mula-Bandha mit einem kleinen Trick sehr einfach erreichen, sogar dann, wenn man auf dem Stuhl sitzend praktizieren möchte, indem man nämlich ein Hilfsmittel nutzt, zum Beispiel einen weichen Ball (ungefähr in der Größe eines Tennisballes) oder ein Paar zusammengerollte Socken, die man unter das Perineum legt. Durch das Sitzen wird dann der genannte „Druck von unten“ erreicht.

Es darf freilich kein intensiver Druck auf das Perineum sein, schon gar nicht über längere Zeit, das wäre der Gesundheit abträglich. Man kann es im Yoga nicht oft genug sagen: Wir müssen uns immer selbst beobachten und sanft mit uns umgehen. Yoga ist kein Weg der Extreme, sondern seiner tiefsten Natur nach sanft. Das gilt nicht nur für das Pranayama, sondern natürlich auch für die Asanas: „Sie sollen sehr sanft geübt werden“, sagt Swami Satchidananda (1914–2002), „mit Anmut und Leichtigkeit.“[123]

Jihva-Bandha als Alternative und Ergänzung

Das intensive Üben von Mula-Bandha, zumal wenn es nicht korrekt ausgeführt wird, kann, so heißt es im *Jyotsna* (Mondlicht), dem Kommentar zur HYP von Swami Brahmananda, unangenehme Wirkungen haben, zum Beispiel Verdauungsstörungen.[124] Als Alternative zu Mula-Bandha empfiehlt Brahmananda deshalb Jihva-Bandha (auch *Rajadanta,* „Königszahn" genannt).[125] *Jihva* bedeutet Zunge, so dass wir Jihva-Bandha als „Zungenverschluss" übersetzen können. Jihva-Bandha hat dieselbe energetische Wirkung wie Mula- und Uddiyana-Bandha zusammen, allerdings sanfter.[126]

Swami Kuvalayananda (1883–1966), der Gründer des Kaivalyadhama Institutes in Indien, sieht in Jihva-Bandha zudem ein Substitut für Jalandhara-Bandha. Das ist durchaus sinnig, denn Jihva-Bandha hebt den Kehlkopf an und verengt die Stimmritze – der Zungenverschluss ist damit also eine Art von Halsverschluss. Wenn sowohl Brahmananda als auch Kuvalayanandas Deutungen zutreffend sind, dann wäre Jihva-Bandha ein *Ersatz für alle Bandhas* zugleich. Ich selbst praktiziere es gerne als eine Ergänzung zu den Bandhas.

Wie dem auch sei, Jihva-Bandha wird im Pranayama praktiziert, indem Sie bei geschlossenem Mund die Oberseite der Zunge an den oberen Gaumen drücken, vor allem an den weichen Bereich des Gaumens – in etwa so, als würden Sie den Klang *N* erzeugen wollen. Das blockiert den Fluss der Atemluft durch die Mundhöhle. Dabei kommt das Zungenbändchen unter Spannung, und, was noch wichtiger ist, es wird eine Anhebung des Kehlkopfes bewirkt, was wiederum Druck im Bereich der Rachenöffnung auslöst.[127] Jihva-Bandha erhöht zudem den Druck auf die Halsschlagadern, die das Gehirn mit Blut versorgen, was einen bewusstseinsverändernden

Effekt auslösen kann.[128] Dieser Idee begegnen wir auch bei Jalandhara-Bandha wieder.

Weil das Wort *Druck* eben mehrfach gefallen ist: Die Manipulation der inneren Druckverhältnisse im Kumbhaka in Verbindung mit den Bandhas ist das *physiologische* Ziel des Pranayama – als solches ist es bedeutender als die Idee, uns mit viel Sauerstoff anzureichern und Kohlendioxid abzuatmen.[129] Wir könnten es vereinfacht auf diese Formel bringen: Mehr Druck ist mehr Hitze, ist mehr Reinigung.

Die positiven Wirkungen von Mula-Bandha

Die hilfreichen Wirkungen von Mula-Bandha sind, zusammengefasst: Die Umkehrung von Apana Vayu, die Reduzierung von Ausscheidungen, das „Anfeuern" von Kundalini, die Erhaltung von Jugendlichkeit und das Erreichen der Siddha-Qualitäten – allesamt Effekte, die primär spirituell-energetischer Natur sind. Experimentieren Sie einfach mit den verschiedenen Variationen von Mula-Bandha und erforschen Sie ihre Wirkungen für sich selbst!

Jalandhara-Bandha

Jala heißt wörtlich Falle oder Netz.[130] Der Begriff erinnert uns daran, dass es darum geht, etwas einzufangen oder festzuhalten. Natürlich geht es dabei um unsere Lebensenergie, genauer gesagt um Prana in Gestalt von Prana-Vayu, jenem Aspekt unserer Lebensenergie, dessen zentrale Aufgabe es ist, Prana aufzunehmen, vor allem über die Atmung. Die Idee des Einfangens transportiert auch die HYP, wenn sie sagt, dass Jalandhara-Bandha die Energieflüsse „binden" würde.[131] *Jala* bedeutet zudem auch *Wasser*.

Das deutet auf eine wichtige Idee der yogischen Energetik hin: Das Wasser nämlich bezieht sich auf Soma oder Amrita, den kühlenden Nektar der Unsterblichkeit, im Abendland bekannt als Ambrosia. Von Sahasrara, der Krone des Kopfes, tropft er nach unten. (Manche vermuten den Quell des Soma auch unmittelbar über dem Gaumen.) Von dort, dem „Mond" oder auch dem „Himmel", fällt er ins Feuer von Manipura, wo er verbrennt.[132] Manipura, „die Stadt der Juwelen", ist unser Nabel-Chakra im Bereich von Samana-Vayu. Für Soma steht das Bild des Mondes in Vishuddha, unserem Hals-Chakra; und im Symbol von Manipura brennt ein Feuer. Der Mond will nicht von der Hitze der Sonne in Manipura verzehrt werden – der Ausdruck des immerwährenden yogischen Sehnens nach Ewigkeit, Lebendigkeit, Unsterblichkeit: „Aller himmlischer Nektar, der vom Mond herabfließt", so die HYP, „wird von der Sonne aufgezehrt. Deshalb wird der Körper alt."[133] Jalandhara strebt also im Hinblick auf den Nektar das gleiche Ziel an wie Khechari-Mudra, das Zurückrollen der Zunge im Kumbhaka, oder auch die den Asana-Übenden wohlbekannte Umkehrhaltung *Viparita-Karani.*[134]

Schließlich heißt es in der HYP, dass Jalandhara-Bandha Einfluss auf die „sechzehn Stützen" oder *Adharas* habe, sie „binde".[135] Auch die *Gheranda Samhita* schreibt Jalandhara diese Wirkung zu: „Kontrahiere den Hals und führe das Kinn zur Brust", heißt es dort. „Wenn Jalandhara-Bandha angewendet wird, werden die sechzehn Adharas festgehalten", was, so das große Versprechen, die Vernichtung des Todes bedeute.[136] Die Adharas sind wichtige Energiepunkte des menschlichen Körpers, die auch als Fokus für die Meditation genutzt werden können. Sie erstrecken sich über den ganzen Körper, beginnend bei den Zehenspitzen bis hinauf zur Stirn und schließlich zu *Akasha-Chakra,* ein Begriff, der, so meine ich, entweder das Hals-Chakra oder aber auch den ganzen Körper zu bezeichnen scheint.[137]

Jalandhara-Bandha und Gesundheit – eine kritische Betrachtung

In der modernen Vermittlung von Jalandhara-Bandha steht meist der gesundheitsbezogene Aspekt im Mittelpunkt. Es wird auf die physiologischen Druckverhältnisse verwiesen, die speziell im Atemanhalt verändert werden. Jalandhara kommt dabei eine Schutzfunktion zu, da es verhindert, dass Herzfrequenz und Blutdruck im Kumbhaka zu stark ansteigen.[138] Auf die Gefahren eines Atemanhalts *ohne* Jalandhara-Bandha verweist auch Ranjit Sen Gupta und nennt in diesem Zusammenhang gar ein mögliches Lungenemphysem.[139]

Ob ein Kumbhaka *ohne* Jalandhara-Bandha wirklich schädliche Auswirkungen hat, darf zumindest vorsichtig kritisch hinterfragt werden. Sollte es tatsächlich so gefährlich sein, ein Kumbhaka nach der Einatmung ohne Jalandhara-Bandha zu machen, dann praktizieren die tibetischen Yogis seit Jahrtausenden schon eine gesundheitsschädliche Form des Pranayama, denn in dieser Tradition arbeitet man mit intensiven längeren Atemanhalten nach der Einatmung, atmet dazu noch direkt in Hals und Kopf hinein, alles ohne Halsverschluss.[140] Um die Wirkungen weiter zu intensivieren, werden in der Phase der Atemfülle auch noch fordernde Körperübungen praktiziert, ohne dass irgendein Schaden beim Übenden entsteht.

Die Deutung von Jalandhara-Bandha im Sinne einer reinen Schutzfunktion ist, so meine ich, nicht ganz überzeugend. Ein primär physiologischer Zugang zur Erklärung von Yoga-Praktiken verlässt die ursprüngliche energetische Bedeutungsebene und läuft Gefahr, in ein oberflächlich-physiologisches Verständnis abzugleiten, ein Phänomen, das den modernen Yoga durchzieht wie ein roter Faden. Deshalb wohl auch erlangten die Anatomie und Physiologie im Yoga von heute eine so große Bedeutung.

Zweifellos ist es bei intensiven Körperübungen wichtig zu wissen, wie man praktiziert, ohne sich selbst oder anderen, die man anleitet, Schaden zuzufügen. Unbestritten sind auch die positiven Wirkungen auf die physische Gesundheit des Menschen, der verantwortlich und achtsam praktiziert; und natürlich lassen sich yogische Praktiken anatomisch und physiologisch erforschen, das sind wunderbare Möglichkeiten. Indes erwähnen die Quellentexte keinen einzigen Satz über Knochen, Muskeln, Sehnen oder andere anatomische Aspekte, umso mehr jedoch sprechen sie von den energetischen und spirituellen Zielen und Wirkungen ihrer Praxis.[141] Diese Übungen sind, wie sie sind, weil sie im Menschen- und Weltverständnis des alten Yoga gründen.

In der physiologischen Betrachtung werden Jalandhara-Bandha neben seiner Schutzfunktion zahlreiche positive Wirkungen zugeschrieben. „Jalandhara-Bandha", so Swami Satyananda Saraswati, „beeinflusst den Menschen auf allen Ebenen: physisch, psychisch und mental."[142] Der Autor zählt eine lange Reihe von Gesundheitswirkungen auf, darunter geistige Entspannung und Balance, die Ausrichtung der Wahrnehmung nach innen, eine Verbesserung der Konzentrationsfähigkeit, die Verlangsamung der Herzrate und Massage der Schilddrüse.[143] Muktibodhananda erweitert diese Liste und sieht den Halsverschluss als hilfreich für den Stoffwechsel, den Hormonhaushalt und anderes mehr, um schließlich festzustellen, dass sich auch diese physischen Wirkungen letztlich „auf subtile Prozesse beziehen, die in den pranischen, mentalen und psychischen Körpern geschehen".[144] Mit anderen Worten: So physisch Jalandhara-Bandha auch wirken mag, yogisch betrachtet ist das nicht der Aspekt, auf den es ankommt.

Auch André van Lysebeth hebt in seinem Pranayama-Buch stark auf die physiologischen Wirkungen von Jalandhara ab. Der Druck, den dieses Bandha auf die Gefäße der Halsgegend ausübe, namentlich auf die *Halsschlagadern,* verlangsame nicht nur den Herzschlag, sondern habe auch bewusstseins-verändernde Effekte.[145] Swami Kuvalayananda und Vinekar weisen in ihrer Studie *Yogic Therapy* ebenfalls auf diesen Punkt hin.[146]

Das mag alles so sein. Wichtig ist mir hier nur, festzuhalten, dass es nicht ohne weiteres möglich ist, uralte Konzepte, die im energetischen, letztlich im esoterischen Denken verwurzelt sind, in moderne Deutungen zu überführen. Wo dies nicht mit Umsicht geschieht, verkürzt eine anatomisch-physiologische Betrachtung die Perspektive des Yoga.

Doch unabhängig davon: Wo Mula- und auch das noch zu besprechende Uddhyana-Bandha nicht unbedingt nötig sein mögen, wenn wir mit unserer Pranayama-Praxis allein körperliches Wohlsein suchen, da sollte Jalandhara-Bandha doch immer zur Anwendung kommen. In jedem Falle schafft es eine nach innen gerichtete Aufmerksamkeit und Konzentration, Beruhigung und Fokussierung. Jalandhara-Bandha unterstützt uns auf dem Weg zu einem friedlichen Geist. Letztlich müssen wir die Bandhas in ihrer Ganzheit betrachten, denn es ist schließlich ihre Kombination in der Anwendung – Tri-Bandha–, die eine tiefe Pranayama-Praxis ausmacht.[147]

Das oben Gesagte zusammenfassend, strebt Jalandhara-Bandha folgende Wirkungen an: Die Verhinderung des Verlustes von Prana-Vayu („Falle“), die Umkehrung von Prana-Vayu („Wasser“), das Erhalten von Soma und das „Binden“ der sechzehn Adharas. Im Blick auf die physische Gesundheit wird dem Bandha eine Schutzfunktion während des Pranayamas nachgesagt. Manche Autoren betonen zahlreiche weitere physische Wirkungen.

Jalandhara-Bandha – Technik

Die eigentliche Technik von Jalandhara ist einfach: Am Ende der Einatmung führen wir vorsichtig das Kinn in Richtung Brustbein beziehungsweise Halsgrube. Seien Sie achtsam und zwingen Sie Ihren Nacken zu nichts, üben Sie auch keinen Druck auf den Kehlkopf aus. Es genügt bereits eine sanfte Beugung des Kopfes. Dabei dürfen Sie eine angenehme Dehnung des Nackens verspüren, die bis in den Rücken hinunter wirken kann.

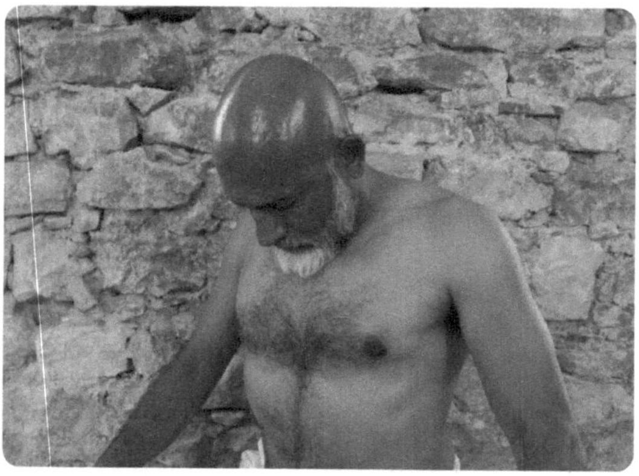

Abb. 37 – Jalandhara-Bandha, der „Halsverschluss". Praktizieren Sie achtsam und beugen Sie Ihren Kopf nur so weit, wie es Ihnen leichtfällt!

Wie wird Jalandhara-Bandha im Pranayama eingesetzt?

Klassisch wird Jalandhara *nach der Einatmung* ausgeführt, doch auch nur dann, wenn wir nicht vorhaben, sofort wieder auszuatmen, sondern ein paar Momente im Atemanhalt verbleiben möchten. Natürlich kann man auch nach der Ausatmung in ein Kumbhaka gehen und dabei die Bandhas anwenden, allerdings, darauf wurde im Kapitel über Kumbhaka hingewiesen, finden wir in den klassischen Schriften keine Paranayamas mit einem Kumbhaka nach der Ausatmung. Also: Jalandhara vorsichtig nach der Einatmung setzen und über den Atemanhalt hinweg halten. Unmittelbar vor der Ausatmung dann lösen wir den Halsverschluss.

Uddhyana-Bandha

In *Uddhyana* steckt die Wurzel *ud*, das bedeutet „nach oben“. Dies transportiert bereits die zentrale Idee, nämlich Prana – in diesem Falle in Form von Apana-Vayu – nach oben zu lenken und in Sushumna hineinzulenken.[148] Diese Praxis wirke „wie ein Löwe gegen den Elefanten des Todes“, und sogar alte Menschen würden ihre Jugend zurückgewinnen.[149] Die Überwindung von Alter, Krankheit und letztlich sogar des Todes begegnet uns als Leitmotiv in jeder Facette des Pranayama.

Uddhyana-Bandha wird in der Regel gemeinsam mit Jalandhara- und Mula-Bandha eingesetzt, zusammen nennt man diese drei meist *Maha-Bandha,* „das Große Bandha“. Diese Triade sei das Beste, was große Yogis üben könnten, so die HYP, und weiter: „Dies ist *die* Methode aller Hatha-Übungen des Yoga.“[150]

Im Kapitel über Kumbhaka haben wir ausführlich über den Sinn des Atemanhalts in der Atemfülle gesprochen und gesagt, dass hier in einer energetischen Praxis die zentrale Idee des Yoga kulminiert. Es ist nur folgerichtig, wenn die HYP Maha-Bandha als die wichtigste Praxis überhaupt bezeichnet: *Pranayama ist das Zentrum des praktischen Yoga. Kumbhaka ist der Core des Pranayama. Die Bandhas sind der Weg, die Energie im Kumbhaka zu lenken und zum Stillstand zu bringen. Kommt die Energie zur Ruhe, so wird der Geist still. Der stille Geist ist Yoga.*

Uddhyana-Bandha-Technik

Die HYP erklärt die Technik von Uddhyana so: „Man ziehe den unteren Bauch und den Bereich oberhalb des Nabels zur Rückseite hin ein, dies nennt man Uddhyana-Bandha."[151] Der Bereich ober- und unterhalb des Bauchnabels wird nach hinten in Richtung Wirbelsäule und zusätzlich nach oben in Richtung der unteren Rippenbögen eingezogen – eine Bauch-Aktion, die ein wenig so aussieht, als würden wir uns in viel zu enge Hosen hineinzwängen wollen.

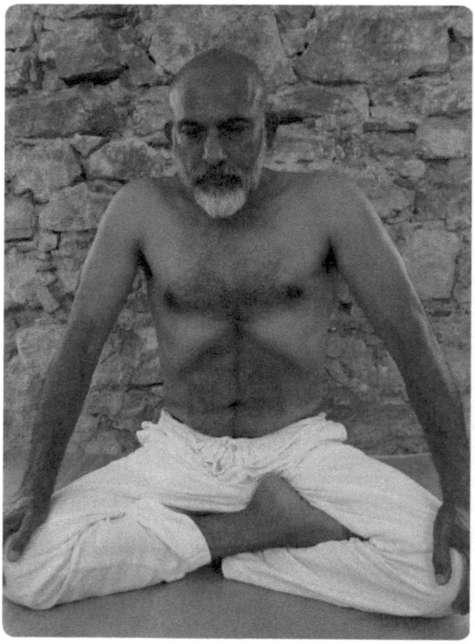

Abb. 38 – Uddhyana-Bandha – Die Region um den Bauchnabel wird nach innen und oben eingezogen. Das Bild zeigt ein Uddhyana-Bandha nach der Einatmung beziehungsweise unmittelbar vor der Ausatmung.

Swami Brahmananda sagt in seinem Kommentar zur HYP, dass Uddhyana-Bandha nahezu automatisch geschieht, wenn wir Mula- und Jalandhara-Bandha anwenden, genauer gesagt: Das Setzen von Mula- und Jalandhara-Bandha genüge bereits, um die Wirkung von Uddhyana-Bandha hervorzubringen.[152] Wenn wir es so betrachten, müssen wir uns um Uddhyana-Bandha kaum aktiv bemühen. Die HYP indes sagt, Uddhyana-Bandha solle „zu Beginn der kontrollierten Ausatmung" geschehen, also aktiv gesetzt werden.[153] Daraus ergibt sich folgendes Bild für die Integration von Uddhyana-Bandha in die Pranayama-Praxis:

- **Wenn wir Mula-Bandha bereits unmittelbar vor der Einatmung setzen, wird ein sanftes Uddhyana automatisch mit aktiviert.**
- **Dieses bleibt über das Kumbhaka hinweg gehalten.**
- **Während und vor allem gegen Ende des Kumbhakas können wir Uddhyana dann aktiv verstärken, um die Ausatmung damit zu unterstützen.**
- **Erst am Ende der Ausatmung lassen wir Uddhyana wieder los und beginnen mit der nächsten Einatmung.**

So betrachtet, ist Uddhyana-Bandha, wenn auch mit unterschiedlicher Intensität, fast während der gesamten Pranayama-Praxis über aktiv, lediglich am Ende der Ausatmung wird es einen Moment losgelassen. So weit also das *klassische* Uddhyana, wie es sich aus der HYP ableiten lässt.

Unabhängig davon kann, rein technisch gesehen, ein Uddhyana-Bandha natürlich auch im Atemanhalt nach der Ausatmung erfolgen. Oft wird es auch so praktiziert. Die Bauchdecke lässt sich nach der Ausatmung sehr leicht und weit einziehen. Doch innerhalb des klassischen Pranayama machen wir eben keine Atempause nach der Ausatmung; und wir setzen Uddhyana-Bandha, wie beschrieben, erst in der Atempause nach der Einatmung ein. Es ist dieser besondere Moment, nachdem wir frisches Prana aufgenommen haben, da eben dieses Prana ins Zentrum gelenkt wird. So wird innere Hitze generiert und die Lebensenergie assimiliert. Zugleich öffnet sich das Tor zu Sushumna, so dass Prana in den Zentralkanal einfließen kann. „Wenn die beiden gegensätzlichen Energien von Prana und

Apana sich in der Nabelregion begegnen, explodiert eine potenzielle Kraft, die durch Sushumna Nadi aufwärts strebt.“[154]

Meiner persönlichen Erfahrung nach ist es so, dass das Setzen von Mula-Bandha vor Beginn der Einatmung nicht nur dazu führt, dass ein sanftes Uddhyana während der Einatmung entsteht, sondern auch dazu, dass wir ganz von selbst vorwiegend in den Thorax atmen. Nach der Einatmung wird Jalandhara angewendet, so wird das Tri-Bandha vollständig. Während des Kumbhaka verstärke ich gerne Uddhyana-Bandha. Vor der Ausatmung dann löse ich Jalandhara und im Zuge der Ausatmung selbst dann auch Uddhyana, während ich Mula-Bandha beibehalte.

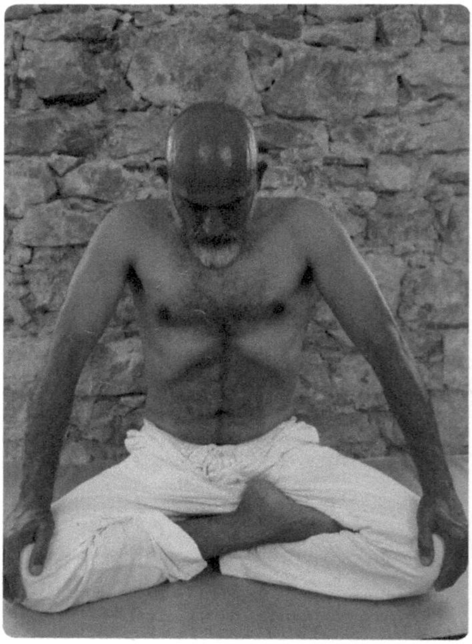

Abb. 39 – Alle drei Bandhas werden nach der Einatmung gemeinsam gesetzt und über den Atemanhalt hinweg gehalten. Meist wird dieser Vorgang Maha-Bandha, „das große Bandha“ genannt. Die HYP indes, das sei der Vollständigkeit halber gesagt, verbindet mit Maha-Bandha noch zusätzliche Aktionen.

Ich praktiziere immer wieder auch eine vereinfachte Variante der drei Bandhas, indem ich sie nämlich nur im Atemanhalt setze und mit der Ausatmung wieder loslasse. Auf diese Weise sind sie mit geringstmöglicher Anstrengung in die Praxis integrierbar. Für diesen

Weg habe ich mich, wie schon gesagt, auch im Blick auf die Darstellung der Pranayamas in diesem Buch entschieden.

Wie werden die drei Bandhas im Pranayama eingesetzt?

Dem oben Gesagten ist nicht mehr viel hinzuzufügen. Uddhyana vervollständigt die Triade der Bandhas. Hier nun als Überblick und Zusammenfassung – die klassische Art, die Bandhas zu setzen:

- Zu Beginn der Einatmung setzen wir Mula-Bandha, indem wir die Muskulatur des Beckenbodens anspannen.
- Dabei entsteht automatisch ein erstes sanftes Einziehen der Bauchdecke – Uddhyana-Bandha.
- Dies führt dazu, dass wir nun primär in den Brustraum einatmen. Wir merken das gut an der Weitung der seitlichen Rippen. Ist der Brustraum entsprechend unserer Kapazität gefüllt, beenden wir die Einatmung und wenden Jalandhara-Bandha an, indem wir das Kinn sanft in Richtung Brustbein beugen.
- Während des Kumbhaka, vor allem gegen Ende der Atempause, können wir Uddhyana-Bandha aktiv verstärken, indem wir die Bauchdecke noch weiter in Richtung Wirbelsäule und nach oben hin einziehen.
- Unmittelbar vor der Ausatmung lösen wir Jalandhara-Bandha, halten jedoch weiter Mula- und Uddhyana. Uddhyana lassen wir dann zum Ende der Ausatmung hin los.

- In der vereinfachten Form wenden wir die Bandhas ausschließlich im Atemanhalt an. Vor der Ausatmung lösen wir Jalandhara, während der Ausatmung dann lassen wir auch Mula- und Uddhyana-Bandha los.

- Auch auf Jihva-Bandha, das Drücken der Zungenoberseite an den oberen Gaumen, will ich hier nochmals verweisen, das eine ähnliche energetische Wirkung hat wie Mula-Bandha. Wenn Sie Mula-Bandha nicht setzen möchten, wenden Sie Jihva-Bandha an.

Im folgenden Kapitel widmen wir uns den Nadis, jenen Strömen von Lebensenergie, auf die wir im Pranayama einwirken möchten. Danach verbinden wir unsere Kenntnisse über Vayus, Nadis, Kumbhaka und Bandhas und führen sie in der Praxis von Nadi-Shodana zusammen; denn alle Theorie findet ihren Sinn am Ende in der Praxis.

Die Nadis, Ströme von Energie

„Viele Leute denken, die Nadis seien nichts anderes als die Nerven (und oft auch Blutgefäße) des physischen Körpers. Das ist ganz sicher nicht, was der Begriff ‚Nadi' meint."[155]

– Satyananda Saraswati

Ein vorrangiges Ziel der Pranayama-Praxis ist es, die *Nadis* zu reinigen. Eine der wichtigsten Pranayama-Techniken, *Nadi-Shodana*, bedeutet wörtlich „Reinigung der Nadis". Die Nadis sind subtile, nicht-physische oder „feinstoffliche" Kanäle oder Wege, durch welche Prana fließt.[156] Im tibetischen Yoga nennt man sie *Tsa*; und in der Traditionellen Chinesischen Medizin sind sie als Meridiane bekannt. Die Akupunktur, die nachweislich sehr wirksam ist, beruht ebenso wie andere energetische Heilungstechniken auf dem Wissen um diese Ströme.

Es ist wichtig, sich bewusst zu machen, dass die Nadis – *yogisch betrachtet* – nicht-physischer Natur sind. Ich sage hier bewusst „yogisch betrachtet", denn der Begriff Nadi wird im Ayurveda auch in einem physischen Sinne verwendet und bezeichnet dann Nervenfasern und Blutgefäße.[157] Doch der Blick der Schriften auf die Nadis ist ein anderer. Er bezieht sich auf den Energiekörper, auf Strukturen mithin, die man mit dem Auge oder auch einem Mikroskop nicht sehen kann. Hellsichtige vermögen, so heißt es, den Energiekörper und seine unterschiedlichen Elemente wahrzunehmen, doch ein Chirurg könnte suchen, so lange er wollte, ein Nadi würde er nicht finden. Mit anderen Worten: Er müsste ihre Existenz bestreiten oder doch mindestens sagen, dass man sie mit den uns zur Verfügung stehenden physikalischen Methoden nicht erkennen und deshalb auch nicht nachweisen kann. Die Annahme von Nadis ist auf der Grundlage des westlich-wissenschaftlichen Weltbildes nicht zu belegen.

Pranayama ist keine physische Technik, sondern ganzheitliche „innere Arbeit", ein In-Kontakt-Gehen mit der Lebensenergie zur körperlichen, emotionalen und mentalen Reinigung und Vorbereitung auf die Meditation. Zugleich ist eine achtsam ausgeführte Pranayama-Praxis eine Meditation in sich selbst. Swami Hariharanda Aranya (1869–1949), dem wir einen wichtigen Kommentar zum *Yogasutra* verdanken, meint, dass eine Pranayama-Praxis, die nicht als Meditation betrachtet wird, den Geist nicht beruhigt, sondern das Gegenteil bewirke.[158] Natürlich ist das „Vehikel" der Praxis unser Körper und Pranayama damit zutiefst somatisch. Doch das Ziel des Übens stellt nicht auf den physischen Körper ab, sondern auf eine den Körper transzendierende subjektive Erfahrung, die uns zeigt, dass unsere bisherigen Selbst-Konzepte, vorsichtig formuliert, viel zu kurz greifen und wir, spirituell betrachtet, in Ketten der Selbstbegrenzung leben.

Wir können uns die Nadis als subtile Entsprechungen der physischen Nervenfasern vorstellen. In der Vorstellungswelt des Yoga geht das Feinstoffliche immer dem Grobstofflichen voraus. So könnten wir also sagen: Weil es die nicht-physischen Nadis gibt, gibt es auch das physische Nervensystem.[159] Diese Verbindung im Sinne eines Vorgelagertseins des Subtilen erklärt auch den Einfluss auf das Nervensystem, den Pranayama zweifellos hat. Das macht die Pranayama-Praxis so potent, denn physische Krankheit ist in der Vorstellungswelt des Yoga eine äußere Manifestation innerer, energetischer Störungen. Der Energiekörper ist damit zugleich die Brücke zwischen dem Formlosen, Mentalen und dem Körper in seiner manifesten Form.

Die Yoga-Schriften sind sich nicht einig darüber, wie viele Nadis in uns sind, meist ist die Rede von 72.000. Manche Texte sprechen von 84.000 oder sogar von über 300.000. Die *Prashna-Upanishad* kennt noch viele mehr, dort heißt es: „Atman wohnt im Herzen, wo es einhundertundein Nadis gibt. Jedes Nadi hat einhundert Äste; und jeder dieser Äste hat wiederum 72.000 nachgeordnete Gefäße."[160] Folgen wir der *Prashna-Upanishad,* so kommen wir auf fast 730 Millionen Nadis, genau: 101 x 100 x 72.000 = 727.210.201 – mit anderen Worten, *sehr viele.* Das ist es wohl auch, was diese Zahlen ausdrücken wollen.[161] Zum Glück müssen wir das für die Praxis des Pranayama nicht so genau wissen, denn hier arbeiten wir mit nur drei Hauptströmen, die eine besondere Rolle spielen. Man nennt sie *Pingala, Ida* und *Sushumna.*

Pingala und Ida repräsentieren die energetische Polarität des Lebens in uns. Pranayama will diese Hauptströme reinigen und zugleich in eine Balance bringen. Damit beeinflusst Pranayama mittelbar auch alle anderen Nadis.

Pingala und Ida – Polarität und Balance

Pingala ist, so wird es jedenfalls meist gedeutet, das *Ha* im Wort *Hatha-Yoga.* Dieses Nadi entspringt an der Basis der Wirbelsäule – genauer im Damm oder Perineum zwischen Genitalien und Anus – und steuert die Aktivitäten der rechten Seite des Körpers beziehungsweise der linken Seite des Gehirns. Man ordnet ihm Attribute wie Aktivität, Extrovertiertheit und Hitze zu, mithin das maskuline Prinzip. Pingalas Symbol ist passenderweise *Surya*, die Sonne. Die linke Seite des Gehirns wird assoziiert mit dem sprachlichen, logisch-linearen Denken, das mehr den Blick auf Details hat als auf das Ganze.

Ida ist das *tha* im Wort Hatha-Yoga und das gegenläufige Prinzip zu Pingala. Ebenfalls an der Basis der Wirbelsäule entspringend, herrscht dieser Strom über die linke Seite des Körpers und die rechte Seite des Gehirns. Die Zuschreibungen sind entsprechend: Stille, Kühle, Introvertiertheit. Idas Symbol ist *Chandra*, der Mond oder das feminine Prinzip. Die rechte Seite des Gehirns wird assoziiert mit ganzheitlichem Erfassen, mit dem holistischen Spüren viel mehr als mit fragmentiert-logischem Denken, mit Kreativität und Emotionalität.

„Bruder Sonne und Schwester Mond" – der Mann und die Frau in jedem Menschen. Sie spielen in vielen mystischen Traditionen eine wichtige Rolle. Es sind die polaren Kräfte, die in jedem Menschen wirken[162] und ihren physischen Ausdruck im ebenso polaren Nervensystem des Menschen haben, namentlich im Sympathikus und Parasympathikus, den aktivierenden und beruhigenden Aspekten des vegetativen Nervensystems.[163]

Es gibt eine ganze Reihe von Pranayamas, die gezielt mit dem Öffnen und Verschließen der linken und rechten Nasenöffnung arbeiten, um die Nadis und damit auch unser Befinden zu beeinflussen. *Nadi-Shodana* zum Beispiel, eines der wichtigsten Pranayamas, ist eine Übung, bei der man abwechselnd durch die linke und rechte Nasenöffnung atmet. Das rechte Nasenloch gehört zu Pingala, das linke zu Ida. So kann über die Atmung ein aktivierender und reinigender Einfluss auf die beiden Hauptströme ausgeübt werden:

Atmen wir durch das rechte Nasenloch, regt das Pingala an, und die Praxis wirkt energetisierend. Atmen wir links, dann wird Ida stimuliert, was eine beruhigende Wirkung auslöst.

Nadi-Shodana verfolgt damit das Ziel, „Sonne und Mond" (und alle nachgeordneten Nadis) zu reinigen, damit Prana frei in ihnen fließen kann, denn wo Nadis verunreinigt sind, enstehen Blockaden im Energiefluss. Vor jeder Blockade staut sich Energie, dahinter herrscht Mangel. Ob ein Zuviel oder Zuwenig, beides ist unserem Wohlbefinden abträglich. Krankheit, sei sie physisch, emotional oder mental in ihrem Ausdruck, ist dieser Sichtweise zufolge immer ein energetisches Problem. Pranayama will ein freies Fließen auf beiden Seiten – also Reinigung und Balance zugleich – erreichen.

Wenn Prana frei fließt und Sonne und Mond in Harmonie sind, dann sind wir nicht nur gesund, sondern dann kann *Kundalini*, das große Reservoir nicht-aktivierten Pranas in uns, symbolisiert durch eine an der Basis der Wirbelsäule schlafende Schlange, in der Mitte der Wirbelsäule aufsteigen. Dieses freie Fließen der Energie in *Sushumna*, dem Zentralkanal, ist die energetische Entsprechung des spirituellen Erwachens und das eigentliche Hauptziel der Praxis des Pranayama.

Swami Vivekananda (1863–1902), ein Schüler des in Indien als Heiliger verehrten Sri Ramakrishna, machte den Westen einst mit dem Yoga bekannt – mit jenem „alten" oder „klassischen" Yoga, der so ganz anders scheint als unsere westlich-moderne Yoga-Kultur. In seinem Kommentar zum *Yogasutra* sagt Vivekananda über Pranayama, das oft als körperliche Übung missverstanden wird:

> „Im Pranayama geht es nicht, wie viele denken, um den Atem. Der Atem hat in der Tat wenig damit zu tun, wenn überhaupt etwas."[164]

Das harmonische Zusammenwirken und -fließen von Pingala und Ida, von Sonne und Mond im Sinne spiritueller Kräfte, fasste Zhuangzi, ein Weiser aus dem alten China, vor 2500 Jahren in seine Verse. Wir sind alle unterwegs. Atmend, lebend, sterbend und wieder neu geboren werdend aus dem Licht, bis wir eingehen in den Ozean der Unsterblichkeit, den wir eigentlich niemals verlassen haben. Zhuangzi sagt es so:

„Alle Dinge, die erblühen, sind aus der Erde geboren
und kehren zur Erde zurück.
Deshalb werde ich dich verlassen,
um einzugehen ins Tor der Unerschöpflichkeit
und zu wandern auf den Feldern der Unsterblichkeit.
Ich will mein Licht mit Sonne und Mond verschmelzen
und will ewig währen zusammen mit Himmel und Erde.
Da kümmert mich nicht das, was sich mir nähern will,
da habe ich schon vergessen, was sich von mir entfernt.
Die Menschen mögen allesamt sterben.
Ich allein bin es, der lebt."[165]

Mehr von Sonne und Mond

Wir wissen nicht genau, ob Zhuangzi von Sonne und Mond als Himmelskörper spricht oder von der Sonne und dem Mond in unserem inneren Kosmos. Wirklich tiefe Texte erfassen beide Ebenen, oben und unten, zugleich. Und sein Buch ist sicher einer der tiefsten Texte der Menschheit.

Wenn ich auch hier der verbreiteten Deutung folge, dass Sonne und Mond – *ha* und *tha* – für Pingala und Ida stehen, so möchte ich doch der Vollständigkeit halber darauf hinweisen, dass die Idee von Sonne und Mond auch auf andere Weise in den alten Schriften

Verwendung findet. Die schon erwähnte *Prashna-Upanishad* setzt die Sonne mit Prana gleich und verwendet dieses als Synonym für den Schöpfer selbst. Der Mond dagegen steht für die Nahrung, mit anderen Worten für den *Ausdruck* des Schöpfers, letztlich also für alles, was existiert.[166] In diesem Bild bedeutet die Vereinigung von Sonne und Mond die Erkenntnis, dass alle Schöpfung Ausdruck des Schöpfers ist, wir also in der Schöpfung selbst das Wirken des Höchsten erkennen, ganz besonders in der From von Prana oder Lebensenergie.

Wir begegnen Sonne und Mond im Pranayama auch im Sinne von Prana und Apana, die sich in der Stille des Kumbhaka vereinen. Sonne und Mond werden ebenso als Bild für die Zweiheit in der Einheit von Gott und Schöpfung betrachtet. Das Eine wird Zwei und daraus die Vielheit. Das sind transkulturelle Ideen, wie wir sie immer wieder finden, so zum Beispiel auch im Taoismus. Die Botschaft ist, dass letztlich alles eins ist, zutiefst verbunden. Diese Verbundenheit – Yoga – zu erfahren, ist das höchste Ziel des Pranayama.

Im folgenden Kapitel wollen wir konkret mit dem Licht von Sonne und Mond im Sinne der Reinigung von Ida und Pingala beziehungsweise der Vereinigung von Prana und Apana arbeiten. Wir begegnen Sonne und Mond im Kumbhaka konkret in Gestalt der Bandhas wieder. Das tun wir in der Pranayama-Praxis, die Nadi-Shodana heißt.

Nadi-Shodana, die Reinigungsatmung

Das Wissen über Prana ist das große Wissen. Wer es hat, erkennt die Wirklichkeit.[167]

– Yoga Chudamani Upanishad

Nadi-Shodana, die Reinigungsatmung, ist sicher das bekannteste von allen Yoga-Pranayamas und vielen gilt es als Synonym für die Pranayama-Praxis schlechthin. Diese Praxis will die Nadis oder feinstofflichen Kanäle des Körpers reinigen, denn Prana kann nur durch gereinigte Nadis fließen. Für diese Idee der Reinigung steht das Wort *Shodana.*

In technischer Hinsicht ist Nadi-Shodana eine Nasen-Wechselatmung, weshalb man es auch *Anuloma-Viloma* nennt, was wörtlich soviel wie „mit dem Strich" und „gegen den Strich" bedeutet. Es meint eine abwechselnde Aktivität, so wie man zum Beispiel eine Katze mit oder gegen den Strich streicheln kann, also in die eine oder andere Richtung. Was in Nadi-Shodana abgewechselt wird, ist das Nasenloch, durch das man jeweils ein- oder ausatmtet.

Yogisch betrachtet, ist das linke Nasenloch mit Ida-Nadi verbunden, dem Prana-Strom, der auf der linken Seite der Wirbelsäule verläuft. Entsprechend ist das rechte Nasenloch mit Pingala verbunden, dem

Strom auf der rechten Seite. Wenn wir über das linke Nasenloch einatmen, stimulieren wir Ida, atmen wir rechts ein, aktivieren wir Pingala. Während das Atmen durch Ida einen beruhigenden Einfluss hat, wirkt das Atmen durch Pingala energetisierend.

Indem Nadi-Shodana diese beiden wichtigen Ströme reinigt (und damit zugleich das gesamte angeschlossene Netzwerk von Nadis), stellt es auch eine Balance zwischen den beiden her. Im tibetischen Yoga werden Ida und Pingala mit den Ideen von Anhaftung und Ärger in Verbindung gebracht oder, abstrakter formuliert, mit den uns innewohnenden Tendenzen, etwas abzulehnen oder festzuhalten. Die reinigende Wechselatmung harmonisiert die Dualität in uns.[168]

Reinigung und Balance, so könnte man die zwei wichtigsten Ziele der Nadi-Shodana-Praxis auf den Punkt bringen. Die HYP stellt Nadi-Shodana an den Anfang der Pranayamas und beschreibt es dezidiert als eine energetische Reinigungstechnik. Danach erst spricht sie über die eigentlichen acht Kumbhakas oder Pranayamas.[169]

Die HYP präsentiert Nadi-Shodana als ein grundlegendes Pranayama, ohne das die anderen Techniken nicht geübt werden sollten. In der konkreten Praxis deutet das auch eine sinnvolle Reihenfolge beim Pranayama an: Nach den Asanas (Körperübungen) und Kriyas (physischen Reinigungstechniken) sollte erst Nadi-Shodana folgen, bevor wir weitere Pranayamas üben. Auch in der tibetischen Form des Pranayama wird üblicherweise eine Reinigungsatmung in Form einer Nasenwechselatmung vor die anderen Elemente der Atem-Praxis gestellt.[170]

Über die Nase

Bevor wir gleich zu den verschiedenen Techniken kommen, wie wir Nadi-Shodana üben können, seien mir ein paar Worte zur *Nase* erlaubt, denn offensichtlich spielt sie eine zentrale Rolle im Pranayama-Prozess – man kann fast sagen, dass die Nase den Hatha-Yogis aufgrund ihrer Verbindung zu den Hauptströmen des Energiekörpers heilig ist.

Wir brauchen die Nase aus yogischer Sicht nicht primär deshalb, weil sie die Atemluft erwärmt, befeuchtet und reinigt, vielmehr hat sich eine ganze Wissenschaft mit Namen *Swara-Yoga* (wörtlich: der Yoga des Atems) aus der energetischen Sicht auf Menschen im Zusammenhang mit der Nase entwickelt. Die Aktivität unserer Nasenlöcher wechselt im Durchschnitt alle neunzig Minuten zwischen links und rechts ab, man kann das an ihrer jeweiligen Offenheit feststellen – das offenere und durchgängigere Nasenloch ist das jeweils aktive.

Im Swara Yoga beobachtet man genau, welches Nasenloch im jeweiligen Moment aktiv ist, und unterstellt alle Lebensaktivitäten dieser Beobachtung. Ist das rechte Nasenloch offen, weist das auf eine Aktivität von Pingala hin, eine Phase, in der Tätigkeiten empfohlen werden, die geschäftiger und unruhiger Natur sind, während ein offenes linkes Nasenloch mit entsprechender Aktivität von Ida für die stilleren, kreativen Projekte prädestiniert ist.[171]

Moderne Yoga-Texte zum Pranayama stellen immer wieder eine Verbindung zwischen der Aktivität der Nasenlöcher und den Hemisphären des Gehirns her.[172] Ist Ida aktiv (das linke Nasenloch fließt frei), dann, so heißt es, dominiert die rechte Gehirnhälfte, weil die Nasenöffnungen über Kreuz mit dem Gehirn „verdrahtet“ sind.[173]

Ist dagegen Pingala aktiv (das rechte Nasenloch fließt frei), dominiert die linke Hirnhemisphäre.

Ob diese „Überkreuz-Verdrahtung" von Nase und Gehirn wissenschaftlich ausreichend abgesichert ist, sei dahingestellt. In jedem Fall gibt es eine Entsprechung zur neurologischen Forschung, die erkannt hat, dass die rechte Gehirnhälfte eher holistisch, assoziativ und kreativ arbeitet, während die linke Hemisphäre sprachlich, linear und logisch funktioniert. Dominiert das rechte Hirn, überwiegt der Parasympathikus, und es ist dies eine Zeit für entspannte Aktivitäten. Mit der linken Hirnhemisphäre verhält es sich umgekehrt, ihre Dominanz verweist auf eine verstärkte Sympathikus-Aktivität. Insofern ist es stimmig, wenn zum Beispiel ein Pranayama wie Surya-Bedhana, bei welchem die Einatmung ausschließlich über die rechte Seite erfolgt (Stimulation der linken Gehirnhälfte), als aktivierend beschrieben wird, während Chandra-Bedhana, bei welchem ausschließlich über links eingeatmet wird (Stimulierung der rechten Hemisphäre), eher einen beruhigenden Effekt hat.

Ich persönlich bin im Blick auf Deutungen, die yogische Konzepte mit physiologischen Erkenntnissen der Moderne zu verbinden suchen – so verlockend das auch sein mag – eher zurückhaltend. Die alten Yogis hatten eine energetische Vorstellung vom Menschen, basierend auf introspektiven Beobachtungen. Darauf gründeten sie ihre Praxis, die ein zutiefst spirituelles Ziel verfolgte. Spätestens hier versagen alle medizinischen, biologischen oder anderen wissenschaftlichen Versuche, das Geschehen zu deuten. Um es noch klarer zu sagen: Die Suche nach dem Höchsten, Gott, Brahman oder dem Tao, ist wohl kein Thema der Hirnforschung, denn nicht das Gehirn wird erleuchtet, sondern der Mensch, welcher mit Hilfe seines Gehirns die Erfahrungen in der Welt der Dualität macht. Selbst wenn wir jedes physiologische Detail im Zusammenhang mit der Pranayama-Praxis wissenschaftlich erforscht hätten, wären wir keinen Schritt weiter auf unserem inneren Weg. Wir wüssten nicht um die Frage der Fragen, auf welche Yogis seit alter Zeit eine Antwort suchen: *Was ist der Mensch?* oder *Wer bin ich?* Bei der Suche nach einer Antwort auf eben diese Frage will Pranayama uns eine Hilfe sein.

Ein kleiner Tipp noch vorweg: Ab und an eine Nasenspülung, *Jala-Neti,* zu machen, ist nicht nur wohltuend und gesund, sondern unsterstützt auch Ihre Pranayama-Praxis. Am einfachsten ist es, sich ein Nasenspül-Set in der Apotheke zu besorgen. Hierzu gibt es auch fertig portionierte Salzmischungen. Das Salz im Wasser bei der Nasenspülung ist wichtig, damit die Dichte des Wassers in etwa der intrazellulären Dichte der Nasenschleimhaut entspricht. Wenn Sie Wasser ohne Salz benutzen, ist die Nasenspülung unangenehm. Wenn Sie mehr darüber wissen wollen, finden Sie auch Literatur dazu.[174] Und nun zur Praxis von Nadi-Shodana.

Nadi-Shodana – Technik

Die HYP erklärt Nadi-Shodana so:

„In Padmasana sitzend, atmet der Yogi durch das linke Nasenloch ein, hält den Atem an so lange er kann und atmet dann durch das rechte Nasenloch aus. Dann atmet er durch das rechte Nasenloch wieder ein, nach und nach füllt er die Höhlung (des Brustraumes) aus. Nachdem er Kumbhaka ausgeführt hat wie zuvor, atmet er langsam durch das linke Nasenloch aus."[175] Immer wieder wird so durch dasjenige Nasenloch eingeatmet, durch das man zuvor ausgeatmet hat. Wer dies regelmäßig macht, so die HYP schließlich, kann in sechs Monaten alle Nadis reinigen.

Das Sanskrit-Wort für Höhlung lautet *Udara* und wird unterschiedlich übersetzt. Es kann ebenso Abdomen heißen wie Höhlung.[176]

Verstehen wir den Begriff als Abdomen, so klingt der Text, als würden wir hier einer reinen Bauchatmung folgen wollen, was indes unserem oben dargelegten Pranayama-Verständnis widerspricht. Übersetzen wir Udara jedoch als Höhlung, so ist der Begriff offener, und wir können ihn auch als Brustraum deuten.

Ganz ähnlich wie die HYP erklärt uns auch die *Gheranda Samhita* Nadi-Shodana und macht dabei, anders als die HYP, genaue Angaben über die Dauer von Einatmung, Atemanhalt nach der Einatmung und Ausatmung, nämlich im klassischen und sehr anspruchsvollen Verhältnis von 1:4:2.[177]

Im Folgenden nun ein paar Weisen, wie Sie dieses Herzstück der Pranayama-Praxis für sich erkunden können.

Die Handhaltung in Nadi-Shodana

Für das Verschließen und Öffnen der Nase gibt es unterschiedliche Möglichkeiten. Die eine Technik ist nicht unbedingt besser als die andere, man muss das für sich selbst herausfinden. Die klassische Haltung ist diese, durchgeführt mit der rechten Hand: Der Daumen verschließt das rechte Nasenloch, Ring- und kleiner Finger das linke. Zeige- und Mittelfinger werden nicht benutzt und zur Handfläche hin eingeklappt. Die Finger, die die Nase verschließen, sollten die Nase nicht „verbiegen", der Druck ist nur sanft. Am besten gelingt das, wenn Sie Daumen beziehungsweise Ring- und kleinen Finger seitlich an jenen Punkt der Nase setzen, wo der Knochen beginnt, also knapp über dem Nasenflügel. Dann genügt bereits ein kleiner Andruck, um die Nase zu verschließen.

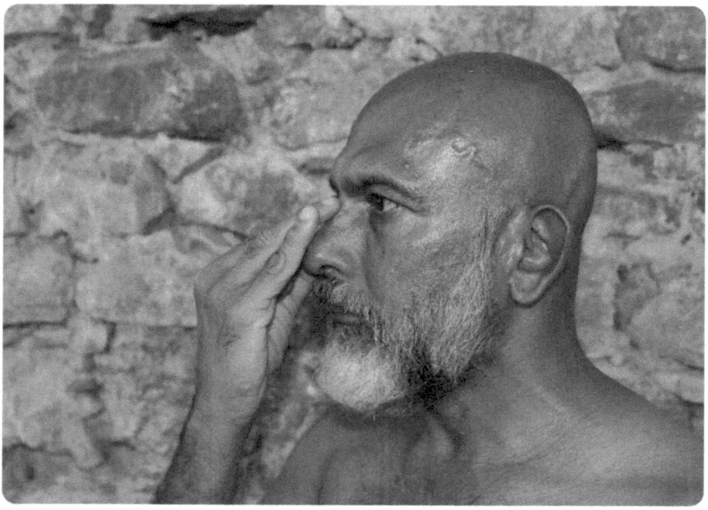

Abb. 40 – Atmen durch das linke Nasenloch: Der Daumen verschließt das rechte Nasenloch, während Ring- und kleiner Finger auf der Nase ruhen. Zeige- und Mittelfinger werden nicht benötigt und werden nach innen zur Handfläche geklappt.

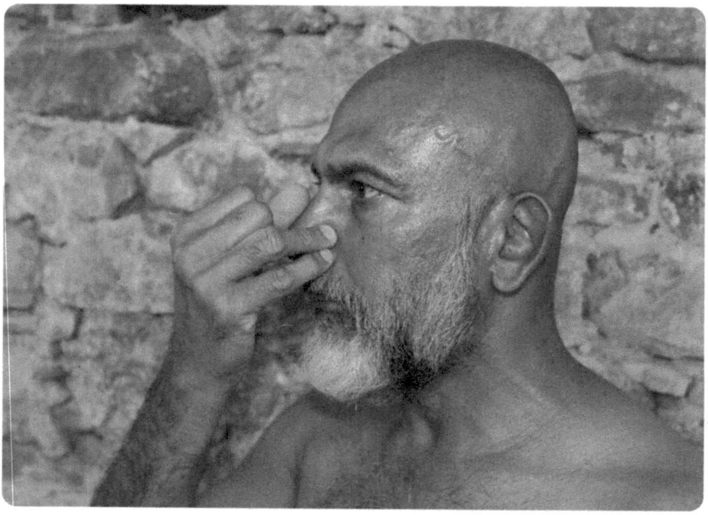

Abb. 41 – Atmen durch das rechte Nasenloch: Ring- und kleiner Finger verschließen das linke Nasenloch, der Daumen ruht auf dem Nasenrücken.

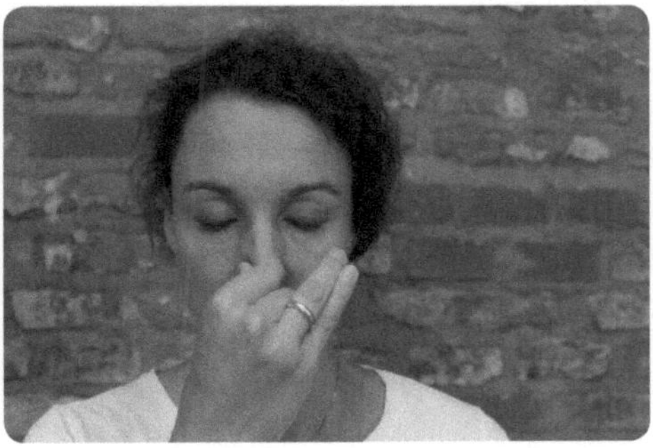

Abb. 42 – Eine vereinfachte Variante der klassischen Handhaltung: Wenn der Daumen ein Nasenloch verschließt, werden Ring- und kleiner Finger abgestreckt. Beim Seitenwechsel wird dann entsprechend der Daumen abgestreckt, während Ring- und kleiner Finger das andere Nasenloch verschließen.

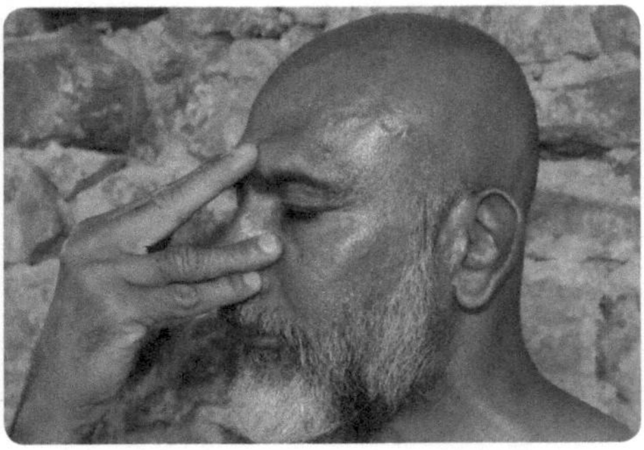

Abb. 43 – Nasikagra-Mudra als eine alternative Handhaltung für Nadi-Shodana: Zeige- und Mittelfinger ruhen auf dem Augenbrauen-Zentrum. Der Daumen öffnet und verschließt das rechte Nasenloch, Ring- und kleiner Finger das linke.

Es gibt auch eine Handhaltung für Nadi-Shodana, in welcher Zeige- und Mittelfinger auf das Augenbrauen-Zentrum gelegt werden – Nasikagra-Mudra.

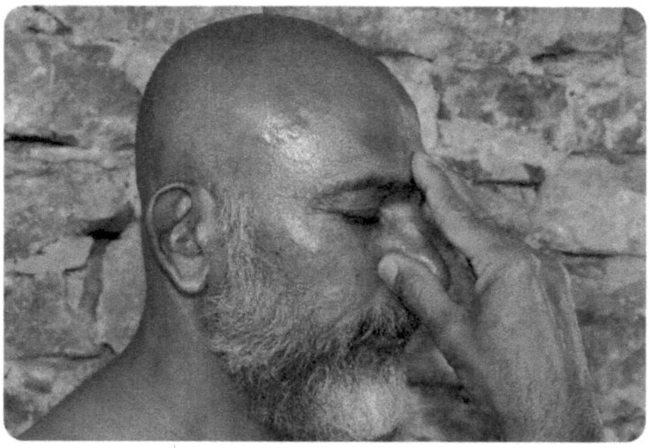

Abb. 44 – Nasikagra-Mudra, Ansicht von der anderen Seite.

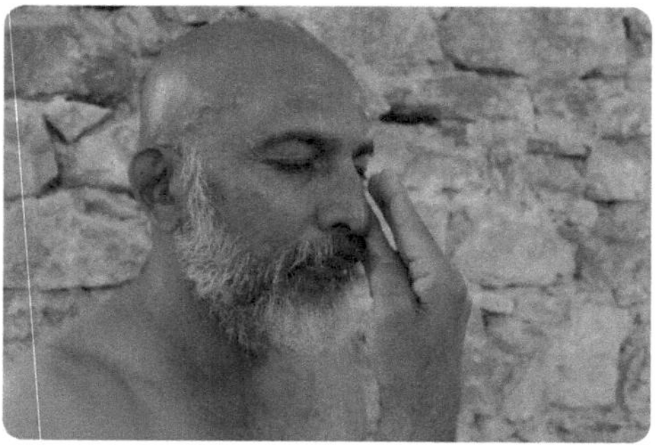

Abb. 45 – Tibetische Variante: Der Daumen ruht an der Basis des Ringfingers, Ring- und kleiner Finger werden zum Öffnen und Schließen des jeweiligen Nasenlochs benutzt. Wenn wir allerdings Atemanhalte machen, bei denen wir mit den Fingern die Nase vollständig verschließen, ist diese Haltung nicht geeignet, doch sie ist sehr brauchbar für ein einfaches Nadi-Shodana ohne Kumbhaka.

Sehr einfach ist eine klassische Handhaltung des tibetischen Yoga. Dabei wird der Daumen an die Basis des Ringfingers gelegt. Das jeweilige Nasenloch wird mit Ring- und kleinem Finger geschlossen und geöffnet, das heißt, die Hand wechselt von der einen Seite der Nase zur anderen.

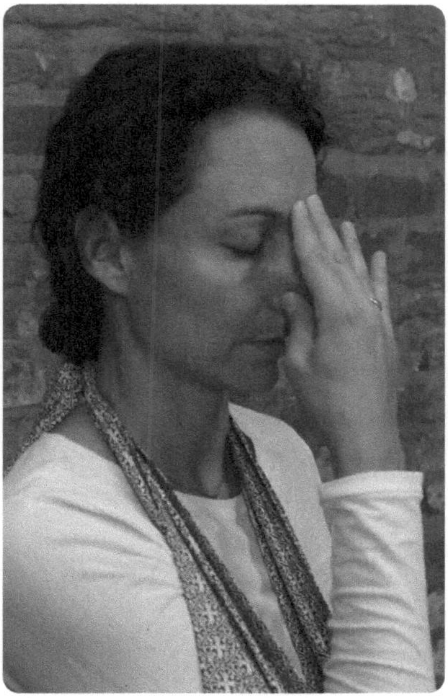

Abb. 46 – Nadi-Shodana mit Tuch zur Entlastung der Schulter

Klassischerweise wird die rechte Hand für Pranayama verwendet, doch natürlich können Sie auch mit der linken Hand üben beziehungsweise abwechseln, damit keine Spannung in der Schulter entsteht. Bei längeren Sitzungen kann man sich auch ein Tuch zu Hilfe nehmen, um Arm und Schulter zu entlasten.

Vorbereitung

- Setzen Sie sich in eine angenehme und stabile Sitzhaltung.
- Rumpf, Nacken und Kopf sind natürlich gerade aufgerichtet, das Gesicht und die Schultern entspannt.
- Die Hände ruhen auf den Knien. Zeigefinger und Daumen können einander berühren, um Jnana- oder Chin-Mudra zu bilden.
- Weiten Sie Ihren Herzraum.
- Schließen Sie die Augen und kommen zur Ruhe.

Nadi-Shodana 1 – einfache Wechselatmung

- Atmen Sie einmal bewusst ein und aus.
- Verschließen Sie das rechte Nasenloch, und machen Sie fünf langsame und volle Atemzüge durch das linke Nasenloch.
- Öffnen Sie das rechte Nasenloch und verschließen das linke. Atmen Sie fünfmal durch das rechte Nasenloch.
- Spüren Sie nach.
- Wiederholen Sie die Übung, wenn Sie möchten.
- Sie können auch mehr oder weniger Atemzüge je Seite machen, zum Beispiel zehn oder auch nur drei, wenn die Einheiten kurz sein sollen.
- Am Ende Ihrer Pranayama-Praxis entspannen Sie in Shavasana.

Nadi-Shodana 2 – einfache Wechselatmung mit verlängerter Ausatmung

Wenn Sie sich vertraut gemacht haben mit der Übung, können Sie mehr Einfluss auf den Atemprozess nehmen und die Länge von Ein- und Ausatmung regulieren.

- Atmen Sie einmal bewusst ein und aus.
- Verschließen Sie das rechte Nasenloch, und machen Sie einen langsamen und tiefen Atemzug.
- Zählen Sie während der Einatmung bis 4, 5 oder 6.
- Atmen Sie über die doppelte Länge aus, zählen Sie also während der Ausatmung bis 8, 10 oder 12.
- Machen Sie fünf Atemzüge auf diese Weise.
- Dann verschließen Sie das linke Nasenloch und öffnen das rechte.
- Atmen Sie auf die gleiche Weise fünf Mal über rechts ein und aus.

Nadi-Shodana 3 – einfache Wechselatmung mit Kumbhaka

In dieser Übung erweitern wir die Übung und führen ein kurzes Kumbhaka ein.

- Atmen Sie einmal bewusst ein und aus.
- Verschließen Sie das rechte Nasenloch, und atmen Sie über 4, 5 oder 6 Zähleinheiten über links ein.
- Verschließen Sie nun auch das linke Nasenloch und halten den Atem ebenso viele Zähleinheiten an.
- Öffnen Sie das linke Nasenloch wieder, und atmen Sie über die doppelte Länge aus.
- Machen Sie fünf oder mehr Atemzüge auf diese Weise.
- Dann verschließen Sie das linke Nasenloch und öffnen das rechte.
- Atmen Sie auf die gleiche Weise fünf Mal über rechts ein und aus.

Nadi-Shodana 4 – klassische Wechselatmung

Während die oben beschriebenen Übungen mehrere Atemzüge lang durch eine Seite der Nase praktiziert werden, um dann auf die andere Seite überzugehen, übt man das klassische Nadi-Shodana so, dass man nach jedem Atemzug die Seite wechselt: Wir atmen links ein, rechts aus, dann rechts wieder ein und links aus – das macht eine Runde Nadi-Shodana.

- Atmen Sie einmal bewusst ein und aus.
- Verschließen Sie das rechte Nasenloch, und atmen Sie über 4, 5 oder 6 Zähleinheiten über links ein.

- Verschließen Sie das linke, öffnen Sie zugleich das rechte Nasenloch und atmen über die doppelte Zählzeit aus.
- Atmen Sie auf der rechten Seite ein.
- Verschließen Sie rechts, öffnen Sie links und atmen Sie aus.
- Links ein, rechts aus ... rechts ein, links aus ... das ist eine Runde.
- Üben Sie mehrere Runden auf diese Weise.
- Spüren Sie nach.

Nadi-Shodana 5 – klassische Wechselatmung mit Kumbhaka

Üben Sie nun dieses klassische Nadi-Shodana mit einem kurzen Atemanhalt:

- Atmen Sie einmal bewusst ein und aus.
- Verschließen Sie das rechte Nasenloch, und atmen Sie über 3, 4, 5 oder 6 Zähleinheiten über links ein.
- Verschließen Sie nun auch das linke Nasenloch und halten den Atem ebenso viele Zähleinheiten an.
- Öffnen Sie das rechte Nasenloch, und atmen Sie über die doppelte Zählzeit aus.
- Atmen Sie durch das geöffnete rechte Nasenloch wieder ein.
- Verschließen Sie beide Nasenlöcher, und halten Sie wieder den Atem.
- Öffnen Sie links und atmen Sie über die doppelte Zählzeit aus.
- Dies ist eine Runde. Üben Sie mehrere Runden, wenn Sie sich gut damit fühlen.
- Spüren Sie nach.

Nadi-Shodana 6 – klassische Wechselatmung mit verlängertem Kumbhaka und Bandhas

Die folgende Übung integriert alle bisher diskutierten Elemente des Pranayama, indem wir eine etwas längere Atempause einführen und dabei die drei Bandhas setzen – Tri-Bandha. Die Bandhas sind nicht schwer auszuführen, dennoch braucht es Übung, sie fließend in die Praxis zu integrieren, so dass alles sich „richtig" und natürlich anfühlt. (Dass den Bandhas im Atemanhalt eine wichtige Bedeutung zukommt, haben wir ausführlich besprochen. Bei Bedarf sehen Sie sich vor der Übung nochmals die beiden Kapitel über Kumbhaka und die Bandhas in diesem Buch an.)

- Atmen Sie einmal bewusst ein und aus.
- Verschließen Sie das rechte Nasenloch, und atmen Sie über 4, 5 oder 6 Zähleinheiten (Matras) über links ein.
- Verschließen Sie beide Nasenlöcher und halten den Atem doppelt so lange an wie die Einatmung.
- Während dieser Phase des Kumbhakas wenden Sie die Bandhas an: Setzen Sie Jalandhara Bandha, indem Sie das Kinn sanft in Richtung Brustbein führen. Wenden Sie zugleich Mula-Bandha an, indem Sie die Muskulatur des Beckenbodens aktivieren und Uddhyana-Bandha, indem Sie die Bauchdecke in Richtung Wirbelsäule und nach oben hin einziehen.
- Öffnen Sie das rechte Nasenloch, und lösen Sie die Bandhas.
- Atmen Sie über die doppelte Zählzeit aus.
- Atmen Sie durch das geöffnete rechte Nasenloch ein.
- Verschließen Sie beide Nasenlöcher, praktizieren Sie das Kumbhaka und die Bandhas.
- Öffnen Sie links, und atmen Sie über die doppelte Zählzeit aus.
- Dies ist eine Runde. Üben Sie mehrere Runden, wenn Sie sich gut damit fühlen.
- Spüren Sie nach.

Zur Erinnerung:

- Jalandhara-Bandha sollten Sie bei längeren Atemanhalten immer praktizieren. Mula- und Uddhyana-Bandha sind optional. Vollständig im klassisch-yogischen Sinne aber ist Nadi-Shodana erst, wenn alle drei Bandhas gesetzt werden.
- Anstelle von Mula-Bandha, beziehungsweise ergänzend dazu, können Sie auch Jihva-Bandha anwenden, das Anlegen der Oberseite der Zunge an den oberen Gaumen, in etwa so als würden Sie „n" sagen wollen.
- Wenn Sie Mula-Bandha bereits vor der Einatmung setzen wollen, werden Sie vielleicht bemerken, dass dies nahezu automatisch auch ein sanftes Uddhyana-Bandha aktiviert.

Damit ist das klassische Nadi-Shodana beschrieben. Sie können die Praxis vertiefen, indem Sie – sehr achtsam über Wochen und Monate – den Atemanhalt allmählich bis auf das Dreifache, maximal das Vierfache der Dauer der Einatmung ausdehnen. Wenn Sie also 4 Zählzeiten oder Matras einatmen, halten Sie den Atem maximal 16 Matras lang an und atmen über 8 Matras wieder aus – das ist eine Ratio von 1:4:2. Doch zwingen Sie sich auf keinen Fall dazu. Bleiben Sie immer im Rahmen Ihrer Möglichkeiten. Sie sollen sich stets wohlfühlen, während der Praxis ebenso wie danach.

Ein weiteres Element noch kann man in die Nadi-Shodana-Praxis während der Phase des Kumbhaka gut einbinden, nämlich *Khechari-Mudra*. Diese Mudra, die mit der Zunge ausgeführt wird, behandeln wir im nächsten Kapitel, wo wir sie in die Praxis von Ujjayi mit einbinden.

Ujjayi, die Siegeratmung

„Form löst sich auf, Weisheit bleibt.“[178]

– Rumi, persischer Gelehrter und Sufi-Mystiker,
13. Jahrhundert

Ujjayi ist einfach zu erlernen und kann, wie die HYP es ausdrückt, geübt werden „während wir uns bewegen, im Stehen, im Sitzen oder Gehen“[179], mit anderen Worten: jederzeit und überall, in jeder Haltung und bei jeder Aktivität. Das gilt allerdings nicht für alle Ujjayi-Varianten, die zum Teil mit Atemanhalten arbeiten oder stark meditativ wirken und deren Üben sich während Tätigkeiten, die unsere volle Aufmerksamkeit verlangen, verbietet.

Das Wort *ujji* heißt erobern, deshalb wird Ujjayi gerne als „Siegeratmung“ übersetzt. Hier einige Facetten, die in diesem Begriff angelegt sind[180]:

Einer Deutung zufolge ist *ujji* eine Verbindung von *ud* und *ji*. Die Silbe *ud* kann als *weg von* und *ji* als *gewinnen* übersetzt werden, woraus die Idee wird, dass Ujjayi uns *wegführt von dem, was uns bindet*. Swami Satyanada Saraswati deutet dies sehr explizit und sagt, dass Ujjayi das Pranayama ist, „das uns aus der Sklaverei befreit“.[181] Die

Befreiung aus der Sklaverei ist natürlich eine Anspielung auf *Avidya,* unsere spirituelle Blindheit, deren Ketten es zu sprengen gilt – all unsere selbstbegrenzenden Sichtweisen, die uns daran hindern zu erkennen, dass unser wahres Wesen unsterblich und glückselig ist.[182]

In eine völlig andere Richtung deutet der US-amerikanische Autor und Ashtanga-Yogi Gregor Maehle den Begriff.[183] Dieser wolle sagen, dass man durch das Üben von Ujjayi die Praxis des Pranayama meistern lerne, weil Ujjayi uns helfe, den Atem zu verlängern, mithin zu erreichen, was das Wort Pranayama selbst zum Ausdruck bringe.[184] In eine ähnliche Kerbe schlägt Swami Rama, wenn er sagt, Ujjayi könne interpretiert werden als „Kontrolle oder Sieg durch einen Prozess der Ausdehnung" des Atems.[185]

Stig Åvall Severinsen, ein dänischer Arzt, Biologe und Weltmeister im *Freediving* oder Apnoe-Tauchen, ist der Auffassung, dieses Pranayama heiße deshalb „siegreiche Atmung", weil es in der Lage sei, erfolgreich Ruhelosigkeit und Stress zu überwinden. Keine andere Übung sei „besser, stärker oder effektiver als die Siegeratmung".[186] Ähnliches sagen auch die Arbeiten aus der indischen *Bihar School of Yoga*, die Ujjayi seiner meditativen Wirkung wegen *psychic breath* nennen.[187]

Die Silbe *ud* heißt auch *nach oben* und deutet damit an, dass der mentale Fokus bei Ujjayi im Kehlkopf, also im oberen Bereich des Atemtrakts, liegt, genauer gesagt auf dem Klang des Fließens der Atmung, einer Meeresbrandung gleich, ein Klang, der durch die Verengung der *Glottis* oder Stimmritze entsteht.[188]

„Nach oben", das könnte auch technisch ausdrücken wollen, dass man in den Brustraum und zum Hals hinauf einatmet, eine Interpretation, der mehrere Autoren folgen und die auch in wichtigen

Yoga-Schulen, wie zum Beispiel dem Kaivalyadhama, im indischen Pune, gelehrt wird. Auch Ranjit Sen Gupta beschreibt Ujjayi in diesem Sinne in seinem Pranayama-Buch:

„Das Wort Ujjayi kann man als ‚Erlangen von Macht oder Erfolg' definieren. Diese Pranayama-Übung heißt vielleicht deshalb so, weil die Brust – ähnlich der Geste eines Eroberers – dabei nach vorne und nach oben gereckt wird. Diese Übung ist bewusst auf Brust (Thorax), Schilddrüse und Stimmritzen ausgerichtet, denn die Lunge wird maximal ausgedehnt."[189]

Die Idee des Siegens steckt allenthalben in Ujjayi, worin dieser Sieg nun auch gesehen werden mag, ob wir also unsere spirituelle Blindheit überwinden oder die Lebensenergie ausweiten möchten; ob wir den Atem verlängern oder verlangsamen wollen; ob es darum geht, in den oberen Atemtrakt zu atmen oder die meditative Wirkung des Atemgeräusches im Kehlkopfs als Kern der Praxis zu verstehen. Vielleicht ist Ujjayi auch alles das zusammen.

„In körperlicher Hinsicht", so Ranjit Sen Gupta weiter, „hält diese Übung den Bereich von Hals, Kehlkopf, Schilddrüse, Stimmritzen und Luftwegen in einem gesunden Zustand. In mentaler Hinsicht fördert sie langfristig die spirituelle Erkenntnis."[190]

Angesichts dieser begrifflichen Vielfalt könnte man Ujjayi auch einfach nur nach seinem dominanten technischen Aspekt benennen wollen, so wie es zwei US-amerikanische Ärzte tun, die es *Resistant Breathing* nennen, die „Widerstandsatmung".[191] Durch die Verengung der Stimmritzen muss man gegen einen Widerstand atmen und verlangsamt so den Lufstrom in die Lungen hinein. Damit lässt sich die Atmung in Länge und Tiefe sehr fein und präzise regulieren.

Positive Wirkungen

Ujjayi werden starke Wirkungen zugeschrieben, bis hin zur Überwindung von Verfall und Tod[192]:

Es entspannt den Körper und beruhigt den Geist und kann deshalb gut vor dem Einschlafen geübt werden, auch um Einschlafprobleme positiv zu beeinflussen. Ujjayi reduziert die Herzfrequenz und wirkt hohem Blutdruck entgegen.

Swatmarama sagt, dass Ujjayi hilfreich gegen Verschleimung und bei Erkrankungen des Kehlkopfs sei, dass es die Verdauung fördere und reinigend auf die Nadis wirke.[193] Andere Autoren beschreiben viele weitere Effekte dieses wichtigen Pranayamas. Für den bekannten indischen Yoga-Lehrer Swami Sivananda (1887–1963) ist Ujjayi geradezu ein Allheilmittel.[194]

Wann Sie Ujjayi nicht üben sollten

Kontraindikationen für Ujjayi sind starke Introvertiertheit und Depressionen. Auch bestehende tiefe Traumata, vor allem wenn sie durch sexuellen Missbrauch verursacht wurden, können eine Gegenanzeige darstellen.[195] Wenn Sie Ujjayi mit Kumbhaka üben wollen, dann sollten Sie dies nur mit einem gesunden Herzen tun und nicht, wenn Sie unter Blutdruckproblemen leiden.[196] Auch Schilddrüsenprobleme sind eine Kontraindikation.[197]

Ujjayi – Technik

Vorbereitung

- Setzen Sie sich in eine angenehme und stabile Sitzhaltung.
- Rumpf, Nacken und Kopf sind natürlich-gerade aufgerichtet, das Gesicht und die Schultern entspannt.
- Die Hände ruhen auf den Knien. Zeigefinger und Daumen können einander berühren, um Jnana- oder Chin-Mudra zu bilden.
- Weiten Sie Ihren Herzraum.
- Schließen Sie die Augen und kommen Sie zur Ruhe.

Ujjayi 1 – meditatives Atmen mit Ujjayi

In dieser meditativen Variante von Ujjayi nutzen wir alle drei Atemräume. Diese Form von Ujjayi ist gut geeignet, sich mit dem Verengen der Stimmritze und dem Erzeugen des typischen Ujjayi-Geräusches vertraut zu machen.

So geht die Übung:

- Atmen Sie langsam ein. Einer sanften Woge gleich füllen Sie Ihre Atemräume von unten nach oben.
- Atmen Sie in umgekehrter Richtung, von oben nach unten also, aus. Am Ende der Ausatmung können Sie Ihre Bauchmuskulatur einsetzen und die Ausatmung noch vertiefen, indem Sie die Bauchdecke ein wenig in Richtung Wirbelsäule ziehen.
- Nach einigen Atemzügen beginnen Sie mit der eigentlichen Ujjayi-Praxis: Ein- und Ausatmung werden begleitet vom Erklingen des Ujjayi-Tons.
- Den Ujjayi-Klang bewirken Sie, indem Sie Ihre Glottis oder Stimmritze im Kehlkopf verengen. Dies erzeugt ein leises Reibungsgeräusch – ein wenig erinnert es an das Anbranden des Meeres. Der Klang,

den Sie hören, ist eine „verstärkte Version jenes Klanges, der natürlicherweise bei der Atmung entsteht".[198] Hier ein paar Hinweise, wie das auf einfache Weise gelingen kann:

- Hauchen oder sprechen Sie innerlich ein „haaa" oder „heee", halten Sie den Mund dabei aber geschlossen. Tun Sie das sowohl mit der Ein- wie auch mit der Ausatmung.
- Swami Rama schlägt vor, bei der Einatmung den Klang *sa* zu erzeugen, bei der Ausatmung *ha.*[199] Damit ist man im Grunde beim berühmten Mantra *Soham,* mit welchem aus Ujjayi eine tiefe Meditation werden kann.
- Sie können auch Folgendes versuchen: Flüstern Sie und achten dabei auf Ihren Kehlkopf. In etwa dasselbe Gefühl entsteht im Kehlkopf während Ujjayi. Sie flüstern sozusagen, ohne etwas zu sagen.
- Noch ein weiterer Hinweis zum Erzeugen des Ujjayi-Klanges: Sie können sich vorstellen, ein Rohr wäre in Ihrem Kehlkopf, durch das Sie direkt durch den Kehlkopf ein- und ausatmen.

Es genügt, wenn der Klang nur sanft ertönt, strengen Sie Ihren Kehlkopf nicht an. Den Ujjayi-Klang leise und bewusst zu erzeugen, verlangt auch mehr Aufmerksamkeit, als ein lautes Kehlgeräusch zu produzieren. Auch ist es nicht gesund für die Lungen, mit intensivem Zug durch eine zu stark verengte Glottis zu atmen. Atmen Sie so lange auf diese Weise, wie Sie sich damit wohlfühlen.

Ujjayi 2 – mit kurzem Atemanhalt nach der Einatmung und verlängerter Ausatmung

- Atmen Sie wie unter *Ujjayi 1* beschrieben.
- Nach der Einatmung halten Sie den Atem wenige Sekunden lang an, gerade so lang, wie Sie sich wohl damit fühlen.
- Dann atmen Sie aus und leeren Ihren Atemtrakt sanft von oben nach unten.
- Vertiefen Sie nach und nach das Pranayama, indem Sie Matras hinzufügen: Zählen Sie bis 4, 5 oder 6 während der Einatmung, halten Sie den Atem dann ebenso lange an und atmen Sie über die doppelte Länge aus, so wie Sie das auch bei Nadi-Shodana geübt haben – eine 1:1:2-Ratio.
- Üben Sie, so lange es Ihnen guttut.

Ujjayi 3 – mit Atemanhalt nach der Einatmung, Muskelverschlüssen und Khechari Mudra

Über Khechari Mudra

Die HYP bezeichnet *Khechari* als die wichtigste Mudra-Praxis überhaupt und widmet ihr im dritten Kapitel sage und schreibe über zwanzig Verse.[200] Khechari-Mudra ist eine Aktion mit der Zunge, die man in den Atempausen des Pranayama durchführt. *Khechari* bedeutet soviel wie „die magische Kraft des Fliegens“ und *Mudra* heißt Siegel. Khechari Mudra gilt den Yogis als Tor zu anhaltender Gesundheit und Glück, zu magischen Fähigkeiten (Siddhis), gar zur Loslösung vom Karma und als Weg zur Unsterblichkeit. Die *Yoga Chudamani Upanishad* beschreibt vollmundig diese Technik und ihre Wirkungen:

> „Wenn die Zunge nach hinten bis in die Höhlung des Kopfes gefaltet und der Blick zum Punkt zwischen die Augenbrauen gerichtet wird, dann nennt man das Khechari-Mudra. Krankheit, Tod und Schlaf sorgen nicht den, der Khechari-Mudra kennt, noch Hunger, Durst oder Ohnmacht. Wer Khechari-Mudra beherrscht, erleidet keine Krankheit noch ist er gebunden an das Karma, an Menschen oder Dinge. Alle Siddhas halten Khechari-Mudra in Ehren, durch das man in der Lage ist, sein Bewusstsein frei im Weltall zu bewegen, indem man die Zunge in die Höhlung des Kopfes bewegt."[201]

Mit „Höhlung des Kopfes" ist der Hohlraum hinter der Nase gemeint, den man durch eine systematische Verlängerung der Zunge erreicht, eine recht extreme Praxis, bei welcher man die Zungespitze in die Höhlung hinter der Nase zurückrollt. Dazu ist es notwendig, in einem mehrmonatigen Prozess die Zunge durch Massagen und Dehnen zu verlängern oder das Zungenbändchen (Frenulum), mit welchem die Zunge am Zungengrund fixiert ist, nach und nach aufzuschneiden. Dies Rollen der Zunge in die Nasenhöhlung hinein soll *Amrita* zum Fließen bringen, ein Nektar, der Glückseligkeit und Unsterblichkeit verspricht. Eine amüsante Anmerkung macht die HYP zu Khechari-Mudra, wenn sie nicht nur sagt, dass der Yogi, der diese Übung macht, „außerordentliche Kräfte und Unsterblichkeit erlangt", sondern darüber hinaus auch „schöne Frauen sich zu einem solch vollkommenen Yogi hingezogen fühlen".[202]

Das Durchschneiden des Frenulums kommt für uns wohl kaum infrage. Deshalb üben wir Khechari-Mudra in einer einfachen Variante, indem wir nämlich die Zunge sanft nach hinten und oben rollen, so dass die *Unterseite* der Zunge in Kontakt mit dem oberen weichen Gaumen kommt.[203] (Nicht verwechselt werden sollte Khechari-Mudra mit Jihva-Bandha. Letzteres ist eine Alternative oder auch Ergänzung zu Mula-Bandha, dabei wird die *Oberseite* der Zunge an den oberen Gaumen unmittelbar hinter den Schneidezähnen gelegt).

Hier nun die Übung:

- Atmen Sie langsam und tief mit Ujjayi-Ton ein.
- Sie atmen primär in den Brustraum hinein, was noch leichter gelingt, wenn Sie bereits mit der Einatmung Mula-Bandha setzen.
- Nach der Einatmung verschließen Sie beide Nasenlöcher und halten den Atem. Setzen Sie Jalandhara-, Mula- und Uddhyana-Bandha.
- Rollen Sie während des Atemanhalts die Zunge nach oben und hinten, um sie an den oberen, weichen Gaumen zu setzen und lenken Sie Ihren Blick in Richtung Augenbrauenzentrum – Khechari-Mudra. Bringen Sie die Zunge gerade so weit nach hinten, wie Sie sich damit gut fühlen.
- Lösen Sie die Bandhas, und atmen Sie aus, sobald Sie den Impuls dafür verspüren. Fließen Sie mit dem Ujjayi-Klang.
- Machen Sie ein paar Atemzüge auf diese Weise. Entspannen Sie sich im Sitzen oder in Shavasana und spüren Sie nach. Ruhen Sie noch etwas im offenen Gewahrsein.
- Bleiben Sie jederzeit achtsam, und machen Sie immer nur ein paar wenige Atemzüge auf diese Weise, bevor Sie sich wieder ausruhen und nachspüren. Erhöhen Sie nur allmählich, mit zunehmender Übungspraxis, die Zahl der Atemzüge.
- Natürlich können Sie auch bei Ujjayi die Länge der Atemzüge kontrollieren, indem Sie mit Matras atmen. Beginnen Sie mit einer Ratio von 1:1:2 und steigern Sie die Dauer des Atemanhaltes im Laufe der Zeit. Gehen Sie maximal bis zu einer Ratio von 1:4:2. Bleiben Sie jederzeit im Rahmen Ihrer Möglichkeiten!

Ujjayi 4 – Das Ujjayi der Hatha-Yoga-Pradipika

Die HYP erklärt uns Ujjayi so:

„Schließe den Mund und atme kontrolliert und achtsam durch Ida und Pingala, so dass du den Atem von der Kehle bis zum Herzen fühlst und einen sonoren Klang erzeugst. Mache Kumbhaka wie zuvor und atme dann durch Ida aus.“[204]

Sehen wir uns diese Beschreibung etwas näher an: Durch *Ida* und *Pingala* einzuatmen, bedeutet, technisch gesehen, durch beide Nasenlöcher einzuatmen. Der Atem soll, so heißt es weiter, von der „Kehle bis zum Herzen“ gefühlt werden. Das spielt auf eine tiefe Einatmung in den Brustraum an. Bei der Einatmung soll zudem ein sonorer Klang erzeugt werden – der Ujjayi-Ton.

Nach der Einatmung sollen wir den Atem anhalten, also Kumbhaka praktizieren. Damit kommen wir zum letzten Element dieses Pranayamas:

Die Ausatmung erfolgt allein durch Ida, die linke Nasenöffnung, die rechte Seite wird verschlossen. Was den Ujjayi-Klang während der Ausatmung betrifft, so wird dazu nichts ausgesagt. Wollte uns Swatmarama, der Autor der HYP, keinen Klang für die Ausatmung ans Herz legen? Mit absoluter Sicherheit können wir das nicht sagen. Hier nun zwei Variationen der Ujjayi-Atmung, die so nahe an der klassischen Praxis des 14. Jahrhunderts liegt, wie sich das eben rekonstruieren lässt:

Das Ujjayi der *Hatha-Yoga-Pradipika* – Variation 1

- Atmen Sie durch beide Nasenlöcher ein. Atmen Sie achtsam in den Brustraum, während Sie den hauchenden Ujjayi-Ton erzeugen.
- Am Ende der Einatmung verschließen Sie beide Nasenlöcher und führen Jalandhara-, Mula- und Uddhyana-Bandha aus.
- Halten Sie den Atem so lange in der Atemfülle, wie Sie sich gut damit fühlen.
- Öffnen Sie das linke Nasenloch, lösen Sie die Bandhas und atmen Sie langsam über links aus. Auch während der Ausatmung erzeugen Sie den hauchenden Ujjayi-Ton.
- Machen Sie ein paar Atemzüge auf diese Weise und entspannen Sie sich, spüren Sie nach, ruhen Sie im offenen Gewahrsein.

Das Ujjayi der *Hatha-Yoga-Pradipika* – Variation 2

Die zweite Variante orientiert sich mit geringen Abweichungen an der Atemtechnik, wie Ranjit Sen Gupta sie beschreibt.[205] Sie unterscheidet sich von der vorausgehenden Übung allein dadurch, dass Jalandhara-Bandha die ganze Zeit über gehalten bleibt, was die Trance-Induktion verstärkt. (Hier besteht eine gewisse Ähnlichkeit zum Murchha-Pranayama, auf das wir noch zu sprechen kommen werden.)

- Setzen Sie zu Beginn der Einatmung ein *sanftes* Jalandhara-Bandha, das führt fast automatisch zum Erklingen des Ujjayi-Tones. Seien Sie hierbei achtsam, und verengen Sie die Glottis auf keinen Fall zu stark, der Atem muss leicht und frei fließen können, sonst tut das den Lungen nicht gut.
- Atmen Sie durch beide Nasenlöcher ein. Atmen Sie achtsam in den Brustraum, während Sie den hauchenden Ujjayi-Ton erzeugen.

- Am Ende der Einatmung verschließen Sie beide Nasenlöcher und führen zusätzlich Mula- und Uddhyana-Bandha aus. Jalandhara-Bandha wird weiter gehalten. Halten Sie den Atem so lange in der Atemfülle, wie Sie sich gut damit fühlen.
- Öffnen Sie das linke Nasenloch, lösen Sie Mula- und Uddhyana-Bandha und atmen Sie langsam über links aus. Jalandhara-Bandha bleibt weiter sanft gehalten. Auch während der Ausatmung erzeugen Sie den hauchenden Ujjayi-Ton.
- Machen Sie ein paar Atemzüge auf diese Weise und entspannen Sie sich, spüren Sie nach, ruhen Sie im offenen Gewahrsein.

Natürlich können Sie auch diese Atmung mit Matras durchführen und die Länge der Atemzüge kontrollieren. Beginnen Sie wieder mit einer 1:1:2-Ratio.

Im Folgenden ein paar Abbildungen für eine praktische Handhaltung während der Ujjayi-Praxis:

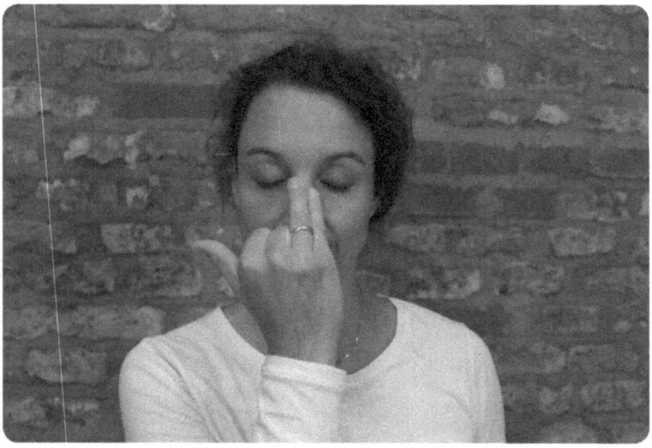

Abb. 47 – Ujjayi am Beginn der Einatmung: Beide Nasenlöcher sind geöffnet, Ring- und kleiner Finger ruhen auf dem Nasenrücken. Diese Haltung hat den Vorteil, dass Sie der Hand eine Verankerung gibt.[206]

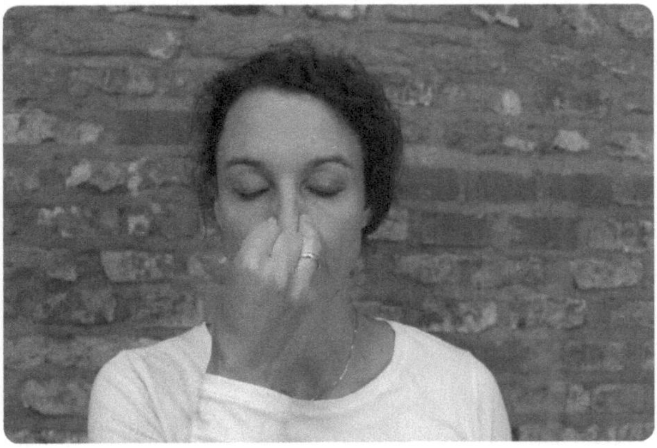

Abb. 48 – Ujjayi nach der Einatmung: Beide Nasenöffnungen sind geschlossen. Setzen Sie, bei längeren Atemanhalten, zusätzlich die drei Bandhas und halten sie diese über den Atemanhalt hinweg. Sie können ein sanftes Jalandhara-Bandha auch während des ganzen Prozesses über halten, wichtig ist, dass Sie dabei die Stimmritze nicht zu stark verschließen, damit Sie trotz Bandha leicht und gut atmen können.

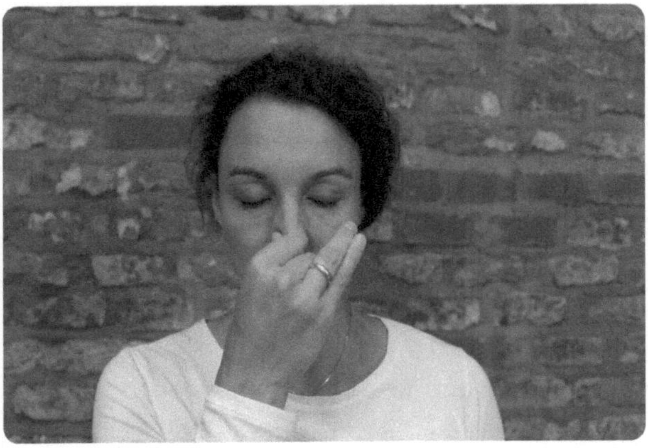

Abb. 49 – Ausatmungsphase: Sie öffnen das linke Nasenloch und atmen mit Ujjayi-Ton aus. Nach der Einatmung kehren Sie wieder zu der Handhaltung von Abb. 47 zurück.

Yoga ist ein Ozean ...

... unüberschaubar vielfältig in Philosophie und Methodik. Das kann manchmal verwirrend sein – und birgt auch die Gefahr, sich in den vielen Techniken und Ideen zu verlieren. Deshalb sei am Ende dieses Kapitels über Ujjayi nochmals auf das eigentliche Ziel des Yoga hingewiesen, auf den Sinn und Kern des ganzen Übens und Forschens.

Im Yoga geht es letztlich allein um *Chitta,* unseren Geist. Körper, Atem und Methoden wollen nicht sich selbst genügen, sondern *über sich selbst hinausführen* zur eigentlichen Wahrheit, die wir sind. Ob der Weg des Yoga in diesem Sinne der richtige ist für uns, muss jeder für sich selbst erproben. Der italienische Professor für Literatur Roberto Calasso schreibt in seinem Buch *Die Glut* sehr treffend über Chitta, unseren Geist, dass dieser ein Begriff sei, „der für den Akt des *Innewerdens* gebraucht wird. Er meint die Bewusstwerdung. Am Ende das bloße Sich-bewusst-Sein." Schließlich: „Der Vorrang der Bewusstheit gegenüber allem anderen ist der Eckstein des vedischen Denkens."[207]

Die Veden, insbesondere die Upanishaden, die den mystischen Schlussteil der Veden bilden, sind die Quelle des Yoga. Wer die Praxis darin nicht verortet sieht und den Weg nicht in Verbindung bringt mit dem großen Ziel, das den Geist der Veden belebt – der Transzendenz allen Schmerzes –, der tut sicher etwas Gutes für sein Wohlbefinden, doch spirituell betrachtet schwimmt er in seichten Gewässern.

Dieses Kapitel abschließend, möchte ich auf einen Vers aus dem dritten Kapitel des *Yogasutra* hinweisen, aus jenem Kapitel, in welchem es um die *Siddhis* oder *Vibhutis* geht, jene „magischen" oder

„paranormalen" Fähigkeiten, die man auf dem Weg des Yoga erlangen kann. Was Patanjali hier sagt, hat im Kontext von Ujjayi seinen richtigen Platz, wie ich meine:

„Durch die Beherrschung von *Udana* bleibt der Yogi unberührt von Wasser, Sumpf und Dornen und erhebt sich über sie."[208]

Udana-Vayu ist das Energiefeld, das nach oben wirkt, in Richtung Hals und Kopf, und unsere Sinnesorgane optimal funktionieren lässt. Die alten Yogis Tibets nennen Udana den *nach oben strömenden Wind* – genau jene Kraft, mit der wir uns in Ujjayi verbinden. Udana-Vayu strebt von der Erde aus nach oben. Genau so beschreibt die tibetische Yoga-Philosophie das auch.

Wenn Patanjali davon spricht, dass wir uns über Wasser, Sumpf und Dornen erheben können, dann erinnert uns das an die Lehre von den fünf Elementen – Erde, Wasser, Feuer, Luft und Raum.[209] Udana gilt als verbunden mit dem Erd-Element. Udana kommt aus der Erde und erhebt sich über sie. Dieses Energiefeld, so der tibetische Lehrer Tenzin Wangyal Rinpoche, korrespondiert in besonderer Weise mit der Idee spirituellen Wachstums.[210] Das Atmen nach oben reinigt Herz-, Hals- und Kronen-Chakra. Tenzin Wangyal sagt weiter:

„Traditionell ist das äußere Kennzeichen der Verbindung und die Integration des nach oben strömenden Windes die Fähigkeit, sehr hoch zu springen und zu fliegen. Das innerliche Zeichen der vollständigen Integration ist die Fähigkeit, sich über negative Emotionen zu erheben und die oberen Regionen zu erreichen."[211]

Inwiefern wir der konkreten Deutung folgen wollen, dass wir die Fähigkeit zur (physischen) Levitation erlangen könnten, soll dahingestellt bleiben, ich persönlich habe da meine Zweifel. Das Bild metaphorisch zu deuten, als psychologische Errungenschaft, ergibt jedoch einen guten Sinn. Udana strebt nach oben, in Richtung Brust, Hals und Kopf, dorthin also, wo unsere Sinnesorgane verortet sind.[212] Es reinigt und aktiviert diese Bereiche und lässt uns klar wahrnehmen.[213] Eine klare Wahrnehmung schützt uns davor, auf die Erfahrungen, die wir machen – seien diese positiv oder negativ – übermäßig stark zu reagieren und einmal gemachte Erfahrungen sinnhaft in unser Wesen zu integrieren.[214] Wenn wir weniger stark reagieren – vor allem dann, wenn es sich um schmerzhafte Erfahrungen handelt –, wenn wir also zunehmend Gelassenheit kultivieren, dann erheben wir uns über die Sümpfe und Dornen des Lebens. Das Leben wird im ganz wörtlichen Sinne lichter, leichter und schmerzfreier. Ein sanfter Flug sozusagen, den wir auch als ein Fließen mit dem Sein verstehen können. Ich glaube, Patanjali spricht in seinem rätselhaften Vers aus dem Siddhi-Kapitel des *Yogasutra* über Ujjayi.

Was wir Udana-Vayu noch zu verdanken haben, sagt uns übrigens die *Prashna-Upanishad.* Udana führt uns jede Nacht „in den tiefen Schlaf zu Brahman".[215] Dort erfahren wir jenes Licht, das wir sonst nicht sehen können, weder am Tage noch in unseren Träumen. Die *Prashna* sagt: „Wenn die Seele vom Licht überwältigt wird, dann sieht sie keine Träume mehr, vielmehr erfährt sie in diesem Körper Glück."[216]

Das sind doch ziemlich gute Gründe, um Ujjayi zu üben!

Surya- und Chandra-Bedhana, das Durchstechen von Sonne und Mond

„Wie in einem Traum erschafft die eine Seele viele Dinge durch reine Willenskraft, doch wenn sie erwacht, verschwindet alles bis auf diese eine Seele. So ist dieser Kosmos.“[217]

– Shiva Samhita

Surya ist die Sonne, *Chandra* der Mond. Die Begriffe deuten an, worum es in diesen Pranayamas geht, nämlich um Hitze und Kühle. Während das wärmende Surya-Bedhana uns in den alten Texten immer wieder begegnet, kommt Chandra-Bedhana in nur einer einzigen Schrift des Yoga vor, nämlich im *Kumbhaka Paddhati*, das ein Autor namens Raghuvira verfasst hat, der dort mehr als fünfzig Pranayamas auflistet, zum großen Teil kaum bekannte Übungen. Raghuvira beschreibt Chandra-Bedhana als ein Pranayama, bei welchem man durch das linke Nasenloch einatmet, ins Kumbhaka geht und dann durch das rechte Nasenloch ausatmet.[218]

Surya-Bedhana ist das genaue Gegenteil davon. Svatmarama beschreibt es mit Begeisterung, wenn er sagt, dies sei „das beste Kumbhaka“ überhaupt, eine Übung, welche die Stirnhöhlen reinige, Störungen im Vata-Dosha beseitige und den Menschen von Wurmbefall befreie.[219] Die Technik ist schnell beschrieben: „Setze dich auf ein schönes Sitzkissen, nimm eine bequeme Haltung ein, dann atme durch das rechte Nasenloch ein. Praktiziere Kumbhaka, so dass du es bis in die Nagelspitzen fühlen kannst, danach atme langsam durch das linke Nasenloch aus."[220]

Das rechte Nasenloch wird mit Pingala-Nadi assoziiert, das für das Prinzip des Maskulinen steht, für Hitze und Aktivität. Entsprechend gilt Surya-Bedhana als ein Pranayama, das aktivierender Natur ist, während Chandra-Bedhana mit Ida-Nadi verbunden ist und kühlend und beruhigend wirkt.

Im Kapitel über die Nadis haben wir auch darüber diskutiert, dass Ida und Pingala von manchen Yogis mit der rechten und linken Gehirnhälfte assoziiert werden beziehungsweise auch mit dem Parasympathikus und Sympathikus. Das sind moderne Aussagen, die, so spannend sie sind, nicht durch Schriften gedeckt und auch nicht hinlänglich wissenschaftlich abgesichert scheinen. Es geht mir nicht darum, solche Annahmen in Zweifel zu ziehen, sondern allein darum, dass wir mit Informationen dieser Art sensibel umgehen – umso mehr übrigens für den Fall, dass sie richtig sein sollten. Wenn zum Beispiel Chandra-Bedhana tatsächlich stark die rechte Gehirnhälfte anregt, würde ein intensives Üben dieser Technik die Hemisphären-Balance verschieben. Eine Überaktivität der rechten Gehirnhälfte aber könnte eine Tendenz zu Depressionen verstärken. Die gesunde Balance ist wichtig, das sollten wir nie vergessen.

Im Blick auf Surya-Bedhana jedenfalls sprechen die alten Yogis allein von der Hitze und den positiven gesundheitlichen Wirkungen, welche diese Praxis auslösen soll, wie das oben aufgeführte Zitat der HYP zeigt. Das Erhitzende und das Kühlende, das Aktivierende und Beruhigende haben Yogis im Selbstversuch entdeckt und mit dem Energiekörper in Verbindung gebracht, nicht physiologische Wirkungen aufgrund anatomischer Kenntnisse waren es, die ihr Denken und ihre Praxis geformt haben.

Die Übungen in diesem Kapitel beschreiben Surya-Bedhana. Chandra-Bedhana ist, wenn Sie das gerne für sich erforschen möchten, analog, jedoch vertauschen Sie dabei die Seiten. Üben Sie Chandra-Bedhana sicherheitshalber nicht oder nur mit großer Vorsicht, wenn Sie unter Trägheit, Antriebslosigkeit, Traurigkeit oder Depressionen leiden.

Positive Wirkungen

Surya-Bedhana erzeugt Hitze und aktiviert in besonderer Weise Prana duch die Stimulation von Pingala-Nadi. Pingala steht für Aktivität und die Außengerichtetheit unserer Aufmerksamkeit, für Dynamik und Kraft. Surya-Bedhana ist eine gute Vorbereitung für physische Aktivitäten und gilt auch als ein Mittel gegen Depressionen. Bei Trägheit und Antriebslosigkeit ist es das Pranayama der ersten Wahl. Es macht uns wach und aufnahmefähig.

Wann Sie Surya-Bedhana nicht üben sollten

Kontraindikationen sind: Herzerkrankungen, Anspannung, Aufgeregtheit, Angstzustände oder Stress, Epilepsie, Schilddrüsenüberfunktion, Magengeschwüre und Hernien.[221]

Surya-Bedhana – Technik

Vorbereitung

- Setzen Sie sich in eine angenehme und stabile Sitzhaltung.
- Rumpf, Nacken und Kopf sind natürlich-gerade aufgerichtet, das Gesicht und die Schultern entspannt.
- Die Hände ruhen auf den Knien. Zeigefinger und Daumen können einander berühren, um Jnana- oder Chin-Mudra zu bilden.
- Weiten Sie Ihren Herzraum.
- Schließen Sie die Augen und kommen Sie zur Ruhe.

Surya-Bedhana 1 – Grundtechnik

- Atmen Sie einmal bewusst tief ein und aus.
- Verschließen Sie das linke Nasenloch und atmen Sie langsam über rechts ein.
- Nach der Einatmung verschließen Sie rechts, öffnen links und atmen aus.
- Verschließen Sie nach der Ausatmung das linke Nasenloch und öffnen Sie das rechte, um erneut einzuatmen.
- Rechts einatmen, links ausatmen – das macht eine Runde Surya-Bedhana.
- Machen Sie die Übung einige Minuten lang, anfangs maximal zehn Runden, dann spüren Sie nach.
- Mit der Zeit können Sie die Zahl der Runden erhöhen.

Surya-Bedhana 2 – mit kurzem Kumbhaka

- Atmen Sie einmal bewusst tief ein und aus.
- Verschließen Sie das linke Nasenloch und atmen Sie langsam über rechts ein.
- Nach der Einatmung verschließen Sie beide Nasenlöcher und bleiben ein paar Sekunden im Kumbhaka, gerade so, wie es sich gut anfühlt.
- Am Ende des Atemanhalts öffnen Sie links und atmen aus – das macht eine Runde. Üben Sie mehrere Runden.

Surya-Bedhana 3 – mit Kumbhaka und Bandhas

Wie auch bei den zuvor beschriebenen Pranayamas können Sie die weiteren Elemente wie Matras, Bandhas und Mudras hinzufügen:

- Atmen Sie einmal bewusst tief ein und aus.
- Verschließen Sie die linke Nasenöffnung, und atmen Sie 4, 5 oder 6 Matras lang ein.
- Verschließen Sie beide Nasenöffnungen. Bleiben Sie doppelt so lange wie die Einatmung im Kumbhaka.
- Wenden Sie im Atemanhalt Jalandhara-, Mula- und Uddhyana-Bandha an und, wenn Sie möchten, auch Khechari-Mudra.
- Nach dem Kumbhaka öffnen Sie das linke Nasenloch und atmen doppelt so lange aus wie Sie eingeatmet haben. Die Ratio des Pranayamas ist 1:2:2 für Puraka, Kumbhaka und Rechaka.
- Üben Sie ein paar Runden lang, dann spüren Sie nach und entspannen.
- Mit der Zeit können Sie die Matras erhöhen und/oder die Phase des Kumbhaka ausdehnen, auch die Zahl der Runden kann über einen Zeitraum von Monaten hinweg erweitert werden. Gehen Sie jedoch nie über eine Ratio von 1:4:2 hinaus, und bleiben Sie immer im Rahmen Ihrer Möglichkeiten. Wenn die Übung zu einer Anstrengung wird, sind Sie zu weit gegangen.

Surya-Bedhana, so verspricht die *Gheranda Samhita,* bewahrt uns vor dem Alterungsprozess, sogar vor dem Tode. Durch die entstehende Hitze weckt dieses Pranayama Kundalini auf, das schlafende Energiepotenzial in uns.[222]

Chandra-Bedhana

Wenn Sie Surya-Bedhana, das „Durchstechen der Sonne", umgekehrt üben, also links ein- und rechts ausatmen, wird Chandra-Bedhana daraus, das „Durchstechen des Mondes". Die Wirkungen sind entsprechend umgekehrt.

Manche Autoren warnen vor Chandra-Bedhana und sagen, dieses Pranayama mache uns zu introvertiert und lethargisch. Es sei sogar gefährlich, Chandra-Bedhana ohne die explizite Anweisung eines Gurus zu praktizieren.[223] Wie immer gilt also auch hier, achtsam Selbstbeobachtung zu üben und nur zu praktizieren, was uns gut tut – sei dies nun mit oder ohne Guru.

Sitkari, die zischende Atmung

Durch diese Übung wird man ein zweiter Kamadeva, ein Gott der Liebe.[224]

– Hatha-Yoga-Pradipika

Sitkari hat eine kühlende und beruhigende Wirkung. Der energetischen Vorstellung des Yoga folgend, würden wir sagen, dass Sitkari die feminine, empfangende, weiche oder lunare Seite in uns stimuliert. *Sitkari* und *Shitali,* das wir im nächsten Kapitel behandeln, nehmen im Reigen der klassischen Atemübungen eine Sonderstellung ein, weil man bei ihnen im Unterschied zu den anderen Pranayamas durch den Mund einatmet. Bei der Einatmung strömt der Atem über die feuchte Zunge und Mundhöhle in den Körper. Dabei geben die Schleimhäute Feuchtigkeit ab, was einen kühlenden Effekt hervorruft. Wer Sitkari übt, so verspricht uns Svatmarama, „wird der Herrscher über Schöpfung und Auflösung und lebt ohne Hunger, Durst, Schlaf und Trägheit. (...) Wahrlich, durch diese Methode wird man der Herr der Yogis auf der Erde."[225]

Der Wortteil *kari* weist auf die Idee des Machens oder Erzeugens hin. Die Silbe *si* erinnert an den zischenden Klang, der bei diesem Pranayama erzeugt wird. Sitkari heißt also wörtlich *die Atmung, die den Klang ‚si' erzeugt* – Sitkari, die zischende Atmung.

Positive Wirkungen

Sitkari werden zahlreiche heilsame Wirkungen nachgesagt: Es kühlt den Organismus und stimuliert wichtige Bereiche des Gehirns. Es wirkt beruhigend und übt einen entspannenden Einfluss auf die Muskulatur aus. Deshalb ist es auch geeignet, um vor dem Schlafen geübt zu werden. Sitkari wirkt sich positiv auf den Zustand von Zähnen und Gaumen aus[226], fördert das freie Fließen von Prana, Hunger, Durst und Trägheit werden reduziert und ein allgemeines Gefühl von Wohlbefinden stellt sich ein. Diese Übung steht zudem im Ruf, hilfreich bei Entzündungen, Geschwüren, Übersäuerung, Fieber und Vergiftungen zu sein. Sogar eine positive Beeinflussung der intellektuellen Fähigkeiten wird erwähnt.

Wann man Sitkari nicht üben sollte

Kontraindikationen für Sitkari sind: Niedriger Blutdruck und Atemwegserkrankungen wie Asthma, Bronchitis oder starke Verschleimung. Vorsicht ist geboten bei Herzerkrankungen, vor allem das Anhalten des Atems ist dann zu unterlassen. Auch bei Depressionen und chronischer Verstopfung ist Sitkari kontraindiziert.

Es ist nicht empfehlenswert, das kühlende Sitkari-Pranayama in kalter Umgebung zu praktizieren. Auch bei verschmutzter Luft sollte man es nicht üben, denn beim Einatmen durch den Mund kann die Nase nicht ihre luftreinigende Wirkung wahrnehmen, wir atmen dann ungefilterte Luft ein.

Sitkari – Technik

Wir ziehen die Atemluft durch den geöffneten Mund ein, lassen aber die Zähne von Ober- und Unterkiefer zusammen. Dabei hört man ein zischendes Geräusch, und der kühlende Effekt entsteht. Dann atmen wir aus, entspannen und spüren nach. Die HYP beschreibt die Technik so:

„Atme ein durch den Mund und erzeuge dabei den Klang *si*, dann atme durch beide Nasenlöcher aus. Wer so übt, wird ein zweiter Kamadeva, ein Gott der Liebe." Dies sagend, wird Svatmarama noch konkreter und schreibt Sitkari eine anziehende Wirkung auf das andere Geschlecht zu – jemand, der dieses Pranayama übt, werde „von den Frauen verehrt" und erlange außerdem „die Macht, zu erschaffen oder zu zerstören". Zudem sei der Praktizierende frei von Hunger, Durst und Trägheit. Schließlich werde der Übende durch Sitkari zum „besten Yogi der Welt" und könne sich von allen Krankheiten befreien.[227]

Was die Haltung der Zunge anbelangt, so gibt es mehrere Varianten, die Sie ausprobieren können: Die Zunge ruht entweder frei in der Mundhöhle oder Sie legen sie am oberen Gaumen hinter den Schneidezähnen an. Manche empfehlen, sie zusätzlich zwischen den Backenzähnen zu fixieren. Vielleicht mögen Sie sie aber auch lieber zwischen den leicht geöffneten Schneidezähnen halten.

Anstelle der „grinsenden" Mundhaltung während der Einatmung können Sie Ihre Lippen auch so formen, als würden Sie ein Lied pfeifen wollen, eine Stellung, die man *Kaki,* den Krähenschnabel, nennt. Probieren Sie es einfach aus. Vergessen Sie nicht: Yogis sind Forscher!

Vorbereitung

- Setzen Sie sich in eine angenehme und stabile Sitzhaltung.
- Rumpf, Nacken und Kopf sind natürlich-gerade aufgerichtet, das Gesicht und die Schultern entspannt.
- Die Hände ruhen auf den Knien. Zeigefinger und Daumen können einander berühren, um Jnana- oder Chin-Mudra zu bilden.
- Weiten Sie Ihren Herzraum.
- Schließen Sie die Augen und kommen Sie zur Ruhe.

Sitkari 1 – Grundtechnik

- Schließen Sie den Mund, obere und untere Zähne berühren einander.
- Öffnen Sie die Lippen so weit wie möglich und zeigen Sie Ihre Zähne, als würden Sie grinsen.[228]

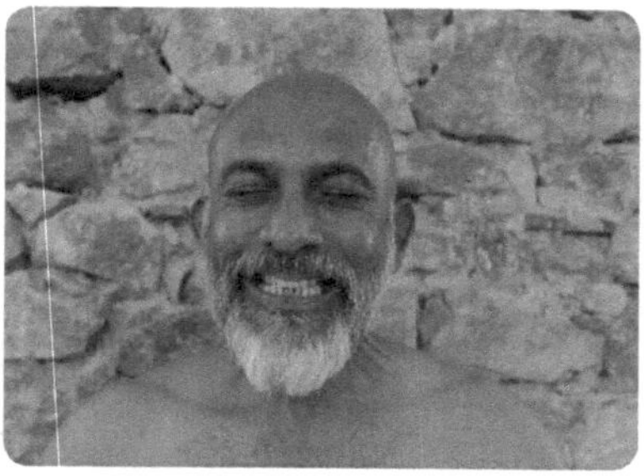

Abb. 50 – Sitkari. Der Mund ist bei der Einatmung weit geöffnet, während die Zähne einander berühren. Nach der Einatmung wird der Mund geschlossen und über die Nase ausgeatmet.

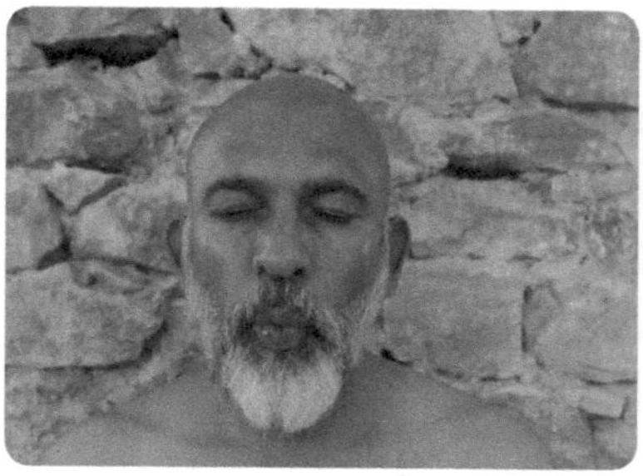

Abb. 51 – Sitkari mit veränderter Mundstellung, manchmal auch Kaki genannt, der Krähenschnabel.

- Wählen Sie für Ihre Zunge eine der oben beschriebenen Stellungen. Das Wichtigste ist, dass die Haltung angenehm ist. Wenn Sie sich unsicher sind, lassen Sie sie einfach entspannt in der Mundhöhle ruhen.
- Nun atmen Sie tief durch den Mund ein. Dabei strömt die Atemluft über die Oberfläche der Zunge.
- Am Ende der Einatmung schließen Sie den Mund und atmen langsam und kontrolliert durch beide Nasenöffnungen aus.
- Machen Sie am Anfang fünf Atemzüge und spüren Sie nach. Allmählich erhöhen Sie die Zahl auf zehn oder mehr Atemzüge.

Sitkari 2 – mit Kumbhaka und Bandhas

- Zwar sagt die HYP nicht explizit, dass man Sitkari mit Kumbhaka übt, jedoch wird dieses Pranayama der Gruppe der acht Kumbhakas zugerechnet, so ergibt sich logisch, dass man es mit Atemanhalt üben kann.
- Atmen Sie durch den geöffneten Mund ein und erzeugen Sie den Sitkari-Ton.
- Nach der Einatmung halten Sie den Atem an. Wenn Sie nur einen kurzen Atemanhalt praktizieren, müssen Sie keine Bandhas setzen.
- Ist der Atemanhalt etwas länger, setzen Sie Jalandhara-, Mula- und Uddhyana-Bandha.
- Ergänzend können Sie in der Phase der Atemfülle auch Khechari-Mudra setzen.
- Am Ende des Atemanhalts lösen Sie die Bandhas und atmen aus.
- Spüren Sie nach.
- Üben Sie mehrere Runden auf diese Weise.

Hinweise für das Üben

Swami Rama empfiehlt, mindestens 12 bis 13 Atemzüge zu machen, besser seien 50 oder sogar bis zu 80. Swami Satyananda Saraswati rät uns, 15 Atemzüge zu machen, besser mehr, vor allem bei heißem Wetter, da seien 60 angemessen. Das sind sehr viele Atemzüge. Sie alle zu machen, nimmt viel Zeit in Anspruch und überfordert wohl auch unsere Möglichkeiten. Die Idee des Kühlens ist in den heißen Gegenden Indiens natürlich drängender als hierzulande, wo meist ein gemäßigtes Klima herrscht. Wenn es kalt ist, sollte man Sitkari nicht im Freien üben.

Worauf ruht die Aufmerksamkeit während der Praxis?

Der Fokus der Aufmerksamkeit liegt auf dem zischenden Geräusch, das bei der Einatmung entsteht, sowie auf dem kühlenden Atemstrom, der über die Zunge fließt. Während und nach der Ausatmung spüren Sie in sich hinein. Gehen Sie in die Entspannung.

Atmen, Leben, Sterben

Hilf uns, einen heiligen Atemzug zu tun, Dich allein zu spüren und einen heiligen Schrein im Inneren zu erschaffen, in Ganzheit.[229]

– Aus dem aramäischen Vaterunser

„Die zentrale Tatsache meines Lebens ist mein Tod", sagt der amerikanische Psychotherapeut Sheldon B. Kopp. In seinem Buch *Triffst Du den Buddha unterwegs* beschreibt er seine therapeutische Arbeit als dauerndes *memento mori*, eine ständige Erinnerung an den Tod und die Vergänglichkeit des Seins.[230] Seine Patienten kommen, bleiben eine Zeit lang mit ihm und gehen dann, um nie wieder zu kommen. Man geht ein Stück zusammen, dann gabelt sich die Straße, während das Ende beider Wege, der Tod, bereits am nicht weit entfernten Horizont wartet.

Die Weisen der Menschheit haben uns immer daran erinnert, dass wir sterblich sind. Buddha betonte das besonders. Stets sollten wir uns der Unbeständigkeit des Lebens bewusst bleiben und auch des Leidens, das damit einhergeht. Dies lässt uns das Geschenk des Lebens würdigen, dieses flüchtige, fragile, unbegreifliche Etwas, das uns, unseren Nächsten und der ganzen Schöpfung gegeben ist. Deshalb ist alles, was wir anfangen mit dieser begrenzten Zeit, die ja morgen schon ihr Ende finden kann, von Bedeutung. In dieser Erkenntnis liegt die Quelle des Mitgefühls für uns selbst und andere – wir teilen die Zerbrechlichkeit und Flüchtigkeit miteinander.

Über den Tod und welche Rolle er in der Arbeit mit seinen Klienten spielt, sagt der Psychotherapeut Kopp weiter:

> „Ich spreche oft vom Tod, von seinem und von meinem, und vom Tod der Menschen, die wir lieben. Ich erlaube ihm nicht, sich vor der Tatsache zu verstecken, dass wir beide sterben werden, und dass es für jeden von uns viel zu früh sein wird. Wir werden lange tot sein. Und das ist alles. Da gibt es keinen Sinn. Dies ist eine zufällige Welt und die Zeit ist knapp. Die Zeit verrinnt, während er sich beklagt, sich bemitleidet, versucht, etwas Besonderes zu sein, für sein Unglück entschädigt zu werden."[231] „Was soll das alles?", fragt Kopp schließlich im Blick auf dieses an uns vorüberziehende Leben. „Was ist der Witz von dem Ganzen?" Er schließt: „Es gibt keinen. Es ist einfach so und Schluss. Es ist weder gut noch schlecht. Das Leben ist schlicht *unvermeidbar.*"[232]

Die Yoga-Philosophie stimmt Kopp zu, insofern er das Leben für unvermeidbar hält. „Ja, natürlich", würde der Weise ausrufen, „der ganze Kosmos ist doch der atmende Leib Gottes!" Alles, was ist, ist *unvermeidlich lebendig.* Ein Nicht-Leben wäre gleichbedeutend mit einem Nicht-Sein, was nicht sein kann. Genau deshalb aber muss auch Kopps nihilistisch anmutende Behauptung vom fehlenden Witz des Lebens in den Augen des Yogis unhaltbar erscheinen. Der Witz ist vielmehr, dass wir unsterblich sind, aber Angst haben vor dem Tod. Gerade der Atem bezeugt das. Am Anfang unseres Lebens kommt er zu uns und begleitet uns in jeder Sekunde. Unser engster Freund bleibt er und spiegelt jede Regung unseres Körpers, jede Emotion und jeden Gedanken. Er kennt uns besser als wir selbst uns kennen und hat seine eigene, ihm eingeborene Weisheit. Am

Ende unserer körperlichen Existenz geht er nicht allein ins Nichts, sondern begleitet unseren vom Körper nun losgelösten Geist noch eine Zeit lang als Energiekörper, bis schließlich auch dieser losgelassen wird und unser Geist neue Erfahrungsräume betritt.

Die Idee eines unsterblichen Seins, das sich in der Kraft des Atems spiegelt, durchzieht die Mystik indischen Denkens. In der *Bhagavad Gita* spricht Krishna über *Ishvarah*. Dies Wort wird meist als „Gott" übersetzt und lässt uns dabei übersehen, was es eigentlich sagen will. *Ish* heißt *walten* oder *herrschen*. Und die Silbe *sva* verweist auf *Svara*, den Atem. Eine Kraft durchflutet uns, das kann man darin lesen, eine Kraft, die uns *beatmet* – Atman – und uns das Leben schenkt. Insofern sie eins ist mit dem Höchsten, mit Gott oder mit ALLEM-WAS-IST, ist diese Kraft unsterblich. Im 15. Kapitel der *Bhagavad Gita* sagt Krishna zu Arjuna:

> „Wenn Ishvarah, Gott, als Seele in einen Körper eingeht oder ihn verlässt, dann nimmt er die Sinne und den Geist mit sich, so wie der Wind den Duft der Blüten fortträgt. Er ist es, der hinter allem Sehen, Hören, Berühren, Schmecken und Riechen, ja selbst hinter dem Geist steht und deren Objekte erfährt. Die Verwirrten erkennen ihn nicht, wenn er den Körper verlässt oder darin wohnt, wenn er Erfahrungen macht (...) Wer jedoch das Auge der Weisheit besitzt, der erblickt ihn. Yogis, die nach Vervollkommnung streben, erkennen Atman in sich selbst."[233]

Ich bin unsterblich. ICH BIN. Das ist es, was alle spirituelle Philosophie der Menschheit uns als *Ewige Philosophie* oder *philosophia perennis* immer mitteilen wollte; und die Kraft dieses ICH BIN zeigt sich in besonderer Weise im Auf und Ab des Atems. Prana heißt deshalb nicht nur Lebenskraft, sondern es ist auch ein Wort für Atman, unser inneres Licht, und sogar für Brahman, das Höchste.

Wo für den Psychotherapeuten Kopp das Leben als ein rein physisches definiert ist, das ohne einen inhärenten Sinn kommt und geht, da ist für die Philosophie Indiens das körperliche Leben nur eine Phase von vielen. Manche dieser Phasen verbringen wir in einem materiellen Körper, andere als nicht-physischer Körper oder *Linga* in ebenso nicht-physischen Regionen oder *Lokas* – diese mögen himmlischer oder höllischer Natur sein, abhängig allein von unserem mentalen Zustand beim Eintreten des körperlichen Todes. So kommen und gehen wir von Leben zu Leben, um zu lernen, zu wachsen und uns zu entfalten. Und um schließlich zu erkennen, dass wir mehr sind als selbst die wunderbarsten subtilen Dimensionen – reines Sein, nichtstofflich und ewig.

Der Atem kann uns auf sanfte Weise an dieses Kommen, Gehen und Wiederkommen erinnern, das zugleich ein Nehmen und ein Geben ist, ein Kreislauf des Seins – die Einatmung stirbt für die Ausatmung und die Ausatmung gibt sich der Einatmung hin. Prana braucht Apana, und Apana kann ohne Prana nicht sein. Beide kommen aus der Stille, die dazwischen liegt. Sie ist das Potenzial, die eigentliche Kraft, aus der jede neue Welle des Atems strömt.

So können wir den Atem als den unsterblichen Spiegel des Kosmos in uns begreifen. Zugleich erinnert er uns an die Vergänglichkeit *dieser Phase* unserer Existenz. Insofern die Zeit, die wir hier verbringen dürfen oder müssen, das Potenzial des Leidens in sich trägt, kann sie zur Basis des Mitgefühls für uns selbst und alle Wesen werden.

Shitali, die kühlende Atmung

Kennst du noch einen Markt wie diesen?
Wo du mit einer Rose
Hunderte von Rosengärten erwerben kannst?
Wo du für ein Samenkorn
einen ganzen Wald bekommst?
Für einen schwachen Atemzug
den ganzen Geist Gottes?[234]

– Rumi

Shitali-Pranayama hat viel mit Sitkari gemeinsam. Die Wirkung beider Techniken ist identisch. Das Besondere hier ist die Haltung der Zunge: Sie wird bei der Einatmung herausgestreckt und seitlich eingerollt und bildet eine Röhre, durch die man einatmet. Das ist nicht jedem möglich, die Fähigkeit, die Zunge zu rollen, gilt als angeboren – entweder wir sind „Roller“ oder nicht. Immerhin 80% der Menschen sind dazu in der Lage.

Die anderen können sich an Sitkari erfreuen oder aber eine Variation von Shitali probieren, bei der man die Zunge nicht ausstreckt und seitlich rollt, sondern nach hinten in die Mundhöhle einrollt, so dass die Zungenspitze den Gaumen berührt. Die Betonung liegt hier auf Zungen*spitze*. (Das ist nicht zu verwechseln mit Khechari-Mudra, bei welcher man die Zunge weit nach oben und zurückrollt, um sie mit der Unterseite an den oberen Gaumen zu legen. Diese Mudra blockiert den Rachenraum weitgehend oder ganz, und man kann dann kaum noch oder gar nicht mehr durch den Mund einatmen. Deshalb setzt man Khechari auch nur in der Atempause.) Swami Rama nennt diese Zungenstellung *Manduka-* oder „Frosch-Mudra" und erwähnt sie in seinem Buch *Path of Fire and Light.*[235]

Unabhängig von der Art des Zungenrollens gibt es noch einen weiteren Unterschied zu Sitkari. Während es bei Shitali einfach ist, die Ujjayi-Atmung anzuwenden, gelingt das bei Sitkari nicht so gut, zudem ist es auch nicht sinnvoll, denn die aufeinander liegenden Zähne verlangsamen das Einströmen der Atemluft ohnehin genug. Eine Verstärkung dieses Effektes durch die Glottis-Verengung mit Ujjayi macht da nur wenig Sinn.

Shitali wird meist als *kühlende Atmung* übersetzt, abgeleitet vom Sanskritwort *shita* für kühl. Es heißt aber auch ruhig, leidenschaftslos, gelassen. Das sind alles treffende Zuschreibungen, denn Shitali vermittelt ein Gefühl von Stille und Wohlsein.

Positive Wirkungen

Die HYP sagt über die positiven Wirkungen von Shitali nicht so viel wie zu Sitkari. Die Kommentatoren der Schrift scheinen aber einig darin, dass die Wirkungen beider Pranayamas identisch sind. Shitali hat meinem persönlichem Empfinden nach eine etwas stärker Trance-induzierende Wirkung als Sitkari.

Wann man Shitali nicht üben sollte

Die Kontraindikationen von Shitali sind identisch mit denen von Sitkari. Niedriger Blutdruck, Atemwegserkrankungen, Bronchitis, Verschleimung, Herzerkrankungen, Depressionen und chronische Verstopfung sind Gegenanzeigen.

Shitali-Technik

Sie atmen durch den geöffneten Mund ein. Die Zunge wird dabei entweder ausgestreckt und seitlich gerollt oder nach oben und hinten in die Mundhöhle eingerollt, so dass die Zungenspitze den oberen Gaumen berührt – Manduka-Mudra. Nach der Einatmung schließen Sie den Mund und atmen durch die Nase wieder aus. Sowohl bei der Ein- wie auch der Ausatmung lässt sich Ujjayi gut einsetzen.

Sollten Sie sich für die Variante mit nach hinten eingerollter Zunge entscheiden, werden Sie bemerken, dass Ujjayi ganz von selbst entsteht, ohne dass Sie etwas dazu tun müssen. Der Grund hierfür ist, dass sich beim Einrollen der Zunge nach hinten der Kehlkopf absenkt. Dabei verengt sich auch die Stimmritze, und Ujjayi entsteht gleichsam automatisch. (Sie können dieses Absenken des Kehlkopfes leicht überprüfen, indem Sie Ihren Kelhkopf mit den Fingern berühren und dann die Manduka-Mudra anwenden, sie werden das Absenken deutlich wahrnehmen.)

Vorbereitung

- Setzen Sie sich in eine angenehme und stabile Sitzhaltung.
- Rumpf, Nacken und Kopf sind natürlich-gerade aufgerichtet, das Gesicht und die Schultern entspannt.
- Die Hände ruhen auf den Knien. Zeigefinger und Daumen können einander berühren, um Jnana- oder Chin-Mudra zu bilden.
- Weiten Sie Ihren Herzraum.
- Schließen Sie die Augen und kommen Sie zur Ruhe.

Shitali 1 – Grundtechnik

- Strecken Sie Ihre Zunge aus und rollen Sie die Außenseiten der Zunge so zur Mitte hin ein, dass sich eine Röhre bildet.
- Alternativ können Sie die Zunge nach oben und hinten rollen, so dass die Zungenspitze den oberen Gaumen berührt. Gehen Sie dabei so weit nach hinten in Richtung des weichen Gaumens, wie es Ihnen ohne Anspannung möglich ist.

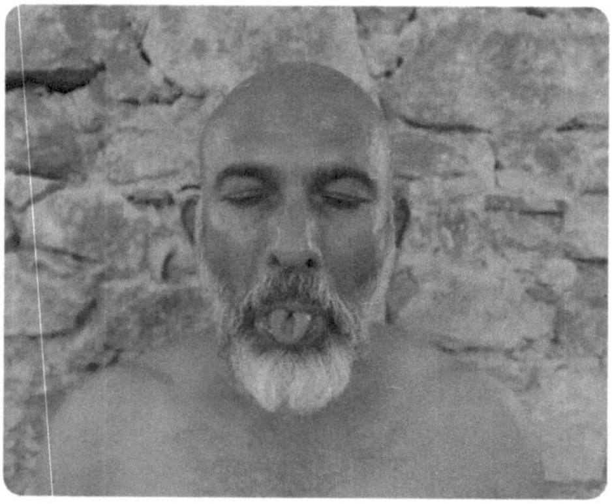

Abb. 52 – Shitali mit eingerollter Zunge. Der Strom der Einatmung fließt durch die Röhre, die mit der Zunge gebildet wird. Nach der Einatmung wird der Mund geschlossen und durch die Nase ausgeatmtet.

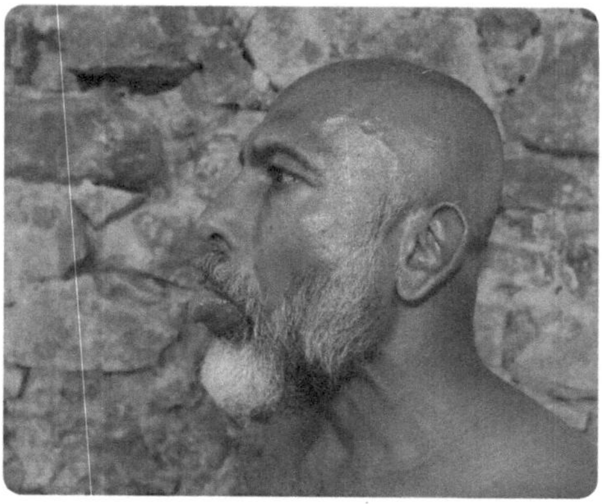

Abb. 53 – Shitali mit eingerollter Zunge – Abbildung von der Seite

- Atmen Sie langsam und tief durch den geöffneten Mund ein.
- Am Ende der Einatmung entspannen Sie die Zunge und schließen den Mund.
- Atmen Sie langsam und kontrolliert durch die Nase wieder aus.
- Um die Praxis zu vertiefen, praktizieren Sie während der Ein- und Ausatmung Ujjayi (mit der Manduka-Mudra entsteht es nahezu automatisch).
- Beginnen Sie mit fünf Atemzügen und steigern Sie die Zahl allmählich auf zehn oder mehr, so wie es angenehm ist.

Shitali 2 – mit Kumbhaka und Bandhas

- Atmen Sie mit der von Ihnen bevorzugten Mundstellung langsam und tief ein.
- Am Ende der Einatmung entspannen Sie die Zunge und schließen den Mund.
- Nach der Einatmung halten Sie den Atem und verbleiben ein paar Momente in der Atemfülle.
- Wenn Sie einen etwas längeren Atemanhalt praktizieren, dann setzen Sie dabei Jalandhara-, Uddhyana- und Mula-Bandha.
- Halten Sie den Atem, solange Sie sich wohl damit fühlen.
- Lösen Sie die Bandhas, und atmen Sie langsam durch die Nase aus.
- Üben Sie mehrere Runden achtsam auf diese Weise.
- Spüren Sie nach.

Hinweise für das Üben

Hinsichtlich der Zahl der Runden gelten die gleichen Empfehlungen wie für Sitkari. Zehn bis zwanzig Einatmungen sind eine gute Zahl. Die Ujjayi-Atmung während Shitali ermöglicht es, die Einatmung sehr fein zu kontrollieren. Verlängern Sie im Zuge Ihrer Pranayama-Praxis nach und nach die Ein- und Ausatmung. Der Fokus im

Atemprozess liegt vor allem auf der eingerollten Zunge und auf der kühlenden Empfindung bei der Einatmung.

Bhramari, das Bienensummen

Diese Übung macht den Yogi zum König der Yogis, und der Geist taucht ein in Glückseligkeit.[236]

– Hatha-Yoga-Pradipika

Bhramari verbindet den Atem mit einem vibrierenden Klang. Vibration, Klang oder Schwingung ist die Grundlage der Schöpfung. „Alles schwingt!", sang der indische Mystiker und Musiker Kabir (1440–1580) einst in einem seiner Lieder.

Der Kosmos, so lehren es viele Schriften, trat ins Sein als ein Willensakt von etwas Höchstem – von Brahman, Gott, dem Tao. Dessen Kraft oder Energie, sich manifestierend als Licht, Wort oder Schwingung, durchfluten das All. Jede Zelle schwingt buchstäblich im Rhythmus der Schöpfung. Die Physiker hören noch heute das Echo des ersten Schöpfungsaktes im Rauschen des Urknalls. Yogis nehmen die Urschwingung der Welt im Klang OM wahr, der so summt wie das Summen Bhramaris.

Dieses Pranayama ist hervorragend geeignet, den Geist in einen meditativen Zustand zu führen. Die *Gheranda Samhita* schreibt Brahmari sogar die Kraft zu, den Übenden zu *Samadhi*, dem meditativen Gipfelzustand des Yoga, führen zu können:

„In der Schwingung ist ein Licht, und das Licht ist im Geist. Davon wird der Geist ganz absorbiert. Das ist der höchste Sitz Vishnus. Dies zeigt, dass Brahmari erfolgreich ist und der Yogi Samadhi erlangen kann.“[237] In dieser Beschreibung finden wir die spirituelle Idee der Energie als Schwingung, Klang, Licht und Geist.

Bhramari bedeutet *Biene*. Auf das Summen kommt es hier an – und auf das innere Hören nach der summenden Praxis. Meist erzeugt man den Summton mit der Ausatmung. Doch auch bei der Einatmung kann man summen, wie es die HYP ausdrücklich empfiehlt.[238]

Positive Wirkungen

Bhramari hat einen beruhigenden Effekt auf das Nervensystem und kann ein tiefes Gefühl von Wohlsein auslösen. Es reduziert mentale und emotionale Anspannung und ist hilfreich bei Einschlafstörungen. Bei Erkrankungen aller Art kann Bhramari den Heilungsprozess beschleunigen. Es wirkt sich positiv auf den Halstrakt und stärkend auf die Stimme aus. Deshalb ist es besonders gut geeignet für Menschen, die sehr viel sprechen müssen. Die starke Ausrichtung nach innen bei dieser Übung stärkt das Konzentrations- und Erinnerungsvermögen. Schließlich ist es ein ideales Pranayama, um in Meditation zu gehen. Schon wenige Atemzüge können eine tief beruhigende Wirkung auslösen und uns unseren vibrierenden Energiekörper fühlen lassen.

Wann man Bhramari nicht üben sollte

Bhramari sollte nur im Sitzen geübt werden, nicht im Liegen. Bei Infektionen oder schmerzenden Ohren ist es nicht zu empfehlen. Die Übung führt tief nach innen und ist deshalb für depressive Menschen nicht so gut geeignet. Andererseits kann es auch Glücksgefühle auslösen, wofür jeder Depressive dankbar wäre. Hier gilt es also, vorsichtig zu experimentieren. Liegt eine Herzerkrankung vor, sollte man Bhramari nicht mit Kumbhaka üben.

Technik

Die Grundtechnik von Bhramari ist sehr einfach, jeder kann sie durchführen: Man atmet ein, möglichst mit Ujjayi, dann atmet man aus und summt. Dann hört und spürt man in sich hinein. Wer es gerne einfach mag, für den ist diese Übung hiermit beschrieben. Genau so lesen wir das auch in der *Gheranda Samhita:* „Um Mitternacht, an einem Ort, wo keine Tiere und Geräusche sind, da verschließe deine Ohren mit den Händen, atme ein und halte den Atem."[239]

Dabei, so fährt die Schrift fort, können wir eine Vielzahl von inneren Klängen erfahren. Diese Klänge werden genau beschrieben, und sie können in einer klar benannten Reihenfolge nacheinander erfahren werden, wenn Bhramari täglich geübt wird.[240] Es beginnt mit dem Zirpen von Grillen, zumeist im rechten Ohr, dann erklingt eine Laute, danach Donner, der Klang einer Trommel, das Summen eines Käfers, läutende Glocken, Gongs, Trompeten, Kesselpauken und weitere Trommeln verschiedenster Art.

„Ganz zum Schluss", so die *Gheranda Samhita,* „hört man den Klang von Anahata aus dem Herzen aufsteigen."[241] Anahata ist das Herz-Chakra. Wörtlich heißt es *nicht angeschlagen* – der Klang, der klingt, ohne dass ihn jemand spielen muss, so als würde eine Gitarre erklingen, ohne dass ein Musiker die Saiten zupfte. Und weiter: „In diesem Klang liegt eine Schwingung, in dieser Schwingung ist Licht. In dieses Licht sollte der Geist eintauchen." Auf diese Weise könne der Geist den „höchsten Sitz Vishnus" erreichen, sich also mit Gott verbinden und Samadhi erlangen.[242]

Beschreibungen wie diese zeigen die Tiefe der Spiritualität, die in der Atemarbeit gesehen wird, wie auch ihr Potenzial. Das Pranayama des Hatha-Yoga versteht sich nicht bloß als Vorstufe zu höheren Praktiken, sondern wird selbst als eine Praxis gesehen, die zum Höchsten führen will.

Vorbereitung

- Setzen Sie sich in eine angenehme und stabile Sitzhaltung.
- Rumpf, Nacken und Kopf sind natürlich-gerade aufgerichtet, das Gesicht und die Schultern entspannt.
- Die Hände ruhen auf den Knien. Zeigefinger und Daumen können einander berühren, um Jnana- oder Chin-Mudra zu bilden.
- Weiten Sie Ihren Herzraum.
- Schließen Sie die Augen, und kommen Sie zur Ruhe.

Bhramari 1 – Grundtechnik

- Atmen Sie langsam und tief durch die Nase ein. Dabei soll der Ujjayi-Klang tönen.
- Am Ende der Einatmung halten Sie kurz den Atem an.
- Im Atemanhalt heben Sie die Arme und verschließen die Ohren mit den Zeigefingern.
- Alternativ können Sie die Ohren auch verschließen, indem Sie mit dem Daumen sanft auf den *Tragus* drücken, das ist der kleine Knorpel, der direkt vor dem Gehörgang liegt. Dadurch wird das Ohr besonders dicht verschlossen.

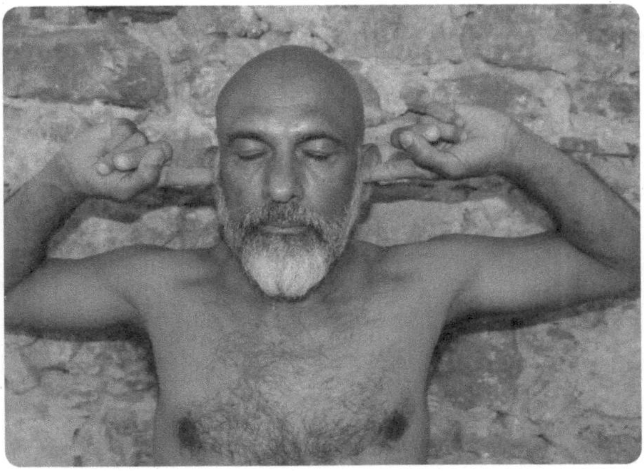

Abb. 54 – Die Zeigefinger verschließen die Ohren

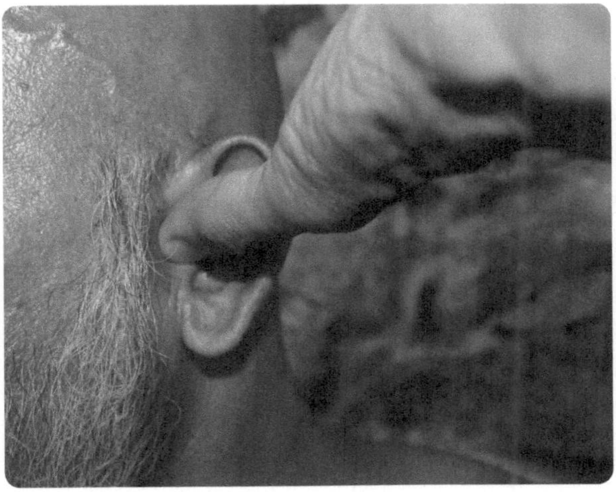

Abb. 55 – Die Ohren lassen sich auch gut verschließen, wenn die Daumen auf den Tragus drücken, den kleinen Knorpelvorsprung am Gehöreingang.

- Atmen Sie langsam aus. Erzeugen Sie dabei einen kontinuierlichen, sanften und möglichst tiefen Summton.
- Strengen Sie sich beim Summen nicht an. Lassen Sie den Ton ruhig, gleichmäßig und natürlich fließen, ohne Druck auszuüben.
- Spüren Sie während der Ausatmung in Ihren Kopf und Körper hinein und nehmen Sie die Vibration wahr, die das Summen erzeugt.
- Am Ende der Ausatmung legen Sie die Hände wieder auf den Oberschenkeln ab und spüren nach.
- Üben Sie einige Runden auf diese Weise.

Hinweise für das Üben

Jede Pranayama-Praxis profitiert davon, in einer ruhigen Umgebung durchgeführt zu werden. Ganz besonders gilt dies für Bhramari, weil hier der Klang eine so entscheidende Rolle spielt. Wenn möglich, üben Sie also in einer Umgebung und zu einer Zeit, in welcher es still ist. Der frühe Morgen – *Brahma-Muhurta* oder die „Stunde Brahmas", wie man diese Zeit auch nennt – und der späte Abend sind naturgemäß gut geeignete Zeiten. „Nach Mitternacht, an einem Ort, wo es ganz still ist, soll der Yogi Puraka und Kumbhaka üben, indem er die Ohren mit den Händen verschließt."[243]

Meist werden zehn bis zwanzig Runden Bhramari angeraten. Vasant Lad empfiehlt sieben bis maximal siebzehn Atemzyklen. Wer jeden Tag siebzehn Runden übe, so der Ayurveda-Arzt, erlange binnen eines Jahres die Erleuchtung.[244] Ich meine, wir sollten solche Aussagen nicht unbedingt wörtlich nehmen. Yogis neigen immer wieder dazu, ihre Übungspraktiken besonders zu loben und manchmal auch in übertriebener Weise hervorzuheben. Letztlich ist die Motivation dahinter eine liebenswerte, nämlich den Übenden zu begeistern, ihm ein Ziel zu geben, Freude an der Praxis zu empfinden und nicht die Geduld zu verlieren. Ohne Zweifel ist Bhramari ein mächtiges Pranayama. Oft genügen schon drei bis fünf Runden, um einen meditativen Zustand herbeizuführen, vor allem, wenn man nach der Einatmung den Atem anhält, aufmerksam ins Innere hörend, und ebenso achtsam in die Ausatmung geht und bewusst die Stille wahrnimmt, die ihr folgt.

Übt man Bhramari speziell dafür, um Heilungsprozesse zu unterstützen, ist es sinnvoll, mehr Atemzyklen zu machen. Was die Zahl der Runden anbelangt, ist es letztlich nur wichtig, dem eigenen Spüren zu vertrauen und nur so lange und intensiv zu üben, wie es sich gut anfühlt.

Bhramari 2 – mit Kumbhaka und Bandhas

- Atmen Sie langsam und tief durch die Nase ein. Dabei soll der Ujjayi-Klang tönen.
- Am Ende der Einatmung verschließen Sie Ihre Ohren mit den Fingern und praktizieren Kumbhaka. Wenden Sie Jalandhara-, Uddhyana- und Mula-Bandha an.
- Hören Sie in der Phase des Atemanhalts aufmerksam ins Innere Ihres Kopfes.
- Dann lösen Sie die Bandhas und atmen langsam aus. Erzeugen Sie dabei einen kontinuierlichen, sanften und möglichst tiefen Summton. Strengen Sie sich beim Summen nicht an. Lassen Sie den Ton ruhig, gleichmäßig und natürlich fließen, ohne Druck auszuüben.
- Spüren Sie auch während der Ausatmung in Ihren Kopf und Körper hinein und nehmen Sie die Vibration wahr, die das Summen erzeugt.
- Am Ende der Ausatmung legen Sie die Hände ab und spüren nach.
- Üben Sie einige Runden auf diese Weise.

Bhramari 3 – mit Shanmukhi-Mudra

Shanmukhi-Mudra, das „Versiegeln der sieben Tore", kann bei jeder der oben beschriebenen Bhramari-Techniken zusätzlich zur Anwendung kommen, um eine noch stärker nach innen gerichtete Erfahrung zu ermöglichen. Die sieben zu versiegelnden Tore sind: Augen, Ohren, Nasenlöcher und Mund. Das Shanmukhi-Siegel reduziert die Sinneseindrücke. Dieses Zurückziehen der Sinne ist im Yoga als *Pratyahara* bekannt, eine wichtige Voraussetzung für die Meditation.[245]

So üben Sie Brahmari mit der Shanmukhi-Mudra:

- Heben Sie die Arme und verschließen Sie die Ohren, indem Sie mit dem Daumen sanft auf den *Tragus* drücken.
- Die Zeigefinger liegen sanft über den geschlossenen Augen. Ring- und kleiner Finger liegen ober- und unterhalb der Lippen. Die Mittelfinger dienen nun dem Verschließen und Öffnen der Nase.

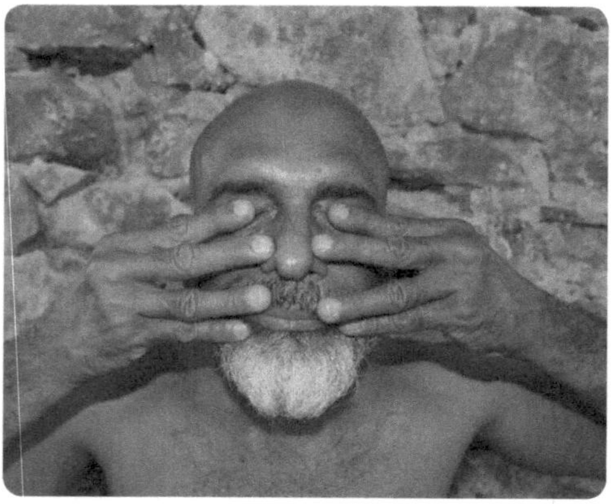

Abb. 56 – Shanmuki-Mudra vor der Einatmung. Nur die Nase ist geöffnet, während alle anderen „Tore" verschlossen sind.

- Atmen Sie ein.
- Verschließen Sie die Nasenlöcher und halten den Atem so lange an, wie es sich sich gut anfühlt für Sie. Hören Sie nach innen.

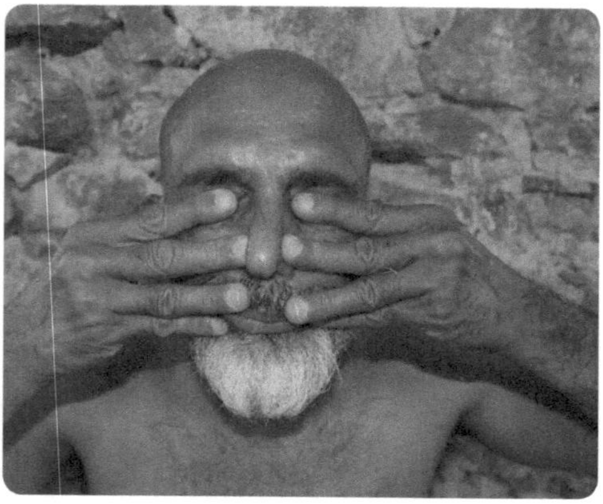

Abb. 57 – Shanmuki-Mudra nach der EInatmung im Atemanhalt. Alle Sinnestore sind nun verschlossen.

- Nach der Einatmung lösen Sie die Mittelfinger von den Nasenflügeln und atmen mit Summton aus.
- Legen Sie die Hände auf den Oberschenkeln ab und spüren Sie nach.
- Machen Sie mehrere Atemzüge auf diese Weise.

Bhramari 4 – mit Summton einatmen

Die HYP sagt, dass wir auch bei der Einatmung einen Summton erklingen lassen sollten. Einatmend zu summen, ist zwar nicht ganz einfach, es ist aber auch keine wirkliche Kunst. Im Grunde gibt es dabei nicht viel Technisches zu erklären:

Wählen Sie eine der oben beschriebenen Variationen von Bhramari, und versuchen Sie einfach, zusätzlich auch bei der Einatmung zu summen. Experimentieren Sie mit der Tonhöhe und Intensität. Seien Sie unbedingt sanft und „ziehen" Sie nicht zu stark. Stressen Sie weder Ihren Kehlkopf noch Ihre Lungen. Bleiben Sie liebevoll, und achten Sie das Wunderwerk Ihres Kehlkopfes und Ihrer Stimmbänder.

Am Anfang wird es, wenn überhaupt, nur holprig funktionieren. Mit etwas Übung allerdings wird es Ihnen schon bald gelingen. Mit der Zeit wird der Summton kontrollierter, gleichmäßiger, weicher und feiner werden. Es ist eine gute Übung für den Kehlkopf – wenn Sie achtsam üben! – und stärkt die Konzentration. Es macht zudem einfach Freude, einatmend und ausatmend zu summen.

Kapalabhati, der leuchtende Schädel

Beherrscht man diese Übung, kann man in nur fünf Minuten eine Trance einleiten.[246]

– Swami Rama

Kapalabhati ist kein Pranayama im eigentlichen Sinne, sondern eines von sechs *Shatkarmas* oder *Kriyas,* inneren Reinigungstechniken, die die HYP erwähnt.[247] Shatkarmas reinigen die grobstoffliche Ebene des Körpers und dienen dazu, den Prozess des Pranayama zu erleichtern. Es ist sinnvoll, sie vor dem Pranayama zu praktizieren. „Wenn man die Shatkarmas nicht anwendet", so Swami Brahmananda, „dann ist das Üben von Pranayama sehr anstregend."[248] Immerhin scheinen die Shatkarmas aus Sicht der HYP nicht zwingend zu sein, weist sie doch darauf hin, dass „vollkommene Yogis" sagen, dass auch Pranayama allein genüge, um den Energiekörper von allen Blockaden zu befreien.[249] (Ein „vollkommener Yogi" in diesem Sinne ist jemand, der die Schriften kennt und ihre Empfehlungen in seinen Lebensvollzug integriert.)[250]

Wenn Kapalabhati auch ein Shatkarma ist, kein Pranayama, so verschwimmen doch die Abgrenzungen. Während manche Shatkarmas primär physische Techniken sind, gibt es bei Kapalabhati schon deutliche Überlappungen zum Pranayama. Eines der sechs Shatkarmas, welche die HYP erwähnt, ist sowohl eine physische Reinigungstechnik als auch eine vollständige Meditationsmethode, nämlich *Trataka,* das „Starren" – praktiziert meist als das Blicken auf das Licht einer Kerze. Auch die Meditation versteht sich als reinigende Praxis – sie reinigt unseren Geist. Im Kern ist der gesamte Weg des Yoga ein Reinigungsprozess, der Körper und Geist zu kristallener Klarheit führen will, wie es im *Yogasutra* heißt.[251]

Kapala heißt Stirn oder Vorderhirn. Das lateinische Wort *caput* für Kopf oder Haupt kommt daher. *Bhati* bedeutet Leuchten, Strahlen oder auch Leichtigkeit, das steht für die Idee der Reinigung. Kapalabhati bedeutet also soviel wie Kopf- oder Hirnreinigung, auch leuchtender Kopf oder strahlendes Gesicht sind zutreffende Übersetzungen.[252] Swami Rama nennt Kapalabhati ein „Pranayama, welches die Stirn und das ganze Gesicht zum Leuchten bringt."[253] (Wenn Swami Rama hier Kapalabhati ein Pranayama nennt, so verschwimmt auch hier offensichtlich die Trennung von Pranayama und Shatkarma.)

Entscheidend jedenfalls ist nicht die wörtliche Übersetzung, sondern die Idee von Klarheit und Wachsein. Genau das gehört zu den Wirkungen dieser Übung. Sie macht uns wach und klar. Zugleich hinterlässt sie ein körperliches und emotionales Wohlsein, dazu einen friedvollen Geist. Kapalabhati ist eine gute Vorbereitungsübung für die Meditation.

Positive Wirkungen

Kapalabhati wird in der Yoga-Literatur eine Vielzahl positiver Wirkungen zugeschrieben, hier eine Übersicht:

Es befreit die Nase von Schleim und reinigt die Stirn- und Nebenhöhlen sowie den ganzen Atemtrakt. Die Durchblutung des Gehirns wird intensiviert, der Kopf wird klar und frei. Der gesamte Organismus wird mit reichlich frischem Sauerstoff und Lebensenergie versorgt, während gleiche Mengen an verbrauchter Luft ausgeschieden werden. In dieser Hinsicht ist Kapalabhati eine der wirksamsten Übungen, vergleichbar nur mit *Bhastrika*. Bei Müdigkeit ist es deshalb sehr gut geeignet, um mehr Frische zu erreichen, vor allem dann, wenn wir geistig arbeiten müssen. Schreibtischarbeiter können sehr davon profitieren.

Die intensive Aktivität der Abdominalmuskulatur massiert die Bauchorgane und wirkt sich vorteilhaft auf die Verdauung aus. Kapalabhati stärkt die Atemmuskulatur und reinigt die Lungen. Das wirkt sich günstig bei Erkältungen aus und ist sogar hilfreich bei verschiedenen Lungenerkrankungen wie Bronchitis, Tuberkulose, Asthma und Emphysemen.[254]

Kapalabhati wirkt stärkend, ausgleichend und beruhigend auf das Nervensystem. Es wirkt sich positiv auf unseren Geist aus, indem es sensorische Ablenkungen und innere Dialoge reduziert, den Geist zugleich aber wach und klar macht. Es hat eine gewichtsreduzierende Wirkung[255], wirkt einem schnellen Alterungsprozess entgegen und macht leicht und fröhlich.

Die HYP sagt, Kapalabhati sei „der Zerstörer aller Krankheiten, die aus einem Ungleichgewicht des Kapha-Dosha resultieren", mit anderen Worten, durch Schleim verursachte Krankheiten.[256] Dasselbe sagt die *Gheranda Samhita*.[257]

Kapalabhati ist gut geeignet, um vor anderen Pranayamas geübt zu werden, denn die dabei entstehende Hyperventilation erleichtert nachfolgend praktizierte Kumbhakas. Auch direkt vor der Meditation ist es wunderbar zu üben.

Wann man Kapalabhati nicht üben sollte

Menschen, die unter Herzbeschwerden oder hohem Blutdruck leiden, sollten Kapalabhati nicht üben. Weitere Kontraindikationen sind: Schwindel, Epilepsie, Apoplex, Hernien oder Magenbeschwerden. Auch während der Schwangerschaft sollte man kein Kapalabhati praktizieren.

Technik

Kapalabhati wird als reine Bauchatmung ausgeführt. Der Brustkorb ist nicht aktiv am Atemprozess beteiligt, er bewegt sich so gut wie nicht. In rascher Folge atmet man immer wieder forciert aus, indem man die Bauchmuskeln anspannt und die Bauchdecke nach innen in Richtung Wirbelsäule drückt. Dabei presst jede Ausatmung die Atemluft kraftvoll aus dem Bauchraum. Dann werden die Bauchmuskeln losgelassen, und die nächste Einatmung geschieht von selbst. Das ist in etwa so, als würde man eine Kerze ausblasen wollen, allerdings mit der Nase, denn der Mund ist bei Kapalabhati geschlossen. Die Ausatmung ist also schnell, kraftvoll und aktiv, die Einatmung etwas langsamer und passiv – also genau umgekehrt wie im natürlichen Atemprozess, bei welchem die Einatmung aktiv ist, die Ausatmung dagegen eher ein passives Loslassen.

Es sei darauf hingewiesen, dass Kapalabhati zwar auf die beschriebene Weise traditionell geübt wird – zusätzlich auch in einer Wechselatmungs-Variation, die aus der *Gheranda Samhita* stammt (siehe unten) –, dass indes der Text sowohl der HYP als auch der *Gheranda Samhita* den passiven Prozess der Einatmung nicht explizit erwähnt. So müssen wir zur Kenntnis nehmen, dass Kapalabhati traditionell zwar geübt wird, wie es eben geübt wird, dass jedoch die genaue Idee der HYP nicht sicher interpretiert oder bewiesen werden kann.[258]

In den folgenden Variationen von Kapalabhati folgen wir der traditionellen Übungspraxis mit aktiver Aus- und passiver Einatmung.

Vorbereitung

- Setzen Sie sich in eine angenehme und stabile Sitzhaltung.
- Rumpf, Nacken und Kopf sind natürlich gerade aufgerichtet, das Gesicht und die Schultern entspannt.
- Die Hände ruhen auf den Knien. Zeigefinger und Daumen können einander berühren, um Jnana- oder Chin-Mudra zu bilden.
- Weiten Sie Ihren Herzraum.
- Schließen Sie die Augen und kommen Sie zur Ruhe.

Kapalabhati 1 – Atmen durch beide Nasenöffnungen

- Atmen Sie einmal bewusst ein und aus. Dann atmen Sie natürlich in den Bauch ein und beginnen mit der Ausatmung das forcierte Ausstoßen des Atems.
- Dabei atmen Sie durch beide Nasenöffnungen aus und kontrahieren kraftvoll Ihre Bauchmuskeln. Die Bauchdecke bewegt sich mit jeder Ausatmung schnell in Richtung Wirbelsäule.
- Die Einatmung erfolgt unmittelbar nach der Ausatmung und geschieht passiv, reflektorisch, ohne jede Bemühung, einfach indem Sie die Bauchmuskeln loslassen.
- Die einzelnen Atemzüge folgen rasch und ohne Unterbrechung aufeinander. Jedoch sollte Tempo nicht vor Sorgfalt gehen. Zwei Atemzüge pro Sekunde sind ein guter Wert.
- Machen Sie zunächst 10 bis maximal 30 Atemstöße auf diese Weise, das macht eine Runde.

- Am Ende der Runde atmen Sie noch einmal langsam und tief ein und lassen dann entspannt in die Ausatmung los.
- Atmen Sie normal und natürlich und spüren Sie nach.
- Üben Sie drei bis fünf Runden auf diese Weise.
- Mit etwas Übung ist es bald kein Problem, die Zahl der Atemzüge in einer Runde auf 100 oder auch mehr zu steigern. Bleiben Sie immer achtsam und beobachten Sie, wie Sie sich während und nach der Praxis fühlen.

Hinweise für die Praxis

Üben Sie am besten morgens mit leerem Magen. Wenn Sie Kapalabhati am Abend praktizieren, kann es es sein, dass Ihnen das Einschlafen schwerfällt, denn diese Übung hat eine sehr belebende Wirkung.

Steigern Sie die Anzahl der Atemzüge allmählich im Hineinwachsen in die Praxis. Sie können die Zahl beispielsweise jede Woche um 5 bis maximal 10 erhöhen. Eine wirksame und intensive Kapalabhati-Praxis ist erreicht, wenn Sie nach einigen Monaten bei drei bis fünf Runden zu je 60 bis 100 Atemzügen angekommen sind. Kapalabhati ist sehr gut geeignet, um unmittelbar vor anderen Atemübungen praktiziert zu werden.

Kapalabhati 2 – mit Wechselatmung

Anders als die HYP beschreibt die *Gheranda Samhita* Kapalabhati als Wechselatmung, noch dazu in einer Weise, die eine aktive Einatmung andeutet: „Ziehe die Luft durch das linke Nasenloch ein und stoße sie durch das rechte aus, dann ziehe sie durch das rechte Nasenloch ein und stoße sie durch das linke aus.“[259] Diese Übung, *Vama-Krama* genannt, sei „ohne Gewalt“ zu praktizieren. Wenn wir das so üben, ist es im Grunde ein Nadi-Shodana mit forcierter Ein- und Ausatmung, aber ohne Kumbhaka.[260]

Zudem beschreibt die *Gheranda Samhita* Kapalabhati-Varianten, bei welchen man Wasser in die Nase einzieht und durch den Mund wieder ausspuckt, *Vyut-Krama,* beziehungsweise Wasser vom Mund in die Nase hinaufzieht und dann ausbläst – *Sit-Krama.*[261] Der Reinigungsaspekt steht hier also klar im Vordergrund. Wer so Yoga übe, würde stets gesund bleiben und niemals Altersschwäche erfahren.[262]

Die folgende Übung nun ist eine Variation des Vama-Krama-Kapalabhati der *Gheranda Samhita.*

- Verschließen Sie das rechte Nasenloch und atmen Sie links ein.
- Stoßen Sie den Atem zehn Mal forciert durch das linke Nasenloch aus, indem Sie kraftvoll die Bauchdecke einziehen. Die Einatmung geschieht nach jeder Ausatmung von selbst, indem Sie die Bauchmuskulatur entspannen. Ausatmung aktiv, Einatmung passiv.
- Nach zehn Atemstößen schließen Sie mit einer tiefen Ein- und Ausatmung durch das linke Nasenloch ab.
- Wiederholen Sie den gleichen Prozess auf der anderen Seite: Verschließen Sie das linke Nasenloch und atmen Sie durch das rechte Nasenloch ein. Dann folgen zehn forcierte Ausatmungen durch das rechte Nasenloch. Sie schließen wieder mit einer tiefen Ein- und Ausatmung auf der rechten Seite ab.
- Atmen Sie abschließend noch zehn Mal durch beide Nasenöffnungen. Aktive Ausatmung, passive Einatmung. Schließen Sie auch diesen Zyklus mit einer tiefen Ein- und Ausatmung ab.
- Zehn Mal links, zehn Mal rechts, zehn Mal durch beide Nasenöffnungen, jeweils abschließend mit einer tiefen Ein- und Ausatmung – dies macht eine Runde.
- Üben Sie drei bis fünf Runden.

- Spüren Sie nach den einzelnen Runden nach.
- Wenn Sie möchten, steigern Sie die Zahl der Atemzüge. Machen Sie das langsam, von Woche zu Woche, von 10 auf 20, auf 30 bis maximal 50 Atemzüge jeweils links, rechts und durch beide Nasenöffnungen.
- Bleiben Sie achtsam, und lassen Sie sich Zeit zur Selbstbeobachtung.

Kapalabhati 3 – mit kurzem Kumbhaka nach der Einatmung

Wenn Kapalabhati auch kein Pranayama oder Kumbhaka ist, so empfehlen manche Schulen, wie zum Beispiel die *Bihar School of Yoga*, es mit Atemanhalten zu praktizieren, um in tiefere Erfahrungen gehen zu können. Einen Atemanhalt nach der Einatmung können Sie bei beiden zuvor beschriebenen Variationen einsetzen. Experimentieren Sie vorsichtig damit, solange es sich angenehm anfühlt.

- Atmen Sie einmal bewusst ein und aus. Dann atmen Sie in den Bauch ein und beginnen mit der Ausatmung das forcierte Ausstoßen des Atems. Die Einatmung geschieht passiv.
- Machen Sie 30, 50 oder auch 100 Atemausstöße auf diese Weise.
- Dann nehmen Sie einen tiefen Atemzug und verbleiben ein paar Momente lang in der Atemfülle, gerade so lange, wie es sich gut anfühlt.
- Entspannen Sie sich in die Ausatmung hinein.
- Atmen Sie natürlich und spüren Sie nach.
- Üben Sie drei bis fünf Runden auf diese Weise.

Kapalabhati 4 – mit Kumbhaka und Bandhas

- Üben Sie wie in Variation 3 beschrieben.
- In der Atemfülle setzen Sie Jalandhara-, Mula- und Uddhyana-Bandha. Zusätzlich können Sie Khechari-Mudra anwenden. Bleiben Sie so lange im Atemanhalt, wie Sie sich damit wohlfühlen.
- Dann lösen Sie die Bandhas und entspannen sich in die Ausatmung hinein. Üben Sie mehrere Runden auf diese Weise.
- Spüren Sie nach.

Kapalabhati 5 – Wechselatmung mit Kumbhaka und Bandhas

Wenn Sie Kumbhaka und Bandhas ins Kapalabhati mit Wechselatmung integrieren möchten, dann gehen Sie so vor:

- Verschließen Sie das rechte Nasenloch und atmen Sie über links ein.
- Stoßen Sie den Atem dreißig bis fünfzig Mal forciert durch das linke Nasenloch aus, die Einatmung kommt passiv.
- Nach dreißig bis fünfzig Atemstößen atmen Sie tief durch das linke Nasenloch ein und verbleiben in der Atemfülle. Verschließen Sie dazu beide Nasenlöcher und wenden Sie Jalandhara-, Mula- und Uddhyana-Bandha an, wenn Sie möchten auch Khechari-Mudra.
- Verbleiben Sie so lange im Atemanhalt, wie es sich gut anfühlt. Dann lösen Sie die Bandhas und atmen durch das linke Nasenloch aus.
- Wiederholen Sie den gleichen Prozess auf der anderen Seite: Links verschließen, über rechts atmen. Nach dreißig bis fünfzig Atemausstößen rechts einatmen und den Atem anhalten, dabei wieder die Bandhas setzen. Danach ausatmen.

- Eine dritte Runde machen Sie dann durch beide Nasenlöcher.
- Spüren Sie nach.

Wo ruht das Gewahrsein?

Während der Phase des schnellen Atmens in Kapalabhati ruht der Fokus auf der Aktion der Bauchmuskulatur. Versuchen Sie, bei jedem Atemzug so achtsam wie möglich zu sein und stets zu spüren, ob die Zahl und Intensität der Atemzüge angemessen sind. Die Qualität ist in jedem Fall wichtiger als die Zahl, Intensität oder Geschwindigkeit der Stöße. Im Atemanhalt können Sie die Aufmerksamkeit auf *Chidakasha* richten, den dunklen Raum vor Ihrem inneren Auge. Ein solcher Atemanhalt hat geradezu spirituelle Qualität. Nehmen Sie die innere Stille bewusst genießend wahr.

Bhastrika, die Blasebalg-Atmung

Bhastrika kann die drei Granthis brechen. Ein Yogi muss deshalb Bhastrika üben.

– Hatha-Yoga-Pradipika

Bhastrika heißt Blasebalg. Es ist ein passender Name für dieses Pranayama, bei welchem ein Geräusch entsteht, wie man es vom Blasebalg einer alten Schmiede her kennt. Das Bhastrika-Pranayama ist dem Shatkarma Kapalabhati ähnlich, unterscheidet sich aber in zwei wichtigen Punkten von diesem: Während bei Kapalabhati nur die Ausatmung aktiv ist, die Einatmung dagegen passiv, so atmen wir bei Bhastrika aktiv ein und aus. Wo bei Kapalabhati der Bauch das Aktivitätszentrum ist, steht bei Bhastrika die Thorax-Atmung im Zentrum – jedenfalls dann, wenn wir der Darstellung der HYP folgen. Die *Gheranda Samhita* indes beschreibt Bhastrika wie Kapalabhati als Bauchatmungstechnik.[263]

Ob wir nun in den Bauch atmen, in den Thorax, oder Bhastrika sogar als Vollatmung verstehen – in jeder Variante ist es eine besonders intensive Praxis, die wir mit großer Sorgfalt üben müssen, wie die HYP explizit sagt.[264] Gregor Maehle, der Bhastrika als Vollatmung deutet, bezeichnet es als „die kraftvollste Atemtechnik, die jemals entdeckt wurde".[265]

Technik

Der unterschiedlichen Darstellung in den Schriften entsprechend, gibt es auch verschiedene Arten, wie Bhastrika unterrichtet und praktiziert wird. Für die Bauchatmungsvariante plädieren zum Beispiel Swami Rama, Swami Satyananda Saraswati oder auch Ranjit Sen Gupta.[266] Gregor Maehle favorisiert die Vollatmungstechnik, Vasant Lad dagegen die Thorax-Atmung. Die HYP sagt, wir sollen Bhastrika so üben, dass wir den Atem bis „hinauf zum Lotos des Herzens" holen und „den Widerhall vom Herz und Hals hinauf bis zum Schädel" fühlen[267], Hinweise, die doch deutlich auf den Thorax schließen lassen.

In welcher Variante wir es nun auch üben möchten, Bhastrika flutet den Körper mit großen Mengen Sauerstoff und senkt signifikant den Kohlendioxidgehalt im Blut. Das fördert tiefe, trance-ähnliche Zustände. Moderne Atemtechniken, die bekannt dafür sind, starke Emotionen auszulösen, wie zum Beispiel das *holotrope Atmen* nach Stanislav Grof oder die *Rebirthing* genannte Methode von Leonard Orr, weisen Ähnlichkeit zu diesem Pranayama auf.[268] Es ist Achtsamkeit geboten, denn Bhastrika kann bei Übertreibung zu Schwindel oder sogar zu einer kurzen Ohnmacht führen. (Der Arzt und Apnoe-Taucher Stig Åvall Severinsen gibt hier Entwarnung insofern, als dass dies in keiner Weise gefährlich sei und man auch schnell wieder aufwache, „oftmals mit einem prickelnden Gefühl im Körper, das nicht unangenehm ist".[269])

Positive Wirkungen

Bhastrika werden zahlreiche heilsame Effekte zugeschrieben – im Wesentlichen sind es dieselben wie bei Kapalabhati, nur stärker.[270] Bhastrika bewirkt einen schnellen und intensiven Gasaustausch, erhöht also den Sauerstoff- und senkt den Kohlendioxidanteil, was den Stoffwechsel stimuliert. Damit entgiftet es den Organismus und balanciert die Doshas, was unser körperliches und emotionales Wohlbefinden verbessert.[271] Die Muskelaktivität während des Atmens (in der Bauchatmungsvariante) massiert, reinigt und stärkt die Bauchorgane und wirkt sich positiv auf das Verdauungssystem aus. Bhastrika erhöht die Energieversorgung des Gehirns, „so dass es sich dem höheren Bewusstsein öffnen kann", wie Ranjit Sen Gupta sagt.[272] Es macht uns ruhig, zugleich wach und klar und stärkt das Nervensystem. Es wirkt geradezu trance-induzierend und ist gut als Meditationsvorbereitung geeignet.

Die drei Granthis

Die HYP erwähnt noch eine weitere Wirkung von Bhastrika, die spirituell-energetischer Natur ist: „Das Kumbhaka, das man Bhastrika nennt", so heißt es, „kann die drei Granthis brechen. Ein Yogi muss deshalb Bhastrika üben."

Granthi bedeutet Knoten. Gemeint sind Knoten oder Fesseln innerhalb unseres spirituell-energetischen Systems. Der erste Knoten heißt *Brahma-Granthi.* Er hat seinen Sitz im Wurzel-Chakra und steht für unsere Anhaftungen ans Materielle, für unsere Identifikation mit Besitz, Status, Positionen und so weiter, mithin für unser Angekettetsein an die äußere Welt. *Vishnu-Granthi* heißt die zweite Fessel, die im Herz-Zentrum liegt. Sie repräsentiert unsere emotionalen Anhaftungen. Wenn wir die Welt primär durch die Brille unserer Gefühle sehen, sind wir durch Vishnu-Granthi gebunden. Der dritte Knoten schließlich heißt *Rudra-Granthi*, mit Sitz im Stirn-Chakra, und bezeichnet unser Gebundensein an psycho-mentale Fähigkeiten, die sich auf dem Weg des Yoga zeigen können – jene ungewöhnlichen Phänomene, die man auch *Siddhis* nennt.[273]

Es zeigt sich hier wieder deutlich, wie eng das Atmen als nur vordergründig physische Praxis eigentlich den Energiekörper erreichen will, um unser emotionales, mentales und spirituelles Wachstum zu fördern.

Wann man Bhastrika nicht üben sollte

Kontraindikationen für Bhastrika sind hoher Blutdruck, Herzkrankheiten, Hernien, Magengeschwüre, Apoplex, Epilepsie, Erkrankungen der Netzhaut, Glaukom oder die Neigung zu Schwindel. Sehr vorsichtig und nur unter Anleitung üben sollten alte Menschen und Menschen mit Lungenerkrankungen wie Asthma, Bronchitis und Tuberkulose.

Vorbereitung

- Setzen Sie sich in eine angenehme und stabile Sitzhaltung.
- Rumpf, Nacken und Kopf sind natürlich-gerade aufgerichtet, das Gesicht und die Schultern entspannt.
- Die Hände ruhen auf den Knien. Zeigefinger und Daumen können einander berühren, um Jnana- oder Chin-Mudra zu bilden.
- Weiten Sie Ihren Herzraum.
- Schließen Sie die Augen und kommen Sie zur Ruhe.

Technik

Bhastrika 1 – Bauchatmung

Die Varianten 1 und 2 entsprechen weitgehend der Darstellung, wie wir sie in der *Gheranda Samhita* finden.[274]

- Atmen Sie einmal bewusst vollständig ein und aus.
- Nun atmen Sie zügig und kräftig immer wieder in den Bauch ein

und aus. Die Bauchdecke wölbt sich mit jeder Einatmung nach vorne, mit der Ausatmung drückt die Bauchdecke in Richtung Wirbelsäule.

- Das Atmen wird begleitet von einem gut hörbaren Atemgeräusch – ein Klang, der an einen Blasebalg oder auch eine Dampflokomotive erinnert.
- Machen Sie anfangs nicht mehr als zehn solcher Atemzüge. Ein bis zwei Atemzüge pro Sekunde sind ein praktikabler Wert.
- Nach der letzten Ausatmung atmen Sie einmal langsam und vollständig ein und lassen dann in die Ausatmung hinein los.
- Entspannen Sie sich und spüren Sie nach.
- Das ist eine Runde.
- Machen Sie drei bis fünf Runden.

Wenn Sie vertraut sind mit der Übung, können Sie nach und nach die Zahl der Atemzüge steigern. Die *Gheranda Samhita* empfiehlt, drei Runden zu zwanzig Atemzügen zu üben.[275] Satyananda Saraswati rät, mit fünf Runden zu je zehn Atemzügen zu beginnen und die Praxis monatlich um jeweils fünf Atemzüge zu erweitern, bis man bei maximal fünf Runden zu fünfzig Atemzügen angelangt ist – eine intensive Praxis, die sicher nicht jedermanns Sache ist.[276] Seien Sie auf jeden Fall achtsam, und intensivieren Sie das Üben nur langsam. Gerade bei Bhastrika gilt es, genau hinzuspüren, was das Üben mit uns macht. Pranayama hat nicht nur eine unmittelbare Wirkung, sondern auch einen Langzeit-Effekt, den Sie für sich selbst erforschen müssen.

Bhastrika 2 – Bauchatmung mit Kumbhaka

Wie in den anderen Pranayamas zuvor, können Sie auch bei Bhastrika ins Kumbhaka gehen und die Bandhas setzen.

- Atmen Sie einmal bewusst vollständig ein und aus.
- Atmen Sie zehn bis zwanzig Mal kräftig in den Bauch ein und aus.
- Nach der letzten Ausatmung atmen Sie vollständig ein und halten den Atem in der Atemfülle. Setzen Sie Jalandhara-, Mula- und Uddhyana-Bandha.
- Wenn Sie möchten, wenden Sie in der Atemfülle auch Khechari-Mudra an.
- Bleiben Sie so lange im Atemanhalt, wie Sie sich gut damit fühlen.
- Lösen Sie die Bandhas und entspannen Sie in die Ausatmung hinein.
- Entspannen Sie sich und spüren Sie nach.
- Das ist eine Runde.
- Machen Sie drei bis fünf Runden.

Bhastrika 3 – Bauchatmung mit Wechselatmung und Kumbhaka

So wie bei Kapalabhati beschrieben, können wir auch eine Wechselatmung in Bhastrika integrieren. Dies ist der Übungsablauf:

- Atmen Sie einmal vollständig ein und aus.
- Verschließen Sie das rechte Nasenloch und machen Sie zehn Bhastrika-Atemzüge durch das linke Nasenloch.
- Dann atmen Sie vollständig ein und halten den Atem so lange an, wie Sie sich gut damit fühlen. Verschließen Sie dazu die Nasenlöcher und wenden Sie Jalandhara-, Mula- und Uddhyana-Bandha im Atemanhalt an.

- Wenn Sie möchten, wenden Sie in der Atemfülle auch Khechari-Mudra an.
- Dann öffnen Sie das linke Nasenloch, lösen Sie die Bandhas und atmen aus.
- Wiederholen Sie den Vorgang auf der rechten Seite.
- Abschließend atmen Sie die gleiche Anzahl durch die beiden geöffneten Nasenlöcher.
- Spüren Sie nach.
- Wenn Sie zwischen den einzelnen Runden das Bedürfnis haben, normal zu atmen und zu entspannen, dann erlauben Sie sich das. Zwingen Sie sich zu nichts, und spannen Sie sich nicht an während der Praxis.

Bhastrika 4 – Thorax-Atmung

Bhastrika mit Thorax-Atmung ist noch intensiver als die Bauchatmungs-Variante. Üben Sie also besonders vorsichtig!

- Atmen Sie einmal bewusst vollständig ein und aus.
- Atmen Sie zehn Mal zügig und kräftig in den Brustkorb ein und aus.
- Die Thorax-Atmung ist tendenziell etwas langsamer als die Bauchatmung, denn sie ist physisch fordernder.
- Nach der letzten Ausatmung atmen Sie einmal langsam und vollständig ein und lassen dann in die Ausatmung hinein los.
- Entspannen Sie sich und spüren Sie nach.
- Das ist eine Runde.
- Machen Sie drei bis maximal fünf Runden. Bleiben Sie immer im Rahmen Ihrer Möglichkeiten. Steigern Sie die Zahl der Atemzüge nur langsam über Wochen und Monate.

Bhastrika 5 – Das Bhastrika der HYP – Thorax-Atmung mit Kumbhaka und Bandhas

Zum Abschluss dieses Kapitels das Bhastrika, wie die HYP es beschreibt. Eine Besonderheit gegenüber den zuvor vorgestellten Formen ist der Abschluss der Runden. Nach dem jeweils letzten Atemausstoß schließen wir das linke Nasenloch, atmen rechts ein und gehen dann ins Kumbhaka. Die Runde findet ihren Abschluss durch die Ausatmung über links. Hier der Ablauf der Praxis:

- Atmen Sie einmal bewusst vollständig ein und aus.
- Atmen Sie zehn bis zwanzig Mal zügig und kräftig in den Brustkorb ein und aus.
- Nach der letzten Ausatmung[277] verschließen Sie das linke Nasenloch und atmen über rechts ein.
- Nach der Einatmung über rechts verschließen Sie beide Nasenlöcher und halten den Atem in der Atemfülle, solange Sie sich gut damit fühlen.
- Setzen Sie in der Atemfülle Jalandhara-, Mula- und Uddhyana-Bandha. Wenn Sie möchten, wenden Sie auch Khechari-Mudra an.
- Am Ende des Atemanhalts öffnen Sie das linke Nasenloch, lösen die Bandhas und atmen aus.
- Entspannen Sie sich und spüren Sie nach.
- Das ist eine Runde.
- Machen Sie drei bis maximal fünf Runden. Üben Sie vorsichtig.

Bhastrika 6 – Das „Krieger-Bhastrika" im Stehen

Eine moderne Variante von Bhastrika erwähnt der Autor Stig Åvall Severinsen.[278] Die Bewegung der Arme während des Atmens macht den Prozess noch kraftvoller. Severinsen sagt nicht, in welcher Körperhaltung man die Übung machen soll, doch weil der Vorgang etwas geradezu Kämpferisches hat, zumal dann, wenn er rasch und wirklich kräftig durchgeführt wird, bietet es sich geradezu an, diese Variante im Stehen zu üben – dann aber selbstverständlich ohne Kumbhaka!

Dieses „Krieger-Bhastrika", wie ich es gerne nennen möchte, ist alles andere als ein klassisches Hatha-Yoga-Pranayama. Doch es ist eine Kraftatmung, die uns stärkt, so als würden wir uns auf einen unmittelbar bevorstehenden Kampf vorbereiten. Ermutigend und Selbstvertrauen stiftend. Probieren Sie es aus, es lohnt sich!

- Stellen Sie sich aufrecht hin, die Beine sind in einem hüftbreiten Abstand, die Füße parallel. Sie können die Knie leicht beugen, um die Haltung zu stabilisieren.
- Atmen Sie zügig und kräftig ein. Bewegen Sie dabei die gestreckten Arme nach oben bis über den Kopf, die Hände sind geöffnet.
- Mit einer ebenso zügigen und kräftigen Ausatmung bringen Sie die Arme wieder zurück, die Ellenbogen werden dabei gebeugt, und zugleich formen die Hände eine starke Faust.
- Machen Sie fünf bis zehn Atemzüge, und spüren Sie dann nach.
- Wiederholen Sie die Übung, wenn Sie sich gut damit fühlen.

Wenn Sie Bhastrika praktiziert haben – egal in welcher Form – dann setzen Sie sich in Meditationshaltung und hören nach innen. „Mit dem rechten Ohr" – so empfiehlt uns das die kaum bekannte Hatha-Yoga-Schrift *Hatharatnavali* aus dem 17. Jahrhundert – „heißen Sie die von innen aufsteigenden Klänge willkommen“: Grillen, eine Flöte, Donner-Zimbeln, eine Hummel, eine Glocke, ein Gong, eine Trompete und schließlich eine Trommel.[279]

Agnisara-Kriya, die Feuerübung

Du wirst so viel Energie haben, dass du dich fühlst, als würdest du schweben.[280]

– Swami Rama

Agnisara ist, wie auch Kapalabhati, eigentlich ein Shatkarma oder Kriya, also eine Technik zur inneren Reinigung. Bei dieser Übung „atmet man, ohne zu atmen", wie es der Ayurveda-Arzt Vasant Lad ausdrückt.[281] Dabei kann beträchtliche Wärme entstehen, weshalb die Übung zurecht so heißt, wie sie heißt, denn *Agni* bedeutet Feuer. Es ist zugleich einer der vielen Namen für den Schöpfer. Die Silbe *sara* steht für die Idee der Essenz oder inneren Natur einer Sache; und das Wort *Kriya* verweist auf eine Aktivität, ein Handeln oder eine Technik. Agnisara ist also eine Übung, deren Wesen es ist, mit Hilfe von selbst erzeugter innerer Hitze reinigend zu wirken.

Positive Wirkungen

Agnisara stärkt die Bauchmuskulatur und massiert die Bauchorgane. Dadurch regt es die Verdauung an und fördert einen guten Appetit. Das hilft, Toxine abzubauen und die Gesundheit zu stärken. Agnisara hebt den Energiepegel in allen Vayus, vor allem natürlich von Samana-Vayu, dem Energiefeld, das im Bauchbereich wirkt und für die Assimilation von Prana verantwortlich ist. Der Bauch gilt auch in Tibet und Japan als der Ort unserer Kraft. Agnisara wirkt Depressionen und Trägheit entgegen.[282] Die intensive Bewegung, die den ganzen Torso erfassen kann, lockert zudem die Muskulatur von Rücken und Schultern.

Wann man Agnisara nicht üben sollte

Agnisara ist kontraindiziert bei hohem Blutdruck und Herzerkrankungen, bei Problemen im Magen-Darm-Bereich und bei einer Schilddrüsen-Überfunktion. Auch bei Hernien oder Durchfall sollte man diese Übung nicht durchführen.

Technik

Bei Agnisara kontrahiert und entspannt man im ausgeatmeten Zustand in relativ zügiger Folge die Bauchmuskulatur. Man kann es im Stehen und Sitzen durchführen. Übt man es im Sitzen, lässt es sich eleganter in die Pranayama-Praxis integrieren, weil dann kein Positionswechsel vom Stehen zum Sitzen notwendig wird. Im Grunde ist es ein schnell und wiederholt durchgefürtes Uddhyana-Bandha im Bahir-Kumbhaka.

Vorbereitung

- Setzen Sie sich in eine angenehme und stabile Sitzhaltung.
- Rumpf, Nacken und Kopf sind natürlich-gerade aufgerichtet, das Gesicht und die Schultern entspannt.
- Die Hände ruhen auf den Knien. Zeigefinger und Daumen können einander berühren, um Jnana- oder Chin-Mudra zu bilden.
- Weiten Sie Ihren Herzraum.
- Schließen Sie die Augen und kommen Sie zur Ruhe.

Technik

- Nehmen Sie einen tiefen Atemzug.
- Atmen Sie kräftig aus. Leeren Sie die Lungen so weit wie möglich.
- Lehnen Sie sich etwas nach vorne und setzen Sie Jalandhara-Bandha. Die Ellbogen sind dabei gestreckt, die Hände auf den Knien.
- In zügiger Folge kontrahieren und entspannen Sie nun die Bauchmuskeln, solange Sie problemlos den Atem anhalten können. Zehn Kontraktionen genügen.
- Wie in Uddhyana-Bandha, ziehen Sie die Bauchmuskeln immer wieder nach innen und oben und lassen die Muskelspannung dann gleich wieder los.
- Stellen Sie sich vor, Sie würden atmen, ohne zu atmen. Bewegen Sie Ihre Bauchdecke, als würden Sie intensiv in den Oberkörper ein- und ausatmen wollen. Doch Sie atmen keine Luft ein und aus, sondern bleiben im Atemanhalt.
- Bleiben Sie bei der Übung entspannt und achtsam.
- Manche sagen, der Oberkörper solle sich dabei möglichst nicht bewegen, andere sehen das anders. Ich selbst habe die Erfahrung gemacht, dass es guttut, dem Oberkörper zu erlauben, sich während der Kontraktionsphase mitzubewegen.
- Nach zehn bis zwanzig Kontraktionen lösen Sie den Halsverschluss, heben Ihren Kopf und atmen tief ein, ohne den Atem anzuhalten.
- Entspannen Sie in die Ausatmung hinein und spüren Sie nach.
- Wenn Ihre Atmung sich wieder normalisiert hat, wiederholen Sie die Übung.

Hinweise für das Üben

Zehn Kontraktionen genügen am Anfang völlig. Mit der Zeit kann man die Zahl erhöhen. Vasant Lad empfiehlt zehn Kontraktionen bevor man wieder einatmet, Satyananda Saraswati spricht sogar von bis zu fünfzig. Die individuell optimale Anzahl hängt von verschiedenen Faktoren ab wie Übungspraxis, Kraft der Bauchmuskulatur, Geschwindigkeit und Intensität der Kontraktionen, natürlich auch von der Länge des Atemanhalts.

Natürlich spielt es auch eine Rolle, ob und welche Übungen man unmittelbar zuvor gemacht hat. Wer zum Beispiel einige Runden Kapalabhati vor Agnisara übt, kann deutlich mehr Kontraktionen in der Atemleere machen, weil Kapalabhati bereits eine intensive Sauerstoffversorgung sichergestellt hat. Es dauert zudem eine Weile, bis sich die Bauchmuskulatur so entwickelt hat, dass Agnisara unangestrengt geübt werden kann.

Da Agnisara Hitze erzeugt, sollte man an heißen Tagen ein kühlendes Pranayama (Sitkari, Shitali) danach praktizieren. Es versteht sich von selbst, dass Agnisara nur mit leerem Magen geübt werden sollte!

Murchha-Pranayama, die Entmachtung des Geistes

„Wenn der Yogi in Samadhi ist, kann die Zeit ihn nicht verschlingen, die Gesetze des Kosmos ihn an nichts hindern und niemand ihn überwältigen."[283]

– Hatha-Yoga-Pradipika

Murchha, das „Ohnmachts-Pranayama", wird nur noch selten praktiziert.[284] Manchmal heißt es, diese Übung sei gefährlich. Ich meine aber, dass es durchaus mit Genuss geübt werden kann, wenn man achtsam und im Rahmen seiner Kapazitäten bleibt. Gefahren beim Pranayama entstehen immer erst durch Übertreibungen. Ein Atemanhalt zum Beispiel ist nicht gefährlich, wenn er vorsichtig und nicht zu lange praktiziert wird. Jedes Kind übt sich darin, die Luft anzuhalten. Jedesmal, wenn wir beim Schwimmen untertauchen, halten wir auch den Atem an, das sind ungefährliche Aktivitäten, solange wir das rechte Maß bewahren. Yoga verlangt Eigenverantwortlichkeit, ebenso wie alles andere im Leben.

Murchha heißt Ohnmacht. Wichtig zu verstehen ist, dass es hierbei nicht um eine Ohnmacht des Bewusstseins geht, nicht also darum, das Bewusstsein zu verlieren und ohnmächtig zu werden, damit wäre ja die Übung vorbei. Ganz im Gegenteil ist man während der ganzen Praxis über wach und achtsam. Nur eines soll bei diesem

Pranayama entmachtet werden, nämlich die Vrittis oder unablässigen Aktivitäten des Geistes. Murchha will den Geist in die Stille führen, begleitet von der Freude, die man dabei erleben kann. Eben das beschreibt die *Gheranda Samhita* sehr schön, wenn sie sagt, dass man im Rahmen eines unangestrengten Atemanhalts die Aufmerksamkeit von allen äußeren Objekten abziehen und die Augen auf das Augenbrauen-Zentrum ausrichten soll. „Dies führt zur Ohnmacht des Geistes und schenkt Freude. Indem der Yogi seinen Geist *(Manas)* so mit Atman verbindet, erlangt er Glückseligkeit."[285] Die Ohnmacht des hyperaktiven Geistes sucht der Yogi, nicht die seines Bewusstseins. Dies widerspräche der ganzen Grundidee des Pranayama.

Ich will hier freilich nicht verschweigen, dass man es auch anders sehen kann. Swami Satyananda Saraswati, der Gründer der *Bihar School of Yoga,* versteht Murchha anders und bringt die Idee der echten Ohnmacht explizit ins Spiel, wenn er sagt, dass diese Übung leichten Schwindel und Benommenheit erreichen will. Es klingt fast brachial, wenn er schreibt, dass Murchha „hilft, die Ablenkungen der Außenwelt abzuschneiden und die Identifikation mit dem physischen Körper zu zerstören. Dies bringt geistige Stille."[286] Nach Satyananda Saraswati geht es darum, an die Schwelle der Ohnmacht zu gelangen, er nennt das *semi-fainting* – eine „halbe Ohnmacht" sozusagen.[287] Natürlich will er uns keine wirklich gefährliche Praxis empfehlen, vielmehr betrachtet er Murchha als hervorragende Übung, die jeder für sich selbst erforschen kann.

Positive Wirkungen

Murchha ist eine machtvolle Methode, vor allem, wenn man mühelos etwas länger im Atemanhalt nach der Einatmung verweilen kann. Es wirkt tief beruhigend und entspannend. Die Idee des Pratyahara, des Rückzugs der Sinne nach innen, wird in diesem Pranayama besonders gut erlebbar. Es hilft, den Geist von seiner Überaktivität zu befreien und immer wieder Zustände der Gedankenleere zu genießen.

Warnung

Nochmals sei betont, den Atem nicht länger anzuhalten, als es komfortabel möglich ist. Auch die Phase der Ausatmung und die Intensität des Halsverschlusses sind mit Achtsamkeit zu gestalten. Wir suchen die Stille in der Welt, wollen uns aber nicht „ausklinken" aus der Welt.

Wann man Murchha nicht üben sollte

Wenn Sie unter Schwindel oder zu hohem Blutdruck leiden, sollten Sie Murchha nicht praktizieren. Satyananda Saraswati erwähnt als Kontraindikation außerdem die Hirnblutung.[288]

Technik

Die HYP beschreibt die grundlegende Technik. Nach der Einatmung wird Jalandhara gesetzt und der Atem angehalten. Über die bewusst langsam gestaltete Ausatmungsphase hinweg wird Jalandhara weiter gehalten, eine Methode, die Beruhigung und ein großes Wohlgefühl hervorrufen kann.[289] Die *Gheranda Samhita* erwähnt Jalandhara nicht explizit.

Es gibt noch eine zweite Möglichkeit, den Halsverschluss in diesem Pranayama zu setzen, nämlich indem man nach der Einatmung den Kopf ein wenig nach hinten beugt.[290]

Im Folgenden sind zwei Murchha-Techniken beschrieben, einmal mit Jalandhara-Bandha und als Variation mit einer Neigung des Kopfes nach hinten. Probieren Sie es aus, und spüren Sie selbst, was Ihnen guttut.

Vorbereitung

- Setzen Sie sich in eine angenehme und stabile Sitzhaltung.
- Rumpf, Nacken und Kopf sind natürlich-gerade aufgerichtet, das Gesicht und die Schultern entspannt.
- Die Hände ruhen auf den Knien. Zeigefinger und Daumen können einander berühren, um Jnana- oder Chin-Mudra zu bilden.
- Weiten Sie Ihren Herzraum.
- Kommen Sie zur Ruhe.

Murchha 1 – mit Jalandhara Bandha

- Atmen Sie vollständig ein. Steuern Sie die Länge Ihrer Einatmung mit Ujjayi.
- Nach der Einatmung setzten Sie Jalandhara-, Mula- und Uddhyana-Bandha.
- Sie können im Atemanhalt zusätzlich Khechari-Mudra anwenden, das Nach-oben-und-Zurückrollen der Zunge.
- Ebenfalls im Atemanhalt blicken Sie nach oben hin zum Augenbrauen-Zentrum – Shambhavi-Mudra. Tun Sie das sanft, strengen Sie Ihre Augen nicht sehr an.
- Bleiben Sie so lange im Atemanhalt, wie es sich gut anfühlt.
- Atmen Sie so langsam wie möglich aus, Jalandhara wird in der Ausatmungsphase beibehalten, dabei entsteht gleichsam von selbst ein Ujjayi-Klang.
- Spüren Sie nach.
- Üben Sie einige Runden auf diese Weise.

Murchha 2 – den Kopf nach der Einatmung nach hinten neigen

Eine Variation der Übung besteht darin, anstatt Jalandhara anzuwenden, den Kopf nach der Einatmung sanft etwas nach hinten zu neigen und die Schultern anzuheben – der „Ohnmachts-Effekt" ist hier noch stärker zu spüren. Seien Sie vorsichtig beim Üben!

- Atmen Sie vollständig ein. Heben Sie während der Einatmungsphase sanft die Schultern an, und neigen Sie den Kopf etwas nach hinten – eine leichte Neigung genügt vollkommen. Die Arme sind durchgestreckt.
- Bleiben Sie so im Atemanhalt nach der Einatmung. Sie können im Atemanhalt zusätzlich Khechari-Mudra anwenden, das Nach-oben-und-Zurückrollen der Zunge.
- Ebenfalls im Atemanhalt blicken Sie nach oben hin zum Augenbrauen-Zentrum – Shambhavi-Mudra. Tun Sie das sanft, strengen Sie Ihre Augen nicht sehr an.
- Bleiben Sie so lange im Atemanhalt, wie es sich gut anfühlt.
- Am Ende des Atemanhalts bringen Sie die Schultern zurück und heben den Kopf wieder in seine normale Position.
- Atmen Sie so langsam wie möglich aus. Ujjayi hilft dabei.
- Spüren Sie nach.
- Üben Sie einige Runden auf diese Weise.

Satyananda Saraswati empfiehlt, Khechari- und Shambavi-Mudra während der ganzen Praxis über beizubehalten.[291] Doch erforschen Sie das für sich selbst, denn erst das eigene Üben kann Ihnen zeigen, was für Sie richtig ist. Pranayama ist ein sehr subjektives Geschehen, das meiste dabei spielt sich in Ihrem eigenen Inneren ab. Üben Sie immer so, dass es ein genussvoller Prozess ist.

Die Chakras – Zentren der Lebensenergie

„Hier liegt die unvergleichliche und beseligende Heimat Gottes. Wenn der Zeitpunkt des Todes gekommen ist, bringt der gute Yogi seine Lebenskraft, Prana, dorthin und gelangt so zum Höchsten, zum Ewigen und Ungeborenen, zur ersten Gottheit, zu Purusha, der war, bevor die drei Welten waren und von dem die Upanishaden wissen.“[292]

– aus dem Sat-Chakra-Nirupana (16. Jh.) über Ajna-Chakra, das 6. Energie-Zentrum

Neben den Nadis und Vayus, die wir in eigenen Kapiteln ausführlich behandelt haben, bilden die sieben Chakras das dritte wichtige Strukturelement des Energiekörpers, das durch Pranayama gereinigt und harmonisiert werden will. Es sind nicht eigentlich nur sieben, sondern abertausende oder sogar Millionen – die tibetischen Yogis sagen, dass jede Hautpore ein energetisches Zentrum sei – doch sieben haben sich im indischen Hatha-Yoga als die wichtigsten herauskristallisiert. Diese „Energieräder“, die entlang der Zentralachse des menschlichen Körpers lokalisiert sind, wurden in vielen Traditionen der Menschheit beschrieben – sogar der Regensburger Theologe und Rechtsgelehrte Johann Georg Gichtel, ein Schüler des berühmten Mystikers Jakob Böhme, schrieb im 17. Jahrhundert über sie.[293]

Man kann sich den Chakras auf verschiedene Weise nähern – physiologisch, energetisch, symbolisch, psychologisch oder spirituell – je nachdem, welches Erkenntnis- und Praxisinteresse man verfolgt. Wir wollen uns in diesem Kapitel nicht tief in die Symbolik und Bildsprache der Chakras vertiefen, das wurde vielfach an anderer Stelle getan.[294] Vielmehr soll es uns hier darum gehen, nur die wichtigsten Ideen rund um die Energiezentren zusammenfassend darzustellen, sie in Beziehung zur Pranayama-Praxis zu setzen und unter dem Stichwort *Chaturtah* im nächsten Kapitel atmend zu erkunden.

Im Grundsatz, so können wir sagen, gibt es im Blick auf die Chakras zwei psycho-spirituelle Aufgabenstellungen. Zum einen das Herstellen einer energetischen Balance und die konstruktive Integration aller Lebensthemen, welche die Chakras repräsentieren – vom schieren biologischen Überleben bis hin zur Erkenntnis unserer wahren Natur und der damit einhergehenden inneren Befreiung. Zum anderen den „inneren Aufstieg", der sich zunehmend weniger an den materiellen und äußeren Erfolgsparametern menschlichen Lebens orientiert, sich dafür umso mehr der Idee seelischen Wachstums verschreibt, der spirituellen Dimension unseres Seins.[295] In der Sprache des Yoga bedeutet das eine Bewegung des Menschen von *Tamas* über *Rajas* hin zu *Sattva* – vom Schweren, Dunklen und Achtlosen über das Schmerzhafte, Aktivistische und Egozentrische hin zu Klarheit, Stille und Altruismus.

Im Folgenden ein kurzer Überblick:

Muladhara – *Mula* heißt Wurzel und *Adhara* bedeutet Stütze. Unser Wurzel-Chakra, gelegen im Zentrum des Beckenbodens, steht für das Element Erde, für Stabilität, Kraft und Festigkeit, symbolisiert durch ein Yantra in Form eines gelben Quadrats und dem grauen Elefanten als Sinnbild aus dem Tierreich, eingebettet in einen dunkelroten Lotos mit vier Blütenblättern. Das Thema von

Muladhara ist das biologische Überleben, individuell wie auch als Spezies. Die Nase und der Anus sind die dem Wurzel-Chakra zugeordneten Sinnes- und Handlungsorgane des Menschen. Muladhara steht in besonderer Weise für die Idee der Dichte und Manifestation, für das, was materielle Gestalt angenommen hat.

Das Wurzel-Chakra wird im Pranayama besonders durch Mula-Bandha angesprochen. Jihva-Bandha, der Zungenverschluss, ist eine Alternative. Im Idealfalle ist Mula-Bandha während der Pranayama-Praxis immer aktiv. Esoterisch betrachtet, geht es dabei darum, ein ruhendes energetisches Reservoir, das am untersten Ende der Wirbelsäule vermutet und durch die schlafene Schlange Kundalini versinnbildlicht wird, zu wecken. Sie soll durch den Zentralkanal nach oben aufsteigen und dabei alle Chakras „durchstechen". Es ist dies das energetische Phänomen, das den psycho-spirituellen Wachstumsprozess des Menschen begleitet. Wer sich mit diesen Ideen nicht gut anfreunden mag, kann sie auch als Metapher für seelisches Wachstum begreifen (wobei eine ausschließlich psychologische Deutung sich nur schwer in Zusammenhang bringen lässt mit physischen Aktionen wie Mula-Bandha. Im Yoga lassen sich physische, energetische, mentale und spirituelle Ebenen nicht wirklich trennen).

Svadhishthana, das zweite oder Sexual-Chakra, ist auf Höhe des Kreuzbeins gelegen. Es heißt wörtlich „ursprüngliche Wohnstatt", ein Bild, das wohl darauf verweisen will, dass Kundalini, unser spirituelles Potenzial, vor langer Zeit aus dem Bereich der Lebensfreude – das psychologische Thema des zweiten Chakras – in die Dunkelheit Muladharas herabgesunken ist.

Bei Svadhishthana dreht es sich lebensthematisch um ähnliche Dinge wie bei Muladhara, jedoch ist die Perspektive eine andere. Wo wir aus Sicht des Wurzel-Chakras Essen und Sex brauchen, um zu überleben und uns zum Familien- und Spezies-Erhalt fortzupflanzen, da bedeuten diese Themen auf Svadhishthana-Ebene schlicht die Freude an den Dingen. Das Element des zweiten Chakras ist das Wasser, die zugehörigen Sinnes- und Handlungsorgane sind passenderweise unsere Zunge und die Sexualorgane – die „Feuchtgebiete" des Lebens, wie ich in diesem Zusammenhang gerne sage. Svadhishthana hat das Krokodil als Sinnbild und einen orangeroten Lotos mit sechs Blütenblättern.

Mula-Bandha wirkt auch in den Bereich von Svadhishthana hinein, indem es die Bewegungsrichtung von Apana-Vayu, das normalerweise nach unten fließt, umkehren will. Agnisara oder Uddhyana-Bhandha, die den gesamten Bereich von Unterleib und Bauch aktivieren, stimulieren ebenfalls Svadhishthana.

Manipura, die Stadt der Juwelen, heißt unser drittes Chakra. Das Feuer ist sein Element, dazu passend der zehnblätterige Lotos in der Farbe Gelb. Manipura hat den Widder oder Rammbock als Symbol, was besonders schön das Lebensthema des Nabel-Chakras, wie man Manipura auch nennt, zum Ausdruck bringt: Durchsetzungskraft und Gestaltungswille. Manipura steht damit für die Idee, dass wir selbst es sind, die unser Leben gestalten, im Guten wie im Schlechten, abhängig davon, ob dieses Energie-Zentrum tamasisch, rajasisch oder sattvisch ist. Energetisch betrachtet, ist der Bauch ein Kraftort, der im Pranayama eine wichtige Rolle spielt. Die Manipura zugeordneten Sinnes- und Handlungsorgane sind die Augen und die Beine.

Techniken wie Kapalabhati, Agnisara, Uddhyana oder Bhastrika wirken allesamt auf das dritte Chakra, das im Wirkungsbereich von Samana-Vayu liegt, das für Hitze, Verdauung und Assimilation von Energie steht.

Anahata, das Herz-Chakra, liegt in der Mitte unseres Oberkörpers. Es repräsentiert den Menschen als ein Wesen, das in Beziehung zu sich selbst und anderen steht, idealerweise liebend und (mit-)fühlend. So ist Anahata das Reich der Emotionen, der Empathie und des Mitgefühls. Energetisch liegt es im Bereich von Prana-Vayu, jenem Energiefeld, das mit der Einatmung und der Aufnahme von Lebensenergie in besonderer Weise in Beziehung steht. Zwei Dreiecke bilden das Yantra von Anahata, die Spitze des einen zeigt nach oben, die des anderen nach unten – wir Menschen sind Kinder der Erde wie auch des Himmels, „aufgespannt" zwischen beiden Dimensionen des Seins sozusagen. Im Inneren Anahatas brennt ein Licht. Dort verorten die Schriften Chitta, unseren Geist, wie auch Purusha, unsere spirituelle Dimension. Purusha sei „daumengroß", sagen die Upanishaden, und ruhe im Herzen. Das Tiersymbol des Herzens ist die achtsame Gazelle. Der Lotos von Anahata wird meist grün, manchmal auch in blauer Farbe mit zwölf Blütenblättern dargestellt. Sein Element ist der Wind. Haut und Hände sind die Sinnes- und Handlungsorgane. Die Haut steht für das Fühlen, die Hände für das Berühren.

Anahata heißt wörtlich „nicht angeschlagen", ein Klangstrom – oder *Nada* – der klingt, ohne dass jemand ihn spielt. Dieser ertönt nicht nur physiologisch in Form des Herzschlages, sondern im Yoga versucht man der subtilsten Form von Nada im Kontext des Pranayamas nachzuspüren, so zum Beispiel bei Bhramari oder auch nach Bhastrika. Anahata ist bei allen Prozessen der Atmung führend beteiligt. Klassischerweise wird Pranayama ja überwiegend mit Thorax-Atmung praktiziert, wir atmen also in den Bereich des Herzens hinein. (Nahezu alle Pranayamas aktivieren also auch unser Herz-Chakra.)

Vishuddha ist der Ort der Reinigung. Er liegt im Bereich des Kehlkopfes. Unser fünftes Chakra hat zu tun mit der Idee der Kommunikation, mit Selbstausdruck und Kreativität. In unseren Worten und Handlungen bringen wir zum Ausdruck, welch Geistes Kind wir sind. So steht Vishuddha auch für die Vergebung, denn Reinigung auf mentaler Ebene bedeutet vor allem das Loslassen dessen, was uns und anderen Schmerz bereitet und nicht hilfreich ist. Ein gereinigter Geist ist gelassen, frei und achtsam.

Der Mond ist ein Sinnbild für Vishuddha, den sechzehnblätterigen Lotos, der oft in hellblauer Farbe dargestellt wird. Er steht auch für das Kühlende, insbesondere für die heilsame Kühle Amritas, des Nektars der Unsterblichkeit. Das Tiersymbol Vishuddhas ist wieder ein Elefant, weiß diesmal – ich nehme an, es ist derselbe Elefant wie in Muladhara, doch rein geworden wie *Hamsa,* der weiße Schwan, der den Weg des Menschen zum Höchsten repräsentiert. Der Raum ist Vishuddhas Element, sein Sinnesorgan das Gehör und sein handelnder Ausdruck unsere Sprechwerkzeuge.

Vishuddha liegt, wie Anahata auch, im Einflussbereich von Prana-Vayu. Der Halsbereich ist, ebenso wie der Herzraum, in besonderer Weise mit dem Atemprozess verbunden, insofern wirken so gut wie alle Pranayamas auch auf Vishuddha. Ganz besonders aber ist dies der Fall bei Ujjayi und Bandhas wie Jihva und Jalandhara.

Ajna ist das 6. Chakra. Lokalisiert eigentlich im Zentrum des Schädels, kann es angesprochen werden, indem wir das Augenbrauen-Zentrum fokussieren, was besonders gut im Kumbhaka möglich ist. Ajna wird symbolisiert durch einen rauchfarbenen oder silbergrauen Lotos mit nur zwei Blütenblättern. Die großen Nadis – Ida, Pingala und Sushumna – welche in Muladhara ihren Ausgang haben, um sich dann durch die einzelnen Chakras „hindurchzuschlängeln" – treffen sich hier, weshalb man Ajna auch *Triveni* nennt, der Ort, an welchem die drei großen Ströme zusammenfließen. Ajna hat kein Tiersymbol mehr, vielmehr steht der Klang OM dafür. Ajna repräsentiert Erkenntnis, insbesondere spirituelle Erkenntnis. Sinnes- und Handlungsorgan ist der menschliche Geist.

Für die Reinigung der Nadis stehen Praktiken wie Nadi-Shodana, Chandra- und Surya-Bedhana. Sie unterstützen den Zusammenfluss der drei Ströme in Ajna-Chakra. In etwas längeren Kumbhakas kann man den Fokus besonders gut auf Ajna ausrichten, indem wir in den dunklen Raum vor unserem inneren Auge blicken – *Chidakasha.* Auch Shambavi-Mudra, das Blicken in Richtung Augenbrauen-Zentrum – im Kontext zum Beispiel von Murchha-Pranayama – stimuliert Ajna-Chakra, ebenso Kapalabhati, jenes Kriya, dessen Aktivitätszentrum zwar der Bauch ist, dessen Wirkung aber den Bereich des Schädels fokussiert.

Über **Sahasrara,** das 7. Chakra, sei hier nicht mehr viel gesagt. Es steht für die Dimension des Höchsten, versinnbildlicht durch tausend Farben, die für die Unendlichkeit stehen. Tausend, das ist auch die wörtliche Bedeutung des Kronen-Chakras. Wenn unser Weg uns so weit gereinigt hat, dass Kundalini nach Hause kommen kann, dann ist der Mensch, yogisch betrachtet, ans Ziel gekommen – die Braut (das heißt: der Mensch) vereinigt sich mit Gott. Insofern versteht sich *Pranayama als der Kern des Yoga.* Keine andere Praxis hat sich stärker der Idee der psychologischen und energetischen Reinigung verschrieben als das Üben mit dem Atem.

Zusammenfassend können wir festhalten, dass die verschiedenen Methoden des Pranayama den gesamten Energiekörper ansprechen – alle Nadis, Vayus und Chakras also, oft mehrere Bereiche zugleich.

Im Folgenden wollen wir uns praktisch atmend noch spezifischer den Chakras und wichtigsten Nadis nähern. Wir tun das unter dem Stichwort *Chaturtah,* das bedeutet wörtlich „der vierte Vorgang" – basierend auf einem recht geheimnisvoll klingenden Vers aus dem *Yogasutra.* Dabei wollen wir auch den ganz unterschiedlichen Interpretationen dieses Vorgangs etwas nachspüren und Atemtechniken erkunden.

Chaturtah – das geheime vierte Pranayama

„Trenne den Geist vom Körper und verbinde dich mit Paramatman, dem Großen Geist. Dies nennt man Samadhi oder Mukti, die Transzendenz aller Zustände des individuellen Bewusstseins.“[296]

– Gheranda Samhita

Es ist eine interessante Parallele zur yogischen Betrachtung des Geistes: Drei Bewusstseinszustände sind uns bekannt, der Wachzustand, der Traumzustand und der traumlose, tiefe Schlaf. Einen vierten aber sucht man im Yoga, *Turiya,* jenen Zustand, der die ersten drei einschließt und zugleich transzendiert. Ein Bild, das uns immer wieder begegnet, vergleicht diesen Zustand mit dem erholsamen Glück, das wir im Tiefschlaf erfahren dürfen, hervorgerufen durch das Ruhen in der Fülle der Leere, mit dem Unterschied, dass wir dieses Glück in Turiya *bewusst* erleben.[297]

Auch der Begriff *Chaturtah* transportiert die Idee von etwas „Viertem“, etwas Besonderem, hier jedoch im Kontext des Pranayama. Dennoch ist die Idee zutiefst verbunden mit dem Geist, auch wenn die Deutungen dazu ganz unterschiedlich sind und wir nicht mit Sicherheit sagen können, was Chaturtah genau bezeichnen will. Es kann durchaus sein, dass es einfach nur ein anderes Wort für Turiya ist.

Patanjali berichtet in knappen Worten von einem solchen „vierten Vorgang", der über die drei uns bekannten Phasen des Atems – Einatmung, Ausatmung und die Pause zwischen beiden – hinausgeht. Die Yoga-Philosophie nennt diese drei Phasen Puraka, Rechaka und Kumbhaka. Wir haben auch darauf hingewiesen, dass Patanjali diese Begriffe selbst nicht verwendet, sondern andere, was auch auf eine andere Atem-Praxis hindeuten mag. Das Pranayama des *Yogasutra* war wohl nicht das Pranayama, wie man es später im Hatha-Yoga praktizierte. Immerhin liegen zwischen der Abfassung des *Yogasutra* und den wichtigen Schriften des Hatha-Yoga 1500 bis 2000 Jahre.[298]

Im *Yogasutra* werden die Phasen des Atmens *Vritti* oder Aktivitäten genannt – ganz ähnlich wie Patanjali ja auch von *mentalen* Vritti spricht (schon wieder so eine Analogie zwischen der Betrachtung des Atems und der des Geistes!). Patanjali unterscheidet zunächst zwischen einer äußerlichen Aktivität *(Vahya-Vritti,* die Ausatmung), einer innerlichen *(Abhyantara-Vritti,* die Einatmung) und einer Aktivität, die zwischen diesen beiden liegt *(Stambha-Vritti,* der Atemanhalt). Danach kommt er auf den geheimnisvollen vierten Vorgang zu sprechen, *Chaturtah.* Es ist ein rätselhaft anmutender Vers, den der Autor der wichtigsten Yoga-Schrift uns da auf den Weg gibt. Die Kommentatoren haben sehr unterschiedliche Deutungen dafür gefunden, die uns dazu einladen, uns unser eigenes Bild zu machen.

Doch lassen wir Patanjali erst einmal selbst zu Wort kommen: „Es gibt noch einen vierten Vorgang", so sagt er. „Chaturtah, der über die Ein- und Ausatmung hinausgeht. Dann löst sich der Schleier auf, der Prakasha, das Licht unseres Bewusstseins, verdeckt."[299]

Was nun ist dieser vierte Vorgang? Ist es nur ein weiterer Aspekt des Pranayama neben Einatmung, Ausatmung und Atempause? Oder ist etwas gemeint, das jenseits der Pranayama-Praxis selbst liegt, etwas ganz anderes also als das Atmen? Um welches Phänomen handelt es sich?

T.K.V. Desikachar sagt in seiner Übertragung und Kommentierung des *Yogasutra,* der „Atem überschreitet dann die Ebene des Bewusstseins". Er macht es sich dann einfach, wenn er erklärt: „Es ist nicht möglich, diese Situation mit Worten genauer zu beschreiben."[300] Abgesehen davon, dass Kommentare wie dieser nicht eben hilfreich sind, steht Desikachar zu unserem Glück allein auf weiter Flur, denn alle anderen mir bekannten Autoren versuchen, den Vers inhaltlich zu deuten, uns also einen möglichen Sinn anzubieten. In der Regel entscheiden sich die Autoren dann jedoch für *eine* Deutung, ohne mögliche andere zu thematisieren. Ich möchte im folgenden indes ein paar Möglichkeiten aufzeigen, wie Chaturtah verstanden werden kann, um schließlich auch zu einer damit zusammenhängenden Pranayama-Praxis zu kommen.

Einige Autoren vermuten, der vierte Vorgang sei Kevala-Kumbhaka, das spontane Aussetzen der Atmung, wie es in tiefen Bewusstseinszuständen auftreten kann.[301] Im *Yogasutra* kommt das Wort Kevala nicht vor, es ist ein Begriff, der aus dem Hatha-Yoga stammt. So ist Chaturtah vielleicht das von Patanjali benutzte Wort für eben diesen Aspekt des Pranayama. Über Kevala haben wir ausführlich im Kapitel über Kumbhaka gesprochen. Beim Pranayama und auch während der Meditation kann es zum spontanen Aussetzen der Atmung kommen, nicht etwa weil man die Kontrolle verloren hätte, sondern einfach deshalb, weil Körper und Geist spüren, dass ein paar Momente lang das Atmen losgelassen werden will – jener Prozess, der uns wie kein anderer an das biologische Gefährt des Körpers bindet. Es mag seltsam klingen, doch das temporäre Freisein vom Zwang zu atmen kann eine erlösende Erfahrung sein. Vielleicht also bedeutet Chaturtah schlicht Kevala.

Im Zusammenhang mit Patanjalis Aussage, dass der Schleier über Prakasha, dem Licht unseres Gewahrseins, gelüftet würde, bietet sich auch die Interpretation an, dass hier Samadhi gemeint sei, genauer gesagt *Asamprajnata-Samadhi,* das Ruhen in absolutem Gewahrsein ohne jegliche mentale Stütze – ein Zustand, den man im tibetischen Buddhismus *Rigpa* nennt und über den Patanjali bereits zu Beginn des ersten Kapitels seines Werkes spricht. Auf diesen Zustand gibt uns auch die HYP einen deutlichen Hinweis: „Am Ende des Atemanhalts durch Kumbhaka lasse den Geist ohne Stütze sein. Wenn man so praktiziert, erlangt man den höchsten Zustand des Yoga."[302]

Das erinnert an eine Praxis im Tsa Lung, den tibetischen Atemübungen, welche die Arbeit mit schmerzhaften Emotionen in das Üben integrieren. Man verbindet sich einatmend mit einer emotionalen Herausforderung, deren somatischen Ausdruck man wahrnimmt, geht dann in einen längeren Anhalt in der Atemfülle und entspannt sich schließlich in eine erlösende Ausatmung hinein.[303] So wird der Atem als reinigende Praxis verstanden, die schließlich in Samadhi gipfelt.[304] Das Ziel dieses Atmens ist das anschließende Ruhen im reinen Gewahrsein ohne Stützen, das heißt ohne Objekt, auf das der Geist fokussiert ist. Es ist, anders formuliert, die bewusste und totale Entspannung in den gegenwärtigen Augenblick hinein, was immer dieser uns auch gerade präsentieren mag. Vollkommene Offenheit gegenüber dem Sein im Moment.

Eine andere Interpretation verbindet Chaturtah mit der Projektion des Bewusstseins im Sinne einer außerkörperlichen Erfahrung, einem jener Siddhis, von denen Patanjali auch im *Yogasutra* spricht, wo er es *Mahavideha* nennt, das große Sein ohne Körper.[305] Suhas Tambe zum Beispiel kommentiert: „Aller Erfolg der Erhöhung des Bewusstseinszustandes, der Reinigung von Körper und subtilen Sinnen kulminiert in einer außerkörperlichen Erfahrung. Sie wird bald zu einem willentlichen Akt."[306]

Frei davon, mich selbst auch nur ansatzweise der Selbstverwirklichung nahestehend zu fühlen, und wohl wissend, dass ich einfach nur „unterwegs“ bin wie wir alle, kann ich doch sagen, mich viele Male frei vom physischen Körper erfahren zu haben, willentlich induziert, um die Frage zu prüfen, ob es denn wahr ist, was die Schriften uns immer wieder sagen, dass wir nämlich nicht der Körper sind. Das Schöne am Yoga ist, dass wir ihn mit wissenschaftlichem Geist praktizieren können, um für uns selbst zu überprüfen, was daraus zu gewinnen ist. Soweit es die außerkörperliche Erfahrung betrifft: Sie ist einfach nur eine Frage des Übens, vor allem aber der Willenskraft. Pranayama und Yoga Nidra waren meine wichtigsten Gefährten im Erfahren meinerselbst als lebendig und frei vom physischen Körper. Vielleicht ist Chaturtah also genau das, die „extrakorporale Erfahrung“, wie Susha Tambe es nennt. Auch Swami Savitripriya erwähnt dieses Phänomen und übersetzt interpretativ aus dem 3. Kapitel des *Yogasutra:*

> „Den feinstofflichen (subtilen) vom physischen Körper zu trennen, ist etwas gänzlich anderes als nur das Gefühl zu schweben, sich zu erheben oder sich in den Raum hinein aufzulösen, wie das bei den zuvor beschriebenen Atemübungen der Fall ist. Während diese Empfindungen nur eine Vorstellung waren, ist eine wirkliche außerkörperliche Erfahrung etwas Reales, und du wirst mit absoluter Sicherheit wissen, dass es sich nicht nur um eine Einbildung handelt. Dieses große Ereignis, das dich verstehen lässt, dass du – als das Ewige Bewusstsein, das du bist – in keiner Weise vom physischen Körper abhängst, bewirkt eine wundersame Erleuchtungswelle, die sich über deinen Geist ergießt und die von (spiritueller) Unwissenheit verursachten Eindrücke fortspült, die dein inneres Licht verdeckt haben.“[307]

Chaturtah, der vierte Vorgang, könnte aber auch eine ganz eigene Pranayama-Praxis sein. So beschreibt es Vyasa im ersten Kommentar zum *Yogasutra,* entstanden im 5. Jahrhundert nach Christus. Swami Hariharanada beschreibt Chaturtah in seinem Kommentar als eine Art meditatives Atmen ins Herz-Zentrum hinein, das ich Ihnen als „Patanjalis Herz-Pranayama" vorstellen möchte, inspiriert von Hariharanadas Überlegungen. Es ist dies *eine* Möglichkeit von vielen, Chaturtah mit praktischem Leben zu erfüllen.

Chaturtah kann auch praktiziert werden, indem wir die subtilen Strukturen unseres Energiekörpers atmend erkunden, namentlich die Chakras. Im tibetischen Yoga atmet man in die Chakras hinein, um dann in eine erlösende Ausatmung zu gehen, auch in Verbindung mit Klängen, die den Chakras zugeordnet sind.[308] Auf diesem Weg kann man wirksam emotionalen Druck lösen. Diese Idee wollen wir hier auf das Chakra-System des Hatha-Yoga anwenden – es ist eine freie Interpretation der Chaturtah-Idee, verschmolzen mit ähnlichen Zugängen einer anderen Tradition. Damit schließen wir zugleich konkret an das vorausgehende Kapitel zu den Chakras an.

Den praktischen Teil dieses Kapitels beschließend, möchte ich schließlich noch das *Spinal Breathing* zum Thema machen, das im Yoga viel praktiziert und gelehrt wird, zu dem es jedoch keine expliziten Referenzen in den Schriften zu geben scheint. Im Sinne eines Atmens entlang subtiler Körperstrukturen kann diese Praxis jedoch ihren Platz als spezielle Ausdrucksform von Chaturtah einnehmen. Wenn ich dies sage, dann im Bewusstsein darum, dass wir das letztlich nicht nachweisen können. Wie immer wir es auch betrachten wollen: Chaturtah bleibt ein Geheimnis. Doch nun zu den Übungen!

Chaturtah 1 – Patanjalis Herz-Pranayama

Das Pranayama, wie es im *Yogasutra* behandelt wird, ist grundsätzlich sanft und meditativ. Swami Hariharananda Aranya, dem wir einen der anspruchvollsten Kommentare zu Patanjali's Werk verdanken, weist explizit darauf hin, dass die forcierten Pranayamas und Methoden des Hatha-Yoga sich von Patanjalis Weg unterscheiden.[309] Zudem waren die Praktiken des Hatha-Yoga auch in alter Zeit schon durchaus nicht unumstritten. Manche Texte gehen kritisch mit ihnen ins Gericht und beurteilen sie als zu intensiv oder gar gewaltsam.[310]

Hariharananda gibt uns wertvolle Hinweise, wie – unabhängig vom speziellen Phänomen Chaturtah – Pranayama zu Patanjalis Zeit möglicherweise geübt wurde, nämlich als eine sanfte, doch zugleich tiefe Praxis, die sich anschließt an Buddhas Idee der Ganzkörperatmung. Weil gerade der Name Buddhas gefallen ist: Es ist durchaus möglich, dass Buddha und Patanjali Zeitgenossen waren.[311]

Patanjali weist auf die Bedeutung der Ausatmung hin, den Prozess des Loslassens also, und auf die Stille, die damit einhergeht beziehungsweise auf die Ausatmung folgt: „Der Geist kommt zur Ruhe, wenn wir die Atmung kontrollieren, vor allem, wenn wir den Fokus auf die Ausatmung legen und auf die Stille, die ihr folgt."[312]

Das Kontrollieren meint hier das allmähliche Verlangsamen und Verfeinern der Atmung – ein Vorgang, der nahezu von selbst eintritt, sobald wir *achtsam* atmen, also mit unserer vollen Aufmerksamkeit im Atemprozess sind. Aus dem „normalen" Pranayama Patanjalis, das sich auf die drei bekannten Prozesse von Einatmung, Ausatmung und die natürliche Pause zwischen beiden fokussiert, entwickelt sich dann Chaturtah als vierter, eigenständiger Vorgang. Ich möchte dies Pranayama *Patanjalis Herz-Pranayama* nennen.

Vorbereitung

- Setzen Sie sich in eine angenehme und stabile Sitzhaltung.
- Rumpf, Nacken und Kopf sind natürlich-gerade aufgerichtet, das Gesicht und die Schultern entspannt.
- Die Hände ruhen auf den Knien. Zeigefinger und Daumen können einander berühren, um Jnana- oder Chin-Mudra zu bilden.
- Weiten Sie Ihren Herzraum.
- Schließen Sie die Augen und kommen Sie zur Ruhe.

„Patanjalis Herz-Pranayama"-Technik

- Während der Übung bleiben Sie überwiegend bei der Bauchatmung. Es ist in Ordnung, wenn sich der untere Brustkorb etwas mitbewegt und Sie die sanfte Dehnung der unteren Rippen wahrnehmen. Doch der obere Brustkorb und die Schultern bewegen sich nicht, die Atemaktivität liegt im abdominalen Bereich.
- Atmen Sie ganz natürlich in den Bauch ein und aus, ohne den Atem zu beeinflussen. Richten Sie Ihre Aufmerksamkeit auf das Herz-Zentrum. Gemeint ist nicht so sehr das physische Herz, dessen Rhythmus Sie spüren, sondern das emotionale Herz: Wo *fühlen* Sie? Energetisch wird es meist in der Mitte der Brust verortet. Es ist vollkommen in Ordnung, wenn Sie Ihr emotionales und Ihr physisches Herz am gleichen Ort erleben, doch machen Sie sich bewusst, dass es bei dieser Übung nicht um die physische Muskelpumpe in Ihrem Brustkorb geht, sondern um das, was man auch das *spirituelle* Herz nennen könnte.[313]
- Während Sie einatmen, stellen Sie sich vor, dass der Atem in Ihr Herz hineinströmt und sich von dort aus über den ganzen Körper ausbreitet. Sie holen die Lebensenergie mit der Einatmung in Ihr Zentrum und fluten von diesem Zentrum aus den ganzen Körper. Das ist anfangs nur eine Vorstellung, doch mit der Zeit wird daraus

eine wirkliche Erfahrung. Immer dann, wenn Sie längere Zeit bei der Vorstellung bleiben, in einen Teil Ihres Körpers hineinzuatmen, wird aus der Vorstellung eine wirkliche Wahrnehmung im Sinne somatischen Erfahrens.

- Machen Sie die Ausatmung so langsam, wie es unangestrengt möglich ist. Dabei fließt die Bewegung, die mit der Einatmung ins Herz und von dort in den Körper ging, zurück zum Herzen und von dort nach oben zur Krone des Kopfes.[314]
- Sie bewegen Ihre Aufmerksamkeit entlang dieser inneren Regionen: Einatmend hinein ins Herz und von dort in den Körper, ausatmend zurück zum Herzen und nach oben zur Krone des Kopfes. Tun Sie das mit einem Gefühl „innerer Berührung", gehen Sie also ins Spüren. Auch wenn Sie es nicht sofort wahrnehmen können, es wird sich mit der Zeit einstellen.
- Es ist nicht notwendig, die Atemluft jedesmal vollständig auszuatmen, doch können Sie die Bauchdecke nutzen, um am Ende der Ausatmung einen sanften Impuls zu setzen, um sie zu verstärken. Im Grundsatz aber ist dieses Atmen sanft – viel sanfter als die klassischen Hatha-Yoga-Pranayamas.
- Bringen Sie nach einiger Zeit ein gleichmäßiges Muster in den Atemprozess, indem Sie die Atemdauer zählen. Tun Sie das nicht bloß numerisch, das wäre viel zu technisch hier, sondern indem Sie das Atmen innerlich mit dem Klang OM begleiten – das *Pranava,* wie man sagt. Strukturieren Sie diesen Klang am besten in Gruppen: Sie atmen ein ins Herz und sagen innerlich OM-OM-OM-OM. Dann halten Sie den Atem, während er den ganzen Körper flutet – OM-OM. Sobald der Impuls kommt, atmen Sie aus, der Atem fließt dabei zurück ins Herz und hinauf zur Krone des Kopfes. OM-OM ... OM-OM ... OM-OM. Das ist nur ein Beispiel. Finden Sie eine Länge und ein Tempo, das stimmig ist für Sie. Wichtig ist ein Gefühl von Leichtigkeit und Genuss, frei von jeder Anstrengung. So atmen Sie meditativ wie Patanjali.

Diese Praxis ist noch nicht direkt der „vierte Vorgang“, obgleich wir das Atmen entlang innerer energetischer Passagen bereits integriert haben. Doch solange wir noch bewusst Einfluss auf die Länge der Atemphasen nehmen, sind wir noch bei den uns bekannten drei Prozessen im Pranayama. Chaturtah ist eine Erweiterung dieser Übung:

- Wenn der Moment gekommen ist, dass Sie entspannt und angenehm frei im Atem fließen, dann stoppen Sie nach der Ausatmung einen Moment das Atmen. Machen Sie sich dazu nicht vollkommen leer, etwas Restluft soll verbleiben. Verbleiben Sie einfach ein paar Momente in diesem Zustand, solange es sich gut anfühlt ... das Aussetzen des Atems ... Dies ist ein viel sanfterer Vorgang als die sehr bewusst dosierten und gesteuerten Kumbhakas im Hatha-Yoga (die wir überdies in diesem Buch auch als Atemanhalte nach der Einatmung dargestellt haben).
- Während das Atmen aussetzt, bleiben Sie mit Ihrer Aufmerksamkeit in der Region des Herzens. In der Stille. In der Leere. Darum geht es letztlich. Der Atemanhalt nimmt sich seine eigene Zeit, ohne Zählen, ohne direkte Beeinflussung. Folgen Sie dann dem nächsten natürlichen Einatem-Impuls und atmen normal weiter.
- Setzen Sie das Atmen nur dann aus, wenn Sie eine Leichtigkeit fühlen, ein sattvisch-angenehmes Spüren, und genießen Sie die Momente der Stille.
- Auf diese Weise wird das Atmen zu einem immer stilleren Prozess. Diese Stille ist es, die Yoga anstrebt.

Der *Atemfluss* in diesem meditativen Pranayama zielt darauf ab, die Ausatmung direkt in die darauffolgende Phase der Stille hineinfließen zu lassen.[315] Die Stille nach der Ausatmung entsteht nahezu natürlich und wird nicht gewaltsam verlängert. Der ganze Prozess sollte nicht anstrengen und von einem Gefühl der Freude begleitet sein. Es ist eine wunderbare Übung, so sanft und meditativ atmend auf Patanjalis Spuren zu wandeln.

Chaturtah 2 – Spinal Breathing

Spinal Breathing oder die *Spinalatmung* ist ein sehr bekanntes Pranayama. Der Autor Yogani hat ein ganzes Buch über diese Praxis geschrieben und sagt, es sei „eine der wichtigsten Übungen des gesamten Yoga", praktiziert schon seit Jahrtausenden.[316] Zwar pflegen bekannte Traditionen diese Form des Atmens, doch ist ein expliziter Hinweis in den Schriften nicht zu finden. Deshalb haben wir auch kein Sanskritwort für diese Praxis.

Doch zweifellos gilt Sushumna den Hatha-Yogis als das wichtigste Nadi. Die HYP sagt sogar, dass im Grunde alle 72.000 Nadis unwichtig seien, weil es auf Sushumna allein ankomme.[317] Wenn Prana in den Zentralkanal hineinfließt, wird Samadhi erlangt – das ist die Idee. Wo das Üben mit dem Atem nicht genau darauf abziele, da sei es schlicht sinnlos, sagt Svatmarama unumwunden.[318] Und schließlich: „Nur wer den Atem kontrolliert, kontrolliert auch den Geist."[319]

Energetisch also geht es im Pranayama immer um Sushumna. So liegt es nahe, unsere atmende Aufmerksamkeit in einer Praxis auf den Zentralkanal zu lenken. Hier muss auch die Wurzel liegen, aus der sich eine solch meditative Atem-Praxis entwickelt hat. Das zuvor beschriebene Herz-Pranayama, inspiriert von Swami Hariharanandas Kommentar zum *Yogasutra,* enthält auch schon eine Andeutung des Spinal Breathings, nämlich das Ausatmen vom Herzen hinauf zur Krone des Kopfes. Diese Idee führen wir nun ein Stück weiter.

Spinal Breathing-Technik

Spinal Breathing ist, technisch betrachtet, keine schwierige Atemübung. Man stellt sich einfach vor, entlang der Wirbelsäule zu atmen. Das kann rein somatisch geschehen, man kann sich also allein auf das körperliche Spüren konzentrieren. Es lassen sich aber auch Visualisierungen einbinden, um die Übung zu erweitern und zu vertiefen.

Spinal Breathing wird auf unterschiedliche Weise gelehrt, insofern ist die nachfolgende Beschreibung der Übung nur *eine* Möglichkeit unter vielen.[320] Ich selbst habe eine Variante dieser Übung für mich entwickelt, bei der ich entlang eines dünnen goldenen Fadens atme, der in der Mittelachse meines Körpers zwischen Perineum und Krone aufgespannt ist. Dabei lasse ich in meiner Vorstellung, synchronisiert mit dem Atemrhythmus, eine kleine Lichtkugel den Faden entlang auf- und absteigen. Auf diese Weise integriere ich das Spinal Breathing Pranayama auch in meine Yoga-Nidra-Anleitungen, und ebenso möchte ich es in der folgenden Anleitung beschreiben.

Ich möchte Sie bei dieser Gelegenheit auch einladen, Ihre eigene Form des Spinal Breathings zu finden. Es ist fast müßig, darauf hinzuweisen, dass im Inneren unseres Körpers weder ein milchigweißer Kanal noch ein blauer Lichtstrahl zu finden ist, wie manche Traditionen es lehren. Ebensowenig gibt es natürlich den goldenen Faden, den ich so gerne mag. Es sind nur Werkzeuge, die unseren Fokus binden, die uns helfen können bei der Ausrichtung nach innen, um uns schließlich ins Spüren und in die innere Stille zu führen. Sie helfen uns, Energie ins Zentrum zu führen – denn die Energie folgt immer unserer Aufmerksamkeit.

Vorbereitung

- Setzen Sie sich in eine angenehme und stabile Sitzhaltung.
- Rumpf, Nacken und Kopf sind natürlich gerade aufgerichtet, das Gesicht und die Schultern entspannt.
- Die Hände ruhen auf den Knien. Zeigefinger und Daumen können einander berühren, um Jnana- oder Chin-Mudra zu bilden.
- Weiten Sie Ihren Herzraum.
- Schließen Sie die Augen und kommen Sie zur Ruhe.

Spinal Breathing 1 – Atmen entlang des Zentralkanals mit Visualisierung

- Atmen Sie natürlich ein und aus.
- Folgen Sie dabei der Bewegung Ihres Atems: Bei der Einatmung folgen Sie dem Atem vom Perineum nach oben zur Krone des Kopfes. Ausatmend folgen Sie dem Atem von der Krone des Kopfes zurück zum Perineum.
- Sie atmen ein von unten nach oben. Sie atmen aus von oben nach unten.
- Vertiefen Sie allmählich die Atmung etwas, und füllen Sie Ihre Atemräume mit der Einatmung von unten nach oben. Mit der Ausatmung fließt die Welle zurück von oben nach unten. Machen Sie das auf entspannte Weise, es ist nicht notwendig, bis hinauf in den Schlüsselbeinbereich zu atmen. Wenn Sie möchten, können Sie den Atemprozess auch allein auf den abdominalen Bereich beschränken. Dann ist die Atemaktivität allein im Bauch. Ihr Spüren wandert dennoch vom Perineum zur Krone und von der Krone zurück zum Perineum.
- Wenn Sie den Fluss Ihres Atems gefunden haben, stellen Sie sich das Innere Ihres Körpers als leer und dunkel vor. Das einzige, was Sie sehen, ist ein hauchdünner goldener Faden, der zwischen der Krone

des Kopfes und dem Perineum aufgespannt ist. Der goldene Faden ist die zentrale Achse Ihres Körpers.

- Folgen Sie mit jeder Einatmung dem goldenen Faden nach oben, mit der Ausatmung wandert Ihre Aufmerksamkeit zurück von oben nach unten, immer entlang dieses goldenen, schimmernden Fadens.
- Lassen Sie, wenn Sie das lieber wollen, den Faden silbrig-glänzend sein oder aus reinem Licht. Entscheidend ist nicht die Visualisierung an sich, sondern eine Form, die für Sie funktioniert, um den Atemprozess entlang der Zentralachse zu stützen. Der goldene Faden funktioniert am besten für mich. Lassen Sie ihn aber so aussehen, wie es sich für Sie richtig anfühlt!
- Ich füge dem goldenen Faden gerne noch dieses weitere Element zu: Eine kleine Lichtkugel, die sich parallel zur Atembewegung mitbewegt. Mit der Einatmung bewegt sich die Lichtkugel entlang des Fadens nach oben, mit der Ausatmung zurück. Diese Lichtkugel repräsentiert für mich das, was man im tibetischen Yoga ein *Tigle* nennt, im Tantra manchmal auch Bindu. Wenn Sie so wollen: Ein Punkt Bewusstheit. Die Tibeter stellen sich vor, dass die Aufmerksamkeit sich als Tigle durch unsere Nadis bewegt, zahllose Tigles freilich. Es ist nur eine Vorstellung, doch sie funktioniert sehr gut für mich – vielleicht auch für Sie.
- Üben Sie, solange Sie sich wohl damit fühlen.

Spinal Breathing 2 – Atmen entlang des Zentralkanals mit Visualisierung und *Soham*

Sie können das Spinal Breathing erweitern, indem Sie eines der bekanntesten Mantras aus der Welt des Yoga hinzufügen: *Soham*, den natürlichen Klang des Atems. Beim Einatmen sagen – oder besser *hören* – Sie innerlich den Klang *So*, beim Ausatmen *Ham*.

Soham ist der Klang des Atems selbst. Die darin verborgene Botschaft lautet: „Ich bin (Ham) Er (So)." Anders gewendet: Ich bin Das, bin eins mit dem Höchsten, untrennbar von Gott, vom Ozean des Seins. Soham ist die positive Affirmation unserer Unsterblichkeit. Würden wir den Klang unseres Atems hochverstärken, ertönte Soham als natürliches, von selber erklingendes Mantra, das zugleich die größte Idee der Mystik zum Ausdruck bringt – unser Einssein mit der Quelle von ALLEM-WAS-IST. Wenn wir diesen Klang umdrehen, wird *Hamsa* daraus, der weiße Schwan als ein Bild für Atman oder Purusha, unser innerstes Wesen.

Hier die Übung:

- Atmen Sie wie eben beschrieben: Mit der Einatmung folgen Sie dem Strom vom Perineum nach oben zur Krone, mit der Ausatmung zurück von der Krone des Kopfes zum Perineum.
- Begleiten Sie den Prozess innerlich mit dem Klang SOOOOO bei der Einatmung, HAAAAM ertönt bei der Ausatmung. Atmen Sie entlang des goldenen Fadens.
- Sie atmen ein ... So ... Sie atmen aus ... Ham
- Atmen Sie, solange Sie sich wohl dabei fühlen. Lassen Sie die Visualisierung weg, wenn der Fokus auf den inneren Klang Ihnen genügt.
- Sie atmen ein mit So ... Sie atmen aus mit Ham ...

Dieses Atmen mit Soham, so Jonn Mumford (alias Swami Anandakapila Saraswati, ein Schüler von Paramahansa Yogananda), gibt uns den „Rest unseres Lebens für den Rest unseres Lebens!"[321]

Chaturtah 3 – Atmend den Schmerz erlösen

In der letzten Praxis dieses Buches wollen wir mit der Hilfe unseres Atems, auch in Verbindung mit Klang, eine tiefe somatische Entspannung herstellen. Ein Werkzeug, das wir – so wir denn wollen und bereit sind hinzuschauen – nutzen können, um emotionalen Schmerz zu lösen.

Diese Übungen sind inspiriert von zwei Grundideen: Zum einen von der Deutung des Chaturtah als ein atmendes Hineinspüren in subtile Energiestrukturen, in diesem Fall in die Chakras; zum anderen von einer Praxis aus dem tibetischen Yoga, bei welcher man versucht, emotionalen Schmerz somatisch zu spüren, um diesen dann atmend zu (er)lösen. Schließlich ein Ruhen in *Rigpa,* offenem Gewahrsein, wie man es in der alten Sprache des Bön nennt. Auch die HYP spricht genau davon, wenn Svatmarama uns sagt, Samadhi sei ein Zustand, in welchem der Geist ohne Stütze ruhe. Patanjalis Asamprajnata-Samadhi ist nichts anderes als Buddhas Rigpa.

Ich selbst habe intensiv tibetische Atemmethoden praktiziert mit dem Ziel, schwierige Emotionen loszulassen. Wie so viele von uns, hatte ich (und habe ich immer wieder) mehr als genug davon im Gepäck meiner Seele. So verbinde ich diese Erfahrungen nun mit der Chaturtah-Idee Patanjalis. Es ist also kein „klassisches" Pranayama, was ich Ihnen hier vorstellen möchte, doch sind alle Elemente darin klassisch im besten Sinne dieses Wortes:

Wir atmen und spüren in den Energiekörper hinein, nicht bloß technisch, sondern emotional, wir schauen unsere Schatten an – und schließlich lassen wir den Schmerz los. Es ist sehr heilsam und erleichternd, so zu üben. Versuchen Sie es!

Technisch gesehen, sind die folgenden Übungen einfach. Die eigentliche Herausforderung besteht darin, sich mit einem Thema zu verbinden, das Sie beschäftigt, an dem Sie zu beißen haben, etwas, das Ihnen Schmerzen bereitet – eine Angst oder Sorge vielleicht, Traurigkeit oder Ärger, Ungeduld, Eifersucht oder mangelnder Selbstwert – was auch immer es ist, das Ihre positive Kraft kostet. Wenn es da etwas gibt (und es gibt immer irgendetwas!), das Sie gerne erlösen möchten, dann können Sie das mit der folgenden Praxis versuchen.

Vorbereitung

- Setzen Sie sich in eine angenehme und stabile Sitzhaltung.
- Rumpf, Nacken und Kopf sind natürlich-gerade aufgerichtet, das Gesicht und die Schultern entspannt.
- Die Hände ruhen auf den Knien. Zeigefinger und Daumen können einander berühren, um Jnana- oder Chin-Mudra zu bilden.
- Weiten Sie Ihren Herzraum.
- Schließen Sie die Augen und kommen Sie zur Ruhe.

Chaturtah 3 – Technik

Gehen Sie einen Moment in sich, um zu klären, ob Sie an einem persönlichen Thema arbeiten möchten, zum Beispiel eine Emotion loszulassen. Nehmen wir hier als ein Beispiel die Traurigkeit.

Um eine Emotion zu lösen, ist es wichtig, sich diese zu vergegenwärtigen, das bedeutet: Sie müssen sie *spüren*. Es geht nicht darum, über eine Geschichte nachzudenken oder zu grübeln, sondern darum, das Gefühl, das uns belastet, wirklich zu fühlen – *es in unserem Körper zu spüren*. Vielleicht ist es ein Druck in der Magengrube, ein Schmerz im Solarplexus, eine Kontraktion im Herz-Zentrum – jeder von uns erfährt belastende Gefühle auf seine individuelle Weise.

Bleiben wir bei unserem Beispiel der Traurigkeit und nehmen wir an, sie zeigt sich als somatisches Gefühl, als Schmerz im Herz-Zentrum. Spüren Sie jetzt dieses Gefühl, diese Emotion in ihrem körperlichen Ausdruck. *Wo tut es weh?* Dies wählen Sie nun aus. Die Auswahl ist getroffen mit dem Spüren des somatischen Ausdrucks. Das Erlösen dieses Schmerzes geschieht dann so:

Im Gewahrsein dieses Gefühl atmen Sie nacheinander in die Energie-Zentren hinein. Ein tiefer Atemzug. Dann halten Sie den Atem kurz, bleiben mit Ihrer Aufmerksamkeit im jeweiligen Chakra. Dann lassen Sie los in die Ausatmung. Entspannung. Nachspüren.

Dies also ist der grundsätzliche Prozess. Energetisch betrachtet, ist es eine Reinigung der Chakras von Energien, die sich somatisch-emotional angestaut haben. Sie wählen aus (indem Sie das zu erlösende Gefühl im Körper erfahren). Dann atmen Sie in die Energiezentren, halten den Atem – und lassen los.

Hier nun die einzelnen Schritte der Übung:

- Wählen Sie ein Thema aus. Fühlen Sie den Schmerz, den Sie gern loslassen wollen. Fühlen Sie ihn körperlich. Dann beginnen Sie das Atmen.
- Sie beginnen im oberen Bereich Ihres Energiekörpers. Atmen Sie, als würden Sie in Ihren Kopf hineinatmen wollen. Die Idee ist, das 6. und 7. Chakra gleichzeitig zu reinigen. Sie reinigen den oberen Bereich des Energiekörpers. Atmen Sie in Ihren Kopf ein. Machen Sie sich keine Gedanken darüber, wie genau die Einatmung technisch erfolgt, machen Sie einfach eine tiefe Einatmung.
- Halten Sie den Atem kurz. Dann lassen Sie in die Ausatmung los. Befreien Sie den Druck, die Kontraktion. Sie haben Ihren Schmerz bewusst gesehen, gefühlt, in ihn hineingeatmet. Dann atmen Sie ihn aus, lassen ihn gehen.
- Nach dem Ausatmen kommt nun das Wichtigste: Spüren Sie, ob sich etwas ein wenig leichter anfühlt. Ihr Fokus ist dabei der Bereich des Kopfes. Ist es leichter – und sei es auch nur gering? Da-

mit verbinden Sie sich, dahin bringen Sie Ihre Aufmerksamkeit. Hin zum Wohlgefühl, zur Leichtigkeit, wie schwach sie auch sein mag. Schmerz loszulassen bedeutet, Leichtigkeit und Freude zu spüren.

- Wiederholen Sie den Vorgang noch ein- oder zweimal. Nach dem Ausatmen ruhen Sie immer ein paar Momente im offenen Gewahrsein.
- Atmen Sie nun in den Kehlkopf. Gleicher Prozess wie zuvor. Atmen Sie dorthin ein und halten Sie kurz den Atem. Dann lassen Sie los. Spüren Sie nach. Ist es leichter, durchsichtiger in diesem Bereich? Wo es sich gut anfühlt, dahin gehen Sie mit Ihrer Aufmerksamkeit. Sie verbinden sich mit dem Wohlgefühl. Wiederholen Sie das Atmen in den Kehlkopf noch ein bis zweimal. Dann gehen Sie zum nächsten Energie-Zentrum.
- Bringen Sie Ihre Aufmerksamkeit zur Mitte der Brust, ins Herz-Zentrum. Da hinein atmen Sie. Atmen Sie tief ins Herz. Halten Sie den Atem kurz. Dann lassen Sie los. Wiederholen Sie den Prozess ein oder zweimal, gerne auch öfter.
- Dasselbe machen Sie nun mit dem Bereich um den Bauchnabel. Schließlich atmen Sie in Ihren Unterleib und dann in den Beckenboden. Jeweils etwa drei Mal.
- Nach jedem Ausatmen entspannen Sie sich, spüren Sie nach, verweilen Sie im offenen Gewahrsein – dies ist das eigentlich heilsame an diesem Prozess. Das Atmen ist die Vorbereitung, die Reinigung. Das Spüren danach ist die Heilung.

Natürlich können Sie eine Zeit lang bei einem einzigen Energie-Zentrum bleiben und mit den Lebensthemen arbeiten, die sie repräsentieren. Nehmen wir als ein Beispiel das dritte Chakra, Manipura. Dort ist der Ort der Kraft, unseres Willens, auch unseres Ärgers. Wenn Sie viel mit dem Thema Zorn zu tun haben, am besten sogar, wenn Sie ihn gerade spüren und Zeit haben, dann atmen Sie dieses Gefühl hinein in Ihren Bauch. Halten Sie den Atem kurz. Dann lassen Sie los. Machen Sie das öfters, immer wieder. Spüren Sie nach. Ist der Ärger und das Gefühl, das er im Bauch macht, etwas leichter geworden? Damit verbinden Sie sich.

Eine Variation noch möchte ich Ihnen geben, ein kraftvolles Instrument, das doch so einfach ist: Atmen Sie in jedes Zentrum hinein und lassen Sie beim Ausatmen das Bija-Mantra erklingen, den dem jeweiligen Energie-Zentrum zugeordneten Klang:

- Sie atmen in den Kopf. Atmen Sie aus und chanten Sie dabei das Bija-Mantra von Ajna-Chakra: OM. Einatmen in den Kopf, ausatmen mit OOOOOOMMM. Wiederholen Sie das zwei oder drei Mal. Sie können das auch ohne Atemanhalt praktizieren. Übungen wie diese müssen Sie für sich selbst erforschen. Es geht hier nicht um Technik, sondern nur ums Spüren und Loslassen.
- Kommen Sie zum Kehlkopf, Vishuddha-Chakra. Atmen Sie ein. Mit dem Ausatmen chanten Sie HAM. Lassen Sie das Mantra über die ganze Ausatmung hinweg erklingen: HAAAAAAMMM. Machen Sie das dreimal und wechseln dann zum nächsten Chakra.
- Anahata-Chakra: Atmen Sie ein mit Fokus auf das Herz-Zentrum. Atmen Sie aus mit dem Klang YAM. Mehrmals wiederholen und jedesmal nachspüren. Ruhen im offenen Gewahrsein. Und so geht es weiter:
- Manipura-Chakra: Atmen Sie ein mit Fokus auf dem Bauchnabel. Atmen Sie aus mit dem Klang RAM.
- Svadhishthana-Chakra: Atmen Sie ein mit Fokus im Unterleib. Atmen Sie aus mit dem Klang VAM.
- Muladhara-Chakra: Atmen Sie ein mit Fokus auf den Beckenboden. Atmen Sie aus mit dem Klang LAM.

OM, HAM, YAM, RAM, VAM, LAM – das sind die sechs Bija-Mantras unserer Chakras. Das 7. Chakra hat kein Mantra mehr. Es repräsentiert die Stille nach OM, jene Stille und Offenheit, aus der alles ausfließt, was ist. Das 7. Chakra ist das reine Potenzial, absolutes Gewahrsein – jenes unsagbare Etwas, dessen befreiende und beglückende Gegenwart wir suchen.

Darüber nun im letzten Kapitel dieses Buches noch ein paar kurze Worte. Sie stehen im direkten Zusammenhang mit dem Ziel der Chaturtah-Übungen, mit dem Ziel des Yoga überhaupt. Ein Wort für dieses Ziel heißt Befreiung. Doch was ist das eigentlich – Befreiung?

Was ist Befreiung?

Die alten Weisheitsschriften, egal aus welchem Kulturkreis, zielen, jede auf ihre eigene Weise, auf die Befreiung des Menschen, auf Moksha, die endgültige Erlösung vom Leid. Die Yogis berichten uns vom glückseligen Aufgehen im Ozean des absoluten Seins – Maha-Samadhi. Man nannte es auch Yoga, Nirvana, Turiya, Laya oder Raja-Yoga. Man kann Himmel- oder Königreich dazu sagen, Tao, Juwel oder großer Fisch. Was auch kümmert sich die Wirklichkeit um die Worte, mit denen wir ringen? Es sind indes Ideen, die so groß klingen, dass sie – neben allem Sehnen, welches sie auslösen – auch einschüchternd wirken können. „Und ich? Kann ich dieses Ziel erreichen? Befreiung? Erleuchtung? Was ist das überhaupt?“

Pranayama ist der Kern des Hatha-Yoga. Und auch diese Praxis ist auf das große Ziel aus. Svatmarama, der Autor der HYP, widmet sich im letzten Kapitel seines Werkes eben dieser Frage. Er tut das, wie ich finde, auf geerdete und sehr menschliche Weise. Nochmals geht es dabei um den Zusammenhang von Atem und Geist. Wo der Atem aufhört, wo also Prana zum Stillstand kommt, da hört der unablässige Verstand auf, uns zu dominieren. Das führt die Sinne zur Ruhe. Dann beginnen wir nach innen zu hören, nehmen Nada wahr, den sanften Klang der Glocke, hörbar im rechten Ohr, den Klangstrom des Höchsten – die Musik Gottes, wenn man so will.

Nada ist Klang, ist Energie. Prakasha ist Licht, nichts anderes als Energie. Das Wort Gottes der Genesis, es ist die Energie, die aus der Formlosigkeit des *Tohuwabohu* die Welt wachsen lässt. Tapas, die Hitze, welcher der Schöpfungsmythos des Rigveda aufsteigen lässt, bevor das Nichts ins Sein explodiert – alles das ist Energie. Hatha-Yoga ist der *Weg der Energie,* symbolisiert in der Vereinigung jener beiden Lichtquellen, welche die Menschen vom Anbeginn der Zeit begleiten – Sonne und Mond. Hier nochmals zwei Zeilen, die ich schon einmal zitiert habe, die wunderbaren Worte Zhuangzis:

Ich will mein Licht mit dem von Sonne und Mond verschmelzen
und will ewig währen zusammen mit Himmel und Erde.

Was geschieht nun mit uns, wenn wir uns so mit der Energie der Schöpfung, der Energie in uns, verbinden? Welch Erleichterung sich doch einstellen kann, wenn wir hier Svatmarama fragen. Geht es nach ihm, führt es schlicht zur Erfahrung von Glück ... Ananda.[322]

Erlösung kann sehr somatisch sein. Manchmal, während einer tiefen Pranayama-Praxis, nach einem wunderbaren Kumbhaka, gehe ich in eine langsame Ausatmung, die total erlösend ist im eigentlichen Sinne des Wortes: Es löst sich etwas, gebundene Energie, emotionaler Natur – wie ein Schmerz, der geht, nicht einmal ein Gesicht muss er haben. Ich weiß nicht, wann im Leben er gesetzt wurde, doch jetzt geht er. Druck entweicht – und es wird einfach nur leichter, lichter, schöner.

Manche Traditionen mögen das Glücksgefühl, das sich während des Pranayamas – oder auf dem Weg des Yoga überhaupt – einstellen kann, noch nicht als Moksha betrachten, nicht als die spirituelle Befreiung in einem absoluten Sinne, das konzediert Svatmarama ausdrücklich. Es wirkt geradezu bescheiden, wenn er dennoch sagt, dass für ihn dieses Glück die Erlösung sein muss – Moksha, die Befreiung, die man im Yoga sucht.

Im Hatha-Yoga, einem tantrischen Weg, scheint das Glück untrennbar mit dem Körper verbunden. Doch am Ende, das ist das Paradoxe, erfahren wir, dass es gar nicht unser Körper ist, den wir da fühlen, sondern die Essenz, die in ihm fließt ... Die tiefste Wahrheit, SAT, bewusst zu erleben, CHIT, bedeutet das größte Glück, ANANDA.

SAT-CHIT-ANANDA, das ist das Glück in ALLEM-WAS-IST. Mögen wir alle davon kosten.

Epilog: Gehe hinein in deinen Körper!

Alles Fühlen, alles Denken, jede Freude und jeder Schmerz, alles Suchen und Finden, was immer uns treibt und wohin es uns führen mag, es geschieht im Gefäß, das wir bewohnen, jenes atmende Gefäß, das wir Körper nennen. Wie jung oder alt auch immer, wie leicht oder schwer, beweglich oder starr – es ist unser Körper, der uns, solange wir darin wohnen, jede Erfahrung gibt.

Das Paradoxe: Je tiefer wir hineingehen in diesen unseren Körper, je mehr wir Schicht um Schicht abtragen, alle Härten weichmachen und jede Obstruktion öffnen, je mehr wir die vergrabenen Schmerzen und Schatten anschauen, fühlen und loslassen, umso mehr werden wir sehen, dass wir viel mehr als dieser Körper sind, in welchen der Atem ein- und ausströmt.

Ich mag sehr die folgenden Worte Kabirs, jenes Wanderers zwischen den Welten des Hinduismus und des Islam – für Mystiker ist dies Wandern kein Problem, sondern, im Gegenteil, der einzig gangbare Weg. Kabir sagte diese Worte über den Körper, in den wir hineingehen sollen, und er spricht vom Loslassen aller Vorstellungen über uns selbst:

An welches Ufer willst du übersetzen, mein Herz?
Keinen Reisenden gibt es
und vor dir liegt keine Straße.
Wo ist Bewegung?
Und wo ist Ruhe an diesem Ufer?
Es gibt kein Wasser und kein Boot.
Kein Bootsmann ist da.
Nicht einmal ein Seil, das Boot zu ziehen,
und auch kein Mensch, der es ziehen könnte.
Keine Erde, kein Himmel,
keine Zeit und kein Ding gibt es da.
Kein Ufer und keine Furt!
Dort ist weder Körper noch Geist.
Wo soll der Ort sein,
der den Durst der Seele stillen kann?
Du wirst nichts finden in dieser Leere.
Sei stark, und geh hinein
in deinen eigenen Körper,
denn dort hast du einen festen Stand.
Bedenke es gut, mein Herz,
geh nirgendwohin sonst.

Kabir sagt:
„Lass alle Vorstellungen fallen,
und begib dich schnell hinein in Das, was du bist.“[323]

Anhang

Vorschläge zum sinnvollen Aufbau einer Pranayama-Praxis

Zum Einstieg in Ihre persönliche Pranayama-Praxis hier noch ein paar kurze Tipps.

- In Studios wird die Yoga-Stunde oft mit einer kurzen Pranayama-Praxis begonnen. Das ist eine schöne Idee, doch es wäre gut, *vor* dem Atmen ein paar Stretches oder eine Asana-Sequenz zu üben. Ein paar Minuten genügen schon, um den Körper auf das Atmen vorzubereiten. Die Pranayama-Praxis wird sich danach viel besser anfühlen. Nicht umsonst platziert auch das *Yogasutra* das Thema Asana vor die Pranayama-Praxis, nicht umgekehrt. Es macht einen guten Sinn, zuerst mit den gröberen Strukturen (Körper) zu beginnen, um dann zu den feineren (Atem) vorzustoßen, schließlich zu den subtilen (Geist).

- Eine Nasenspülung ab und an pflegt die Nase, befreit sie von Blockaden, erleichtert das Atmen und tut einfach gut. Man fühlt sich frisch und innerlich rein. Die Yogis nennen das *Jala-Neti*. Traditionell macht man sie mit einem *Neti-Pot,* erhältlich im Yoga-Fachhandel, oder, noch einfacher, Sie besorgen sich ein Nasenspül-Set aus der Apotheke mit bereits vorbereiteten Salzmischungen für das Wasser.

- Machen Sie Pranayama nicht mit vollem Magen. Idealerweise beginnen Sie Ihren Tag damit. Wenn Sie später am Tag praktizieren wollen, sollten seit der letzten Mahlzeit ein paar Stunden vergangen sein. Manche Pranayamas wirken aktivierend, so zum Beispiel Bhastrika, Kapalabhati oder Surya-Bhedana; üben Sie diese besser nicht vor dem Schlafengehen.

- Jene Yogis, die viele Stunden Pranayama am Tag übten, hielten sich in der Anfangszeit ihrer Praxis an bestimmte Ernährungsvorschriften, bei fortgeschrittener Praxis war dies dann nicht mehr so wichtig. Wenn wir Pranayama in unsere Praxis integrieren, tun wir das nicht in vergleichbarer Intensität – wer würde in unseren Breitengraden acht Stunden Pranayama am Tag machen wollen und können? Dass leichte, frische, ausgewogene und gesunde Kost immer eine Empfehlung ist, braucht kaum der expliziten Erwähnung. Doch ich meine nicht, dass es für ein oder zwei Pranayama-Sitzungen am Tag über jeweils eine halbe Stunde einer speziellen Ernährung bedarf. Hier muss jeder seinen eigenen Weg finden.

- Sorgen Sie für eine störungsfreie Atmosphäre, und nehmen Sie sich ausreichend Zeit für das Atmen. Wenn man einmal anfängt mit dem Üben, stellt man bald fest, dass eine halbe Stunde wie im Flug vergeht. Niemals sollten Sie unter Zeitdruck üben!

- Finden Sie eine Sitzhaltung, in der Sie bequem aufrecht sitzen können. Ob auf dem Boden oder auf dem Stuhl, mit gekreuzten Beinen oder nicht – es geht nicht um das Aussehen dabei, sondern allein um die Funktionalität. Auch ohne klassischen Yoga-Sitz können Sie yogisch atmen.

- Bauen Sie keinen Leistungsdruck auf. Ihr Pranayama wird nicht besser dadurch, dass Sie versuchen, einen Rekord im Atemanhalt aufzustellen oder tausende von schnellen Kapalabhati-Atemstößen in einer Sitzung zu praktizieren – das wäre eine totale Fehldeutung der Praxis. Es geht nicht darum, etwas zu leisten oder „perfekt“ in irgendeinem Sinne zu sein. Worauf es dafür umso mehr ankommt, ist das achtsame Spüren im Atem, das allmähliche Aufbauen und Integrieren der Praxis und immer wieder die Selbstbeobachtung: Wie fühlt es sich an, wenn ich so atme? Tut mir das gut? Welche Körperempfindungen oder Emotionen stellen sich ein? Wie geht es mir unmittelbar oder ein paar Stunden nach einer Atem-Praxis?

- Es ist eine gute Idee, eine Zeit lang ein Pranayama-Tagebuch zu führen, in welches Sie nach jeder Praxis eintragen, was und wie lange Sie geübt haben. Tragen Sie alle Beobachtungen dort ein, die Ihnen aufgefallen sind. So können Sie Veränderungsprozesse über einen längeren Zeitraum besser beobachten.

- Es ist hilfreich, innerhalb der Praxis eine sinnvolle Reihenfolge zu beachten. So sollten Sie sich nicht hinsetzen und sofort mit fordernden Übungen beginnen. Kommen Sie zuerst im Körper an. Nehmen Sie Ihren Körper wahr, kommen Sie zur Ruhe. Dann beobachten Sie Ihren Atem ein paar Minuten. Um den Atemprozess weiter vorzubereiten, machen Sie nach der Atembeobachtung Dirgha, die Vollatmung. Vielleicht schalten Sie noch Viloma davor, die unterbrochene Vollatmung. Danach ist dann ein Kriya sinnvoll wie Kapalabhati oder Agnisara.

- Nun ist Ihr Atemtrakt gut vorbereitet, und Sie können mit Nadi-Shodana fortfahren, um die Nadis zu reinigen. Dies ist das wichtigste Pranayama überhaupt. Machen Sie so viele Runden, wie es sich für Sie gut anfühlt. Integrieren Sie nach und nach, über Wochen und Monate zusätzliche Elemente wie Kumbhakas, Bandhas und Mudras. Danach können Sie weitere Pranayamas erforschen und schrittweise in Ihr Üben einbauen, beziehungsweise gezielt Ihrem Bedürfnis entsprechend anwenden. Mit der Zeit spürt man immer besser, was man braucht.

- Beenden Sie Ihre Atem-Praxis immer mit einer mehrminütigen Entspannung im Liegen: Das ist wichtig. Spüren Sie nach. Danach erst gehen Sie in Ihren Alltag.

- Üben Sie regelmäßig, am besten täglich, Pranayama. Nur dann entsteht ein Gefühl für die Praxis. Es ist besser, Sie machen nur fünfzehn Minuten Pranayama, das aber an jedem Tag, als dass Sie nur ein- oder zwei Mal in der Woche eine längere Praxis machen. In der Regelmäßigkeit liegt die Magie der Wirkung.

- Hier nun ein paar Vorschläge für Pranayama-Sequenzen. Die Kombinationsmöglichkeiten sind letztlich unüberschaubar, erst recht, wenn man die Kumbhakas und Bandhas hinzunimmt. Mit der Zeit bekommt man auch ein gutes Gespür dafür, was man braucht und was einem guttut. Sie werden sicher bald Ihre eigenen Sequenzen erstellen.

Pranayama I

„Mikropraxis" im Sitzen

- Sitzhaltung einnehmen, zur Ruhe kommen
- Atembeobachtung, 2–3 Minuten
- Dirgha – 5 Atemzüge
- Nadi-Shodana – 5 Runden
- Shavasana – 2 Minuten

Pranayama II

Viloma im Liegen – Nadi-Shodana im Sitzen

- Vorbereitung: Stretches, Asana-Sequenz
- Liegende Haltung einnehmen (mit oder ohne Gurt), zur Ruhe kommen
- Atembeobachtung, 2–3 Minuten
- Viloma – 5 Atemzüge
- Nadi-Shodana im Sitzen – 5 bis 10 Runden
- Shavasana – 5 Minuten

Pranayama III

Viloma, Dirgha, Nadi-Shodana

- Vorbereitung: Stretches, Asana-Sequenz
- Sitzhaltung einnehmen, zur Ruhe kommen
- Atembeobachtung, 2–3 Minuten
- Viloma – 5 Atemzüge
- Dirgha – 5 Atemzüge
- Nadi-Shodana – 5 bis 10 Runden
- Shavasana – 5 Minuten

Pranayama IV

Dirgha, Kapalabhati, Nadi-Shodana

- Vorbereitung: Stretches, Asana-Sequenz
- Sitzhaltung einnehmen, zur Ruhe kommen
- Atembeobachtung, 2–3 Minuten
- Dirgha – 10 Atemzüge
- Kapalabhati – 3 Runden

- Nadi-Shodana – 5 bis 10 Runden
- Shavasana – 5 Minuten

Pranayama V

Dirgha, zwei Kriyas, Nadi-Shodana

- Vorbereitung: Stretches, Asana-Sequenz
- Sitzhaltung einnehmen, zur Ruhe kommen
- Atembeobachtung, 2–3 Minuten
- Dirgha – 10 Atemzüge
- Kapalabhati – 3 Runden
- Agnisara – 3 Runden
- Nadi-Shodana – 10 Runden
- Shavasana – 5 Minuten

Pranayama VI

Dirgha, Kriya, Nadi-Shodana, Surya-Bhedana

- Vorbereitung: Stretches, Asana-Sequenz
- Sitzhaltung einnehmen, zur Ruhe kommen
- Atembeobachtung, 2–3 Minuten
- Dirgha – 10 Atemzüge
- Kapalabhati – 3 Runden
- Nadi-Shodana – 5–10 Runden
- Surya-Bhedana – 5–10 Runden
- Shavasana – 5 Minuten

Pranayama VII

Dirgha, zwei Kriyas, Nadi-Shodana, Bhramari

- Vorbereitung: Stretches, Asana-Sequenz
- Sitzhaltung einnehmen, zur Ruhe kommen
- Atembeobachtung, 2–3 Minuten
- Dirgha – 10 Atemzüge
- Kapalabhati – 3 Runden
- Agnisara – 3 Runden
- Nadi-Shodana – 5–10 Runden
- Bhramari – 5 Runden
- Shavasana

Zwischen den einzelnen Pranayama-Runden sollten Sie sich immer ein paar Momente geben, um nachzuspüren. Dazu können Sie entweder natürlich atmen oder auch ein paar Atemzüge Dirgha praktizieren.

- Ujjayi können Sie entweder direkt in die Praxis integrieren oder es zum Beispiel mit Viloma oder Dirgha kombinieren.

- Erforschen Sie nach und nach Ihre Atem-Praxis, und finden Sie heraus, was sich richtig und gut anfühlt.

- Natürlich können Sie auch nur ein Element herausgreifen und damit üben. Wenn Sie nur wenig Zeit für Pranayama haben, würde ich Ihnen ein paar Runden einfaches Nadi-Shodana ohne Kumbhakas empfehlen. Auch ein paar Runden Ujjayi in seiner einfachsten Variante kann für eine kürzere Praxis gut geeignet sein. Aber auch das sei hier gesagt: Pranayama ist keine Praxis für „Zwischendurch“, sondern erfordert schon ein gewisses

Commitment (das Sie wohl zweifellos mitbringen, wenn Sie das Buch bis hierher gelesen haben!)

- Das regelmäßige Üben wird Ihnen Ihren eigenen Atem immer öfter auch im Alltag bewusst machen. Sie haben Ihren Atem immer und überall dabei!

Bei diesen Hinweisen möchte ich es nun belassen. Sie sollten für den Einstieg ins Pranayama genügen. Im Atmen geht jeder seinen eigenen Weg. Ich wünsche Ihnen dazu von Herzen viel Freude und genussvolle Momente!

Alle Übungen im Überblick

Glossar

Abhinivesha	Festhalten am physischen Dasein; Angst vor dem Tod
Abhyantara-Vritti	„innerliche Aktivität“; Patanjalis Wort für Einatmung
Adamah	(hebr.) Erde
Adhara	Stütze
Ajapa-Japa	Meditationspraxis; Rotieren des Gewahrseins entlang bestimmter feinstofflicher Strukturen
Agni	Feuer; Wort für den Schöpfergott
Agnisara	„Feuerübung“; ein Hitze generierendes Kriya, das mit intensiver Aktivität der Bauchdecke im ausgeatmeten Zustand arbeitet
Ajna	Stirn-Chakra
Akarma	Nichttun; Gegenprinzip zu Karma
Akasha	Raum
Amrita	Nektar der Unsterblichkeit
Anahata	Herz-Chakra
Ananda	Glückseligkeit, die den Bewusstseinszustand der Selbsterkenntnis (Samadhi, Raja-Yoga, Erleuchtung) begleitet.
Anandaaya-Kosha	siehe Kosha
Anch	(altägypt.) Leben
Anima	(lat.) Lebenskraft
Animus	(lat.) Wind, Luft
Annamaya-Kosha	siehe Kosha
Antar-Kumbhaka	Atemanhalt nach der Einatmung; Atemfülle

Anuloma-Viloma	Wechselatmung; synonym für Nadi-Shodana
Apana-Vayu	siehe Vayu
Ardha-Padmasana	halber Lotossitz; Meditationshaltung
Asana	Meditationshaltung; im weiteren Sinne dann auch jede Körperhaltung im Hatha-Yoga
Ashta Kumbhaka	die acht Pranayamas der Hatha-Yoga-Pradipika (Surya-Bhedana, Ujjayi, Bhramari, Bhastrika, Murchha, Plavini, Shitali, Sitkari); Nadi-Shodana wird separat gezählt.
Ashtanga	die acht Elemente oder Glieder des Yogasutra (Yama, Niyama, Asana, Pranayama, Pratyahara, Dharana, Dhyana, Samadhi)
Asmita	Ich-Bewusstsein, Ego
Atman	spirituelle Essenz, inneres Licht
Avidya	spirituelle Blindheit; Nichtwissen um unsere wahre Natur
Avyakta-Prakriti	auch Maha-Prakriti; formloses, transzendentes Prinzip, aus dem sich die Schöpfung ergießt; „Urwasser" oder „Urmeer"; Urnatur
Awel	(kelt.) Brise
Awen	(kelt.) divine Inspiration des Schamanen
Ayama	Ausdehnung; Wortteil von Pranayama
Bahir-Kumbhaka	Atemanhalt nach der Ausatmung; Atemleere
Bahti	Leuchten, Strahlen
Balasana	Kindshaltung
Bandha	Muskelverschluss während des Pranayamas (Mula-, Uddhyana-, Jalandhara- und Jihva-Bandha)
Basti	siehe Kriya

Bhagavad Gita	wichtigstes spirituelles Werk Indiens; ein Dialog zwischen Krishna und seinem Schüler Arjuna, einem Krieger in verzweifelter Situation
Bhastrika	„Blasebalg"; Pranayama; intensive und aktive Ein- und Ausatmung
Brahma-Granthi	siehe Granthi
Brahma-Nadi	siehe Sushumna
Brahma-Randhra	„Öffnung Brahmas"; Fontanelle, Krone des Kopfes
Bhramari	„Bienensummen"; Pranayama, bei welchem ein summender Ton erklingt
Bija-Mantra	„Samen-Mantras"; Klänge, welche die Energie-zentren oder Chakras zugeordnet sind und sie stimulieren.
Bön	uralte schamanische Tradition Tibets
byoki	(jap.) krank
Brahma-Muhurta	„die Stunde Gottes"; Zeit, die besonders gut zur Meditation geeignet ist (in der Regel der frühe Morgen).
Brahman	„das Höchste"; fundamentales Prinzip des Seins; Urgrund
Brahma-Nadi	siehe Sushumna
Chaim	(hebr.) Leben
Chandra	Mond; synonym für Ida-Nadi
Chandra-Bhedana	„Durchstechen des Mondes"; Pranayama, bei-welchem man links ein- und rechts ausatmet.
Chaturtah	„der vierte (Vorgang)"; unklare Bedeutung; kann für Kevala stehen, für Samadhi oder auch für die Praxis des Ajapa-Japa.
Chava	(hebr.) Eva

Chayye	(aram.) Leben
Chi	(chin.) Lebenskraft
Chidakasha	„Raum des Geistes"; dunkler Raum vor den geschlossenen Augen
Chin-Mudra	Handhaltung beim Pranayama
Chitra-Nadi	siehe Suhumna
Chitta	die Gesamtheit der Aspekte des individuellen Geistes
Darshana	Sichtweise; philosophisches System
Deva	Gottheit
Devadatta	siehe Upaprana
Dhananjaya	siehe Upaprana
Dharana	Konzentration; fünftes der acht Elemente von Patanjalis Yogasutra
Dhatu	Körpersubstanzen
Dhauti	siehe Kriya
Dhyana	Meditation
Dirgha	Vollatmung, ozeanische Atmung, Yoga-Atmung
Dosha	Begriff aus dem Ayurveda; menschliches Temperament (Kapha/Schleim, Pitta/Feuer, Vata/Luft)
Drashtu	„Seher"; Prinzip des reinen Gewahrseins
Dvesha	Ablehnung, Abneigung
Gheranda Samhita	Hatha-Yoga-Schrift aus dem 17. Jh.
genki	(jap.) gesund
Granthi	„Knoten"; psycho-spirituelle Hindernisse; (Brahma-Granthi/Anhaftung ans Materielle; Vishnu-Granthi/Anhaftung an Emotionen; Rudra-Granthi/Anhaftung an mentale Fähigkeiten)

Guna	grundlegendes „Baumaterial“ der Schöpfung; Primär-Energien (Tamas/träge, dunkel; Rajas/ aktiv, beweglich; Sattva/rein, klar)
Guptasana	Meditationshaltung
Hamsa	Schwan; Metapher für den Menschen, der den spirituellen Weg geht.
Hatha-Yoga-Pradipika	Yoga-Schrift aus dem 14. Jh; wichtigster Text des Hatha-Yoga
Hridaya	Herz
Ida-Nadi	subtiler Energiestrom, der für das Feminine, Kühle, Mentale steht.
Ishvarah	ein Wort für Gott
Jala	Netz, Falle; Wasser
Jala-Neti	Nasenspülung
Jalandhara-Bandha	Halsverschluss beim Pranayama
Jihva-Bandha	Zungenverschluss als Alternative zu Mula-Bandha
Jivan-Mukti	„befreite Seele“; erleuchteter Mensch in physischem Körper, der nur noch dieses eine Leben zu Ende lebt, um dann in der All-Einheit Brahmans aufzugehen.
Jnana	Erkenntnis, Erleuchtung
Jnana-Mudra	Handhaltung beim Pranayama
Jyotsna	„Mondlicht“; Kommentar zur Hatha-Yoga-Pradipika von Swami Brahmananda
Ka	(altägypt.) Lebenskraft
Kaivalya	Befreiung, Losgelöstheit; synonym für Yoga, Raja-Yoga, Samadhi; ultimatives Ziel des Yoga
Kaki	„Krähenschnabel“; Mundstellung bei bestimmten Pranayama-Übungen

Kalasutra	die Schlinge, mit welcher der Todesgott Yama seine Opfer einfängt.
Kanyas	einfachste Stufe im Pranayama mit relativ kürzeren Atemanhalten
Kapala	Stirn, Vorderhirn
Kapalabhati	Kriya, das mit intensiver Bauchaktivität arbeitet (aktive Ausatmung, passive Einatmung)
Kapha	siehe Dosha
Karma	Handlung und die Folgen, die aus der Handlung resultieren.
Karuna	Mitgefühl
Katha Upanishad	Wichtiger Text der Veden; ein Gespräch zwischen dem Buben Nachiketa und dem Gott des Todes über die Unsterblichkeit
Kevala Kumbhaka	spontaner Atemanhalt beim Pranayama oder in der Meditation
Khechari-Mudra	Zungenstellung beim Pranayama
Khechari-Shakti	Levitation; die Macht des Fliegens
Ki	(jap.) Lebenskraft
Kosha	„Hülle"; die Yoga-Philosophie beschreibt den Menschen aus fünf Hüllen oder Dimensionen bestehend: Annamaya-Kosha, der physische Körper; Pranamaya-Kosha, der Energiekörper; Manomaya-Kosha, der Emotionalkörper; Vijnanamaya-Kosha, der Mentalkörper; Anandamaya-Kosha, der Glückseligkeitskörper
Kriya	Reinigungstechniken im Yoga (Dhauti/oberer Verdauungstrakt, Basti/unterer Verdauungstrakt, Neti/Nasenreinigung), Trataka/Tränenkanäle, Nauli/abdominale Massage, Kapalabhati/Schädelreinigung)

Kumbhaka	Atemanhalt beim Pranayama; synonym für Pranayama
Kunda	Topf, Loch
Kundalini	nur zum geringen Teil genutztes energetisches Potenzial des Menschen, das durch Pranayama aktiviert werden soll.
Kyangma	(tibet.) entspricht Ida-Nadi im Hatha-Yoga.
Laya	Auflösung; synonym für Samadhi
Linga	auch Linga-Sharira; feinstofflicher Körper; synonym für Sukshma-Sharira
Lokas	nicht-physische Regionen, die wir (meist erst) nach dem Tod betreten.
Lung	(tibet.) Lebenskraft
Madhya	mittlerer Schwierigkeitsgrad beim Pranayama mit längeren Atemanhalten
Maha-Bandha	auch Tri-Bandha; Mula-, Uddhyana- und Jalandhara-Bandha gemeinsam
Mahamudra	buddhistische Tradition somatischer Meditation; auch: Haltung im Yoga
Maha-Prakriti	„Große Natur", „kosmische Mutter", welche die Schöpfung zur Welt bringt; synonym für Avyayakta-Prakriti.
Maha-Samadhi	finaler Bewusstseinszustand auf dem Yoga-Weg, wird in Verbindung gebracht mit dem letzten physischen Tod, nachdem keine Wiedergeburt mehr erfolgt.
Maha-Videha	Zustand der Außerkörperlichkeit
Maitri	Freundlichkeit, Güte
Manomaya-Kosha	siehe Kosha

Manonmani	vollkommene Stille des Geistes; synonym für Samadhi, Raja-Yoga, Turiya oder den Zustand des Yoga
Manduka	„Frosch"; eine Mudra, die beim Pranayama mit der Zunge gebildet wird
Manas	Geist (im Sinne von Mind)
Manipura	Nabel-Chakra
Matra	Zähleinheit im Pranayama; entspricht in etwa einer Sekunde
Modita	Freude über das Gute
Moksha	Befreiung, Erleuchtung, Nirvana, Ziel des Yoga
Mudra	„Siegel"; bestimmte Haltungen des Körpers, der Hände oder auch der Zunge während der Yoga-Praxis
Mula	Wurzel
Muladhara	Wurzel-Chakra
Mula-Bandha	Wurzelverschluss
Murchha	Pranayama, das den Geist entmachten will, beziehungsweise den Übenden in die Nähe der Bewusstlosigkeit führt
Nada	spiritueller Klangstrom, der aus dem Herzen kommt
Nadi	subtiler Energiefluss
Nadi-Shodana	Wechselatmung; auch Anuloma-Viloma genannt; wichtigstes Pranayama
Nasikagra-Mudra	Handhaltung beim Pranayama; auch Prana-Mudra genannt
Nauli	siehe Kriya
Neti	siehe Kriya

Nigarbha-Kumbhaka	siehe Sahita-Kumbhaka
Niyama	Patanjalis Empfehlungen für einen vernünftigen Umgang mit uns selbst
Pancha-Prana	die fünf Vayus, Pranas oder Winde; siehe Vayu
Pancha-Vayu	die fünf Vayus, Pranas oder Winde; siehe Vayu
Patanjali	Autor des Yogasutra
Pingala-Nadi	subtiler Energiestrom, der für das Maskuline, Heiße, Physische steht
Pitta	siehe Dosha
Plavini	kaum noch praktiziertes Pranayama
Pneuma	(altgr.) Lebenskraft, Heiliger Geist
Prakasha	Licht, inneres Licht
Prana	Lebenskraft, Atem; auch ein Wort für den Schöpfer
Pranamaya-Kosha	siehe Kosha
Prana-Mudra	siehe Nasagra-Mudra
Prana-Vayu	siehe Vayu
Pratyahara	Rückzug der Sinne, Ausrichtung nach innen
psychein	(altgr.) atmen
Padmasana	Lotossitz; Meditationshaltung
Puraka	Einatmung beim Pranayama
Purusha	spirituelle Essenz, inneres Licht, Atman
Raga	Begehren, Habenwollen
Rajadanta	„Königszahn"; synonym für Jihva-Bandha
Rajas	siehe Guna

Raja-Yoga	„königlicher Yoga"; Zielzustand des Yoga; synonym für Samadhi; manchmal auch synonym verwendet für Patanjalis Yogasutra
Rechaka	Ausatmung beim Pranayama
Rigpa	(tibet.) Ruhen in der Essenz des Geistes, analog dem Zustand des Yoga
Roma	(tibet.) entspricht Pingala-Nadi im Hatha-Yoga
Rudra-Granthi	siehe Granthi
Ruach	(hebr.) Atem
Rucha d`Qudsha	(aram.) Heiliger Geist
Sagarbha-Kumbhaka	siehe Sahita-Kumbhaka
Samadhi	meditative Gipfelerfahrung; Ziel des Yoga
Samasara	Kreislauf der Wiedergeburt
Sahita-Kumbhaka	willentlich herbeigeführter Atemanhalt
sama	gleich
Sahasrara	Kronen-Chakra
Samana-Vayu	siehe Vayu
Samavritti	gleichmäßiges Atemmuster
Sankhya	philosophisches Fundament des Yoga
Sat	Sein, Wirklichkeit
Sattva	siehe Guna
Shambavi-Mudra	mit den Augen in Richtung Augenbrauen-Zentrum blicken
Shakti	Fähigkeit, Kraft, Energie; Ehefrau Shivas
Shanmuki-Mudra	spezielle Handhaltung, um die Sinnestore zu verschließen
Shatkarma	Reinigungstechnik; auch: Kriya;

Shavasana	Totenhaltung; Entspannungshaltung im Yoga
Shavayatra	„Reise durch den Körper"; 61-Punkt-Entspannung aus der Tradition des Himalaya-Yogas
Shinjinmei	ältester überlieferter Text des Zen
Shitali	kühlendes Pranayama
Shiva	Prinzip des reinen Bewusstseins; Ehemann von Shakti
Shiva Samhita	Hatha-Yoga-Schrift aus dem 17. Jh.
Shunyashunya	vollständige Leere; synonym für Samadhi
siddha	perfekt, vollkommen
Siddhi	siehe Vibhuti
Siddhasana	„vollkommener Sitz"; Meditationshaltung
Sitkari	kühlendes Pranayama
Soma	Nektar; synonym für Amrita
Spiritus	(lat.) Atem, Seele
Stambha-Vritti	Patanjalis Wort für Kumbhaka
Sukhasana	„bequemer Sitz"; Schneidersitz; Meditationshaltung
Sukshma-Sharira	siehe Linga
Surya	Sonne; synonym für Pingala-Nadi
Sushumna	Zentralkanal; besteht aus drei Strukturen, vom „Gröberen" zum „Feineren": Vajra-Nadi, Chitra-Nadi, Brahma-Nadi.
Surya-Bhedana	wärmendes Pranayama
Svadhishthana	Sexual-Chakra
Svatmarama	Autor der Hatha-Yoga-Pradipika

Swara-Yoga	Yoga des Atems; Beobachtung und Analyse der Atemflüsse, aufgrund derer Entscheidungen für die Lebensgestaltung getroffen werden.
Tamas	siehe Guna
Tirumantiram	Yoga-Schrift von Tirumular aus dem 2. Jahrhundert n. Chr.
Trataka	siehe Kriya
Tri-Bandha	siehe Maha-Bandha
Triveni	Zusammenfluss der drei Ströme (Ida, Pingala, Sushumna) in Ajna-Chakra
Tsa	(tibet.) feinstofflicher Strom von Lebenskraft, analog Nadi
Tsa Lung	(tibet.) Atempraxis
Turiya	Bewusstseinszustand, der die gewöhnlichen Modalitäten des Geistes transzendiert; Samadhi, Ziel des Yoga
Udana-Vayu	siehe Vayu
Udara	Höhlung, Abdomen
Uddhyana-Bandha	Muskelverschluss beim Pranayama
Ujjayi	Pranayama, bei welchem ein hauchender Klang erzeugt wird.
Uma	(tibet.) Zentralkanal; entspricht der Sushumna im Hatha-Yoga.
Upaprana	untergeordnete Vayus oder Pranas
Upeksha	Gelassenheit im Angesicht des Negativen
Uttama	höchster („bester“) Schwierigkeitsgrad beim Pranayama mit sehr langen Atemanhalten
Vahya-Vritti	„äußerliche Aktivität“; Patanjalis Wort für die Ausatmung
Vajra-Nadi	siehe Sushumna

Vajrasana	„diamantene Haltung"; Fersensitz; Meditationshaltung
Vata	siehe Dosha
Vayu	Energiefeld; die fünf Vayus sind: Prana-Vayu/Absorption, Apana-Vayu/Exkretion, Samana-Vayu/Assimilation, Udana-Vayu/Sinnesorgane, Viyana-Vayu/Reserve-und Koordinationskraft
Vibhuti	synonym für Siddhi, ungewöhnliche Fähigkeiten und Erfahrungen, die sich auf dem Yoga-Weg entwickeln können
Vijnanamaya-Kosha	siehe Kosha
Vijnana-Nadi	feinstoffliche Struktur, der physisch der Halsschlagader entspricht.
Viloma	stufenweises Ein- und Ausatmen
Viparita Karani	Umkehrhaltung im Yoga
Vishnu-Granthi	siehe Granthi
Vishuddha	Kehl-Chakra
Viyana-Vayu	siehe Vayu
Vritti	Aktivität, Prozess, Muster, Bewegung
Yama	Einhegung, Kontrolle; Wortteil von Pranayama; auch: Yama, der Gott des Todes
Yoga Nidra	yogische Tiefenentspannung
Yogasana	„Yoga-Sitz"; vereinfachte Variante von Padmasana; Meditationshaltung
Yogasutra	wichtigste Schrift des Yoga, ca. 2. Jh. vor bis 2. Jh. nach Chr.
Yoni	(fem.) Vagina; (mask.) Quelle, Ursprung

Über den Autor

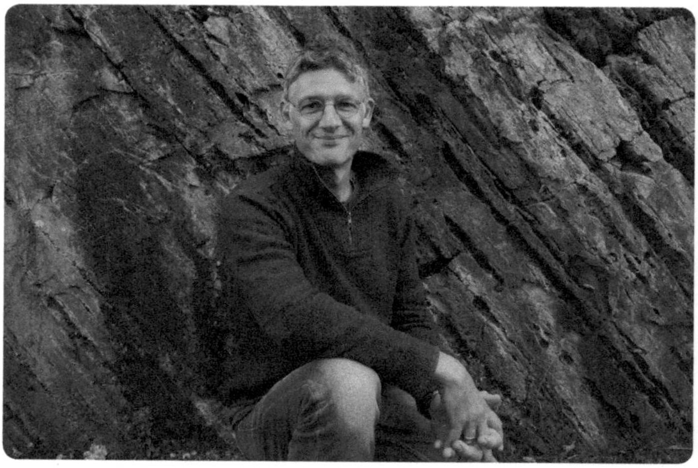

Ralph Skuban leitete fünfundzwanzig Jahre eine Einrichtung für Demenzkranke. Berufsbegleitend studierte er Politikwissenschaften in München und promovierte über Europäische Sozialpolitik.

Die intensiven Begegnungen mit Alter und Krankheit, dem zerfallenden Geist und Tod des Menschen führten ihn zur Mystik des Ostens, insbesondere zur Philosophie und Atemarbeit des Yoga, sowie zu modernen atemtherapeutischen Ansätzen. Zu diesen Themen hat er eine ganze Reihe von Büchern veröffentlicht, die heute zur Standardliteratur vieler Yoga-Ausbildungen gehören.

Neben seiner Lehrtätigkeit bei den Ausbildungen und Workshops der Skuban-Akademie führt Ralph Skuban therapeutische Buteyko-Atemtrainings durch. In Verbindung mit der Expertise in yogischer Atempraxis wächst so ein Erfahrungspool, der wiederum in die Atemarbeit im Kontext der Ausbildungen einfließt.

www.skuban-akademie.de

Literatur

Angelo, Jack: Self-Healing with Breathwork. Using the Power of the Breath to Increase Energy and Attain Optimal Wellness, Toronto 2012.

Anyan Rinpoche & Allison Choying Zangmo: The Tibetan Yoga of Breath. Breathing Practices for Healing the Body and Cultivating Wisdom, Boston & London 2013.

Brahmananda, Swami, in: Swami Maheshananda & B.R. Sharma: A Critical Edition of Jyotsna (Brahmanandas Commentary on Hathayogapradipika), Lonavala 2012.

Brown, Richard P. & Gerbarg, Patricia L.: The Healing Power of the Breath, Boston & London 2012.

Buddhananda, Swami: Moola Bandha. The Master Key, Bihar 1996.

Calasso, Roberto: Die Glut, München 2015.

Childre, Doc und Martin, Howard: Die Herzintelligenz-Methode. Gesundheit stärken, Probleme meistern – mit der Kraft des Herzens, Kirchzarten bei Freiburg 2000.

Chögyal Namkhai Norbu: The Tibetan Yoga of Movement, Boston 2008.

Desikachar, T.K.V.: Über Freiheit und Meditation. Das Yoga Sutra des Patanjali, Petersberg 2003.

Douglas-Klotz, Neil: Prayers of the Cosmos. Reflections on the original Meaning of Jesus's Words, New York 1990.

Easwaran, Eknath: God makes the Rivers to Flow, Tomales 2003.

Ehrmann, Wilfried: Handbuch der Atemtherapie, Ahlerstedt 2004.

Feuerstein, Georg: The Yoga-Sutra of Patanjali. A New Translation and Commentary, Vermont 1989.

Gheranda Samhita, übertragen ins Englische von: Srisa Chandra Vasu: Gheranda Samhita, Delhi 1915.

Gupta, Ranjit Sen: Pranayama. Vitalität und geistige Klarheit durch bewusstes Atmen, Petersberg 2005.

Hariharananda, Swami: Yoga Philosophy of Patanjali, Albany 1983.

Johari, Harish: Breath, Mind, and Consciousness, Rochester 1989.

Johnson, Will: Breathing Through the Whole Body. The Buddha's Instructions on Integrating Mind, Body, and Breath, Toronto 2012.

Kistenmacher, Gitta: Die Atemschule des Yoga. Übungsbegleiter zum tieferen Verständnis der Pranayama-Praxis, Darmstadt 2015.

Kopp, Sheldon B.: Triffst Du den Buddha unterwegs. Psychotherapie und Selbsterfahrung, Frankfurt am Main 2016.

Kuvalayananda, Swami und Vinekar, S. L.: Yogic Therapy. Its basic Principles and Methods, Lonavala 2011.

Lad, Vasant: Pranayama for Self-Healing (DVD), Albuquerque 2009.

Lad, Vasant: Selbstheilung mit Ayurveda. Das Standardwerk der indischen Heilkunde, Frankfurt a. M. 2008.

Laframboise, Allison Gemmel with Yoganand Michael Carrol: Pranayama. A Path to Healing and Freedom, Create Space 2015.

Levine, Peter A.: Sprache ohne Worte. Wie unser Körper Trauma verarbeitet und uns in die innere Balance zurückführt, München 2010.

Maehle, Gregor: Pranayama. The Breath of Yoga, Innaloo City 2012.

Muktibodhananda, Swami: Hatha-Yoga-Pradipika, Bihar 2009.

Narayan Chöyin Dorje: Das Yoga-Neti Handbuch. Lebensenenergie durch freies Atmen. Das traditionelle System der Nasenspülung, Aitrang 2004.

Nikhilananda, Swami: The Upanishads, Vol. 2, New York 2004.

Niranjanananda Saraswati, Swami; Dharana Darshan. Yogic, Tantric and Upanishadic Practices of Concentration and Visualization, New Delhi 1999.

Niranjanananda Saraswati, Swami: Prana and Pranayama, Bihar 2009.

Paramahansa Yogananda: The Second Coming of Christ. The Resurrection of the Christ Within You, Volume 1, Los Angeles 2004.

Prashna-Upanishad, Übertragung ins Englische von Swami Nikhilananda: The Upanishads, Vol. 2, New York 2004.

Rama Prasada (Übersetzer): Patanjali's Yoga Sutras. With the Commentary of Vyasa and the Gloss of Vachaspati Misra, New Delhi 2001.

Rama, Swami: Path of Fire and Light Vol 2., Honesdale 1996.

Rama, Swami et al.: Science of Breath. A Practical Guide, Honesdale 1998.

Ray, Reginald: Touching Enlightenment. Finding Realization in the Body, Boulder 2014.

Rumi: Durchwachte Nacht. Gedichte zusammengestellt und übersetzt von Christoph Engen, nach den amerikanischen Versionen von Coleman Barks, Freiburg im Breisgau 2015.

Sarvagatananda, Swami: Meditation as Spiritual Culmination. Yoga Aphorisms of Patanjali, Volume I, Kolkata 2005.

Satyananda Saraswati, Swami: Four Chapters on Freedom. Commentary on the Yoga Sutras of Patanjali, Bihar 1976.

Satyananda Saraswati, Swami: A Systematic Course in the Ancient Techniques of Kriya and Yoga, New Dehli 2008.

Satyananda Saraswati, Swami: Asana Pranayama Mudra Bandha, New Delhi 2008.

Satchidananda, Swami: Beyond Words, Buckingham 2008.

Swami Savitripriya: Psychology of Mystical Awakening, Sunnyvale 1991.

Severinsen, Stig Åvall: Breatheology. The Art of Conscious Breathing, Neapel 2012.

Shinjinmei. Verse über den Glaubensgeist, Vers 4; aus der Übertragung von: Taisen Deshimaru-Roshi, Heidelberg 2006.

Shiva Samhita, Übertragung ins Englische von: James Mallinson: The Shiva Samhita. A Critical Edition, Woodstock 2007.

Sivananda, Swami: The Science of Pranayama, A Divine Life Society Publication, 4. Auflage 1998.

Skuban, Ralph: Patanjalis Yogasutra. Der Königsweg zu einem weisen Leben, München 2011.

Skuban, Ralph: Yoga Nidra. Tiefenentspannung und geistige Klarheit, München 2012.

Skuban, Ralph: „In diesem Gefäß erklingt das Ewige" – Kabirs Yoga des Glücks. Poetische Texte des großen indischen Mystikers, Petersberg 2013.

Skuban, Ralph: Die Bhagavad Gita. Das Weisheitsbuch fürs 21. Jahrhundert, München 2013.

Skuban, Ralph: Das Thomas-Evangelium. Auf der Suche nach dem Himmelreich, Grafing 2014.

Skuban, Ralph: Der Energiekörper. Die Aktivierung der feinstofflichen Kraftfelder, Grafing 2014.

Skuban, Ralph: 4 Schritte ins Licht der Seele. Eine Einführung in die Yogameditation, München 2015.

Skuban, Ralph/Hackenberg, Richard: Das Chakra-Yoga-Praxisbuch, Grafing 2016.

Sahay, Gyan Shankar: Svatmarama's Hathayogapradipika, Lonavala 2016.

Kaivalyadhama S.M.Y.M. Samiti: Shiva Samhita. A Critical Edition, Pune 2009.

Tambe, Suhas: The Making of a Yoga Master. A Seeker's Transformation, Chino Valley 2012.

Tenzin Wangyal Rinpoche: Healing with Form, Energy and Light. The Five Elements in Tibetan Shamanism, Tantra and Dzogchen, Boston 2002.

Tenzin Wangyal Rinpoche: Awakening the Sacred Body, Hay House US 2011.

Thomson, Brian: (Dr. Rishi Vivekananda): Practical Yoga Psychology, New Delhi.

Tirumular: Tirumantiram, Vers 567, Übertragung ins Englische von T.V. Venkataraman: The Tirumandiram, Volume III.

van der Kolk, Bessel: Verkörperter Schrecken. Traumaspuren im Gehirn, Geist und Körper und wie man sie heilen kann, Lichtenau/Westf. 2016.

Vivekananda, Swami: The Complete Works of Swami Vivekananda, Volume I, Kolkata 2012.

Yoga Chudamani Upanishad, übertragen ins Englische von: Swami Satyadharma: Yoga Chudamani Upanishad. The Crown Jewel of Yoga, New Delhi 2003.

Yogani: Spinal Breathing Pranayama. Journey to Inner Space, 2006.

Zhuangzi: Das Buch der Spontaneität. Über den Nutzen der Nutzlosigkeit und die Kultur der Langsamkeit, Aitrang 2008.

Anmerkungen

1 Gheranda Samhita, 5.57. Aus der Übertragung ins Englische von Srisa Chandra Vasu: Gheranda Samhita, Delhi 1915, S. 45 (eigene, freie Übersetzung). Die Macht des Fliegens, von der hier die Rede ist, meint *Khechari-Shakti,* die Levitation, die wir nicht wörtlich in einem physischen Sinne nehmen müssen, doch aber im Blick auf das nicht-physische, energetisch-mentale Wesen des Menschen. Die Yoga-Literatur ist voller Anspielungen auf die nicht-körperliche Dimension der Existenz, die jeder Mensch konkret für sich entdecken kann. Eben hierhin gehört auch die Idee des *mächtigen Geistes*, das meint die *Siddhis* oder *Vibhutis,* wie man Fähigkeiten nennt, die wir aus unserer wissenschaftlich konditionierten Sicht ins Reich des Unnormalen oder Unmöglichen rücken würden (zum Beispiel Hellsichtigkeit und andere Phänomene).

2 Yoga Chudamani Upanishad, Mantra 92 (aus der Übertragung ins Englische von: Swami Satyadharma: Yoga Chudamani Upanishad. The Crown Jewel of Yoga, New Delhi 2003, S. 223 (eigene Übersetzung). Den genau gleichen Gedanken formuliert auch die Hatha-Yoga-Pradipika (HYP) in Kap. 2, Vers 39.

3 Harish Johari: Breath, Mind, and Consciousness, Rochester 1989, S. 1 (eigene Übersetzung).

4 Das *Residualvolumen* eines durchschnittlichen Erwachsenen beträgt ca. 1,5 Liter. Zum Vergleich: Bei der normalen, entspannten Atmung bewegen wir etwa ein Volumen von 0,5 Litern *(Atemzugvolumen)*. Darüber hinaus können wir nochmals ein Volumen von 1,5 Litern ausatmen *(expiratives Reservevolumen),* bis wir schließlich an die nicht mehr ausatembare Grenze des Residualvolumens gelangen.
Man unterscheidet noch weitere Atemvolumina: Über das normale Atemzugvolumen hinaus können wir nochmals 2,5 Liter einatmen *(inspiratives Reservevolumen)*. Das bedeutet, dass wir durch eine aktive Atmung mehr als 4 Liter Volumen bewegen können, mithin mehr als das 8-fache des normalen Atemzugvolumens. (Atemzugvolumen + inspiratorisches + expiratorisches Reservevolumen = 4,5 Liter). Dies ist die so genannte *Vitalkapazität.* Addiert

man zur Vitalkapazität nun noch das nicht ausatembare Residualvolumen, gelangt man zur *Totalkapazität,* die bei etwa 6 Litern liegt.

5 Als *Religion* oder *religiös* bezeichne ich die institutionalisierten Formen von Spiritualität, wo hingegen der Begriff *Spiritualität* oder *spirituell* das individuelle Streben des Menschen nach einer Idee des Höchsten bezeichnen will, unabhängig von der Frage, ob dies im Rahmen institutioneller Organisation, wie zum Beispiel einer Kirche, geschieht oder ausschließlich allein, zu Hause, im Sinne einer mystischen Praxis, die dieses Höchste nicht im Äußeren vermutet, sondern im Innersten unseres Wesens.

6 Vgl. Genesis 2.7

7 Paramahansa Yogananda schreibt dazu: „Die vibrierende Kraft, welcher der Geist (Spirit) entspringt (...), ist der Heilige Geist: Kosmische Schwingung, das Wort, *Aum (OM)* oder Amen. Alle Dinge, alle erschaffenen Planeten und Lebewesen (...) sind nichts als die eingefrorene Vorstellung Gottes. Dieser Heilige Geist wird in den Schriften der Hindus *Aum* oder Maha-Prakriti genannt, die Große Natur, die Kosmische Mutter, die die Schöpfung zur Welt bringt. (...) Der heilige Kosmische Klang von *Aum* oder Amen bezeugt die manifeste Göttliche Präsenz in der ganzen Schöpfung." (Paramahansa Yogananda: The Second Coming of Christ. The Resurrection of the Christ Within You, Volume 1, Los Angeles 2004, S. 11 (Hervorhebungen im Original); eigene Übersetzung.

8 The Essene Gospel of Peace, Book One 1982, S. 11; eigene Übersetzung.

9 The Essene Gospel of Peace, Book One 1982, S. 11; eigene Übersetzung.

10 The Essene Gospel of Peace, Book One 1982, S. 11; eigene Übersetzung.

11 Bereits als Kind war Jesus so außergewöhnlich, dass er die Gelehrten seiner Zeit aufs Höchste irritierte. Mit zwölf Jahren dann verschwindet er plötzlich von der Bühne, um erst mit etwa dreißig Jahren wieder aufzutreten. Das Neue Testament geht diesem Thema nicht weiter nach, was in der Tat Fragen aufwirft. Wo war Jesus in den fehlenden achtzehn Jahren? Was hat er gemacht? Wenn er schon als Kind die Welt faszinierte, um wieviel mehr muss dies der Fall in den Jahren danach gewesen sein? Ich kann mich nicht erinnern, dass diese Frage jemals im Religionsunterricht in der Schule thematisiert wurde oder gar in der Kirche selbst.

12 „In der spirituellen Tradition der Druiden, deren Wurzeln tief in die walisische Kultur und Poesie hineinreichen, verkörpern der Atem und die Natur die Idee diviner Inspiration und nehmen deshalb einen zentralen Stellenwert im Glauben und in den religiösen Praktiken der Druiden ein." (Jack Angelo: Self-Healing with Breathwork. Using the Power of the Breath to Increase Energy and Attain Optimal Wellness, Toronto 2012, S. 17; eigene Übersetzung)

13 „Wo nur suchst du mich?", fragt Kabir in einem seiner Lieder. Und er fährt fort, indem er uns daran erinnert, dass Gott, das Leben, der Atem überall

ist – nur nicht in toten äußerlichen Aspekten oder Riten: „Schau hin! Ich bin an deiner Seite. Ich bin nicht im Tempel, nicht in der Moschee. Ich bin nicht in der Kaaba und nicht am Kailash. Ich bin nicht in Riten und Zeremonien, nicht in Yoga und Entsagung. Wenn du ein wirklicher Sucher bist, dann erblickst du mich in diesem Augenblick – du begegnest mir in diesem Moment. Kabir sagt: „Gott ist der Atem allen Atems." (aus: Ralph Skuban: „In diesem Gefäß erklingt das Ewige" – Kabirs Yoga des Glücks. Poetische Texte des großen indischen Mystikers, Petersberg 2013, S. 18).

14 Vgl. Tenzin Wangyal Rinpoche: Awakening the Sacred Body, Hay House US 2011, S. xv.

15 Chief Yellow Lark, Let Me Walk in Beauty; eigene Übertragung (Auszug) aus der englischen Fassung, zit. in: Eknath Easwaran: God makes the Rivers to Flow, Tomales 2003, S. 188.

16 Jack Angelo: Self-Healing with Breathwork. Using the Power of the Breath to Increase Energy and Attain Optimal Wellness, Toronto 2012, S. 19 (eigene Übers.)

17 Aus yogischer Perspektive müssten wir statt „nicht-physisch" eigentlich *subtil* oder *feinstofflich* sagen, denn für die Yoga-Philosophie ist alle Existenz des Kosmos „stofflicher" Natur, aufgebaut aus drei energetischen Grundeinheiten, die *Gunas* genannt werden. Das gilt auch für jene Aspekte des Seins, die aus unserer westlich-wissenschaftlichen Perspektive als immateriell gelten, wie zum Beispiel Gedanken und Gefühle. Aus yogischer Sicht nicht-stofflich ist allein unsere spirituelle Essenz, das Prinzip des Lebens selbst, das sich unter anderem via *Atem* ausdrückt.

18 HYP 2.3.

19 HYP 2.37

20 Das yogische Selbst-Entwicklungs-Programm zielt letztlich darauf ab, die Fesseln des *Samsara* zu sprengen, in welchem wir immer wieder Geburt, Alter und Tod mit all dem Leid darin erfahren. Eine menschliche Geburt wird als außergewöhnliche Chance begriffen, zum spirituellen Kern des Seins vorzudringen oder Selbst-Erkenntnis zu erlangen. Menschen, so heißt es, hätten eine sogar noch größere Chance, zur Selbstverwirklichung zu gelangen, als die vielen *Devas* oder Gottheiten des indischen Pantheons. Diese leben in den nicht-physischen Regionen des Kosmos und sind dort nur auf Zeit (wenn auch eine sehr lange Zeit), bis ihr gutes Karma verbraucht ist und sie wieder in eine neue Inkarnation gehen müssen. Dann haben sie erneut eine gute Chance auf absolute Selbsterkennntnis und Befreiung aus Samsara: Selbst die Götter sind also sterblich. Auch sie suchen die endgültige Befreiung aus dem Kreislauf der Wiedergeburt.

21 Tirumular: Tirumantiram, Vers 567, Übertragung ins Englische von T.V. Venkataraman: The Tirumandiram, Volume III, S. 683 (eigene Übersetzung).

22 Ich spreche hier von „ursprünglichem Yoga“ nicht so sehr im zeitlichen, sondern im ontologischen Sinne: Das Wesen des wirklichen Yoga ist das spirituelle Suchen, das Streben nach dem Einswerden mit unserem wirklichen Sein, mit Atman oder dem inneren Licht, das wir sind. Der moderne Yoga westlicher Prägung lässt uns davon oft nicht mehr viel spüren, er entkernte die Idee des Yoga und wurde weitgehend reduziert auf ein sportlich oder auf Wellness hin orientiertes Üben. Daran ist *per se* nichts schlecht, doch es ist definitiv kein Yoga im eigentlichen Sinne.

23 Tirumular: Tirumantiram, Vers 571, Übertragung ins Englische von T.V. Venkataraman: The Tirumandiram, Volume III, S. 687 (eigene Übersetzung).

24 Die amerikanischen Stressforscher Childre und Howard erwähnen, dass 75 bis 90 Prozent aller Arztbesuche letztlich auf Beschwerden im Zusammenhang mit Stress zurückzuführen seien. (Vgl. Doc Childre und Howard Martin: Die Herzintelligenz-Methode. Gesundheit stärken, Probleme meistern – mit der Kraft des Herzens, Kirchzarten bei Freiburg 2000, S. 82.)

25 Obwohl Krebs und Herz-Kreislauferkrankungen zumeist mit Faktoren wie zu hohen Cholesterinwerten oder dem Rauchen assoziiert werden, sterben mehr Menschen durch Stress als durch das Rauchen (Vgl. Doc Childre und Howard Martin: Die Herzintelligenz-Methode. Gesundheit stärken, Probleme meistern – mit der Kraft des Herzens, Kirchzarten bei Freiburg 2000, S. 83.)

26 Tirumular: Tirumantiram, Vers 569, Übertragung ins Englische von T.V. Venkataraman: The Tirumandiram, Volume III, S. 685 (eigene Übersetzung). Patanjali schreibt im Yogasutra, dass uns der Weg des Yoga zu diamantener Gesundheit führt (vgl. Yogasutra, 3.47).

27 Yogasutra 2.50, aus: Ralph Skuban: Das Yogasutra. Der Königsweg zu einem weisen Leben, München 2011.

28 Buch der Sprüche 20,27

29 Satipattana Sutta (Auszug). Aus der Übertragung ins Englische von Will Johnson, in: Breathing Through the Whole Body. The Buddha's Instructions on Integrating Mind, Body, and Breath, Toronto 2012; eigene Übersetzung.

30 „Die zwei gebräuchlichsten Deutungen (...) sagen dem Meditierenden, den Geist vollständig fokussiert und konzentriert auf die Bewegung des Atems zu halten, wie er an zwei spezifischen, isolierten Punkten an der Vorderseite des Körpers gefühlt werden kann: der Bereich um die Nasenlöcher (wo man das Ein- und Ausströmen des Atems in bzw. aus dem Körper fühlen kann) oder auf dem Bauch (wo man seine Aufmerksamkeit darauf richten kann, wie die Bewegung des Atems mit jeder Ein- und Ausatmung die Bauchdecke hebt und senkt, ausdehnt und kontrahiert).“ (Will Johnson: Breathing Through the Whole Body. The Buddha's Instruction in Integrating Mind, Body, and Breath, Rochester 2012, S. 3, eigene Übersetzung.).

31 Satipattana Sutta (Auszug). Aus der Übertragung ins Englische von Will Johnson, in: Breathing Through the Whole Body. The Buddha's Instructions on Integrating Mind, Body, and Breath, Toronto 2012; eigene Übersetzung.

32 Viele Menschen haben einen verkürzten Psoas, das ist der längste Muskel unseres Körpers. Er setzt an der Lendenwirbelsäule an, verläuft durch den Beckenring und ist mit der Innenseite der Oberschenkelknochen verbunden. Wenn wir im Liegen die Beine ausstrecken, dehnt sich der Psoas. Ist er nicht flexibel genug, führt dies zu Spannung im unteren Rücken in Shavasana. Das Anwinkeln der Beine ist von Vorteil, weil es den unteren Rücken entlastet.

33 Auf den Energiekörper werden wir unter den Stichworten *Nadis, Vayus* und *Chakras* weiter unten noch ausführlich zu sprechen kommen.

34 Will Johnson, in: Breathing Through the Whole Body. The Buddha's Instructions on Integrating Mind, Body, and Breath, Toronto 2012, S. 80; eigene Übersetzung.

35 Richard P. Brown & Patricia L. Gerbarg: The Healing Power of the Breath, Boston & London 2012, S. 3 (eigene Übersetzung).

36 Wir alle haben einmal so geatmet. Mit den Jahren jedoch verlernten wir diese gesunde Art des Atmens. Spätestens in der Schule, wo wir über viele Jahre stundenlang sitzen mussten und zu wenig körperliche Aktivität erfahren durften, entwickelten viele von uns eine Fehlhaltung; und wir machten mit Anspannung und Leistungsdruck, dem Stress also, Bekanntschaft. Beides, Stress und Fehlhaltung, beeinträchtigen unsere Atmung.

37 Jack Angelo: Self-Healing with Breathwork. Using the Power of the Breath to Increase Energy and Attain Optimal Wellness, Toronto 2012, S. 29 (eigene Übers.)

38 Thomas-Evangelium, Logion 4, aus: Ralph Skuban: Das Thomas-Evangelium. Auf der Suche nach dem Himmelreich, Grafing 2014, S. 23.

39 Thomas-Evangelium, Logion 22, aus: Ralph Skuban: Das Thomas-Evangelium. Auf der Suche nach dem Himmelreich, Grafing 2014, S. 55.

40 Acharya Milind Kumar Bhardway, zit. in Stig Åvall Severinsen: Breatheology. The Art of Conscious Breathing, Neapel 2012, S. 159.

41 Tenzin Wangyal Rinpoche: Awakening the Sacred Body. Tibetan Yogas of Breath and Movement, Hay House US 2011, S. xvii.

42 *Luzidität* oder *luzide sein* kommt vom lateinischen Wort *lux,* das bedeutet Licht. Gemeint ist das Licht – und die Kraft! – unseres wachen Bewusstseins, mithin das Gegenteil einer verträumten Versunkenheit in den oft so assoziativ-chaotischen Gedankenstrom.

43 Shinjinmei. Verse über den Glaubensgeist, Vers 4; aus der Übertragung von: Taisen Deshimaru-Roshi, Heidelberg 2006, S. 24.

44 Bessel van der Kolk: Verkörperter Schrecken. Traumaspuren im Gehirn, Geist und Körper und wie man sie heilen kann, Lichtenau/Westf. 2016, S. 113.

45 Vgl. Bessel van der Kolk: Verkörperter Schrecken. Traumaspuren im Gehirn, Geist und Körper und wie man sie heilen kann, Lichtenau/Westf. 2016, S. 313–328.

46 Vgl. zum Thema somatisch gespeicherter Traumaspuren zum Beispiel die Arbeiten von Peter A. Levine (Sprache ohne Worte. Wie unser Körper Trauma verarbeitet und uns in die innere Balance zurückführt, München 2010) oder auch den schon genannten Arzt Bessel van der Kolk (Verkörperter Schrecken. Traumaspuren im Gehirn, Geist und Körper und wie man sie heilen kann, Lichtenau/Westf. 2016).
Die Idee, dass durch tiefe Entspannung, verbunden mit einem präsenten Hineinspüren in den Körper, Schmerz oder schwieriges Karma gelöst werden kann, liegt auch den Methoden der *Mahamudra-Linie* zugrunde, die zum tibetischen Buddhismus gehört und von Chögyam Trungpa Rinpoche in den Westen gebracht wurde. Autoren und Lehrer wie Reginald A. Ray oder Will Johnson haben sich ganz diesem Weg verschrieben (Vgl. Reginald Ray: Touching Enlightenment. Finding Realization in the Body, Boulder 2014; vgl. Will Johnson: Breathing Through the Whole Body. The Buddha's Instructions on Integrating Mind, Body, and Breath, Rochester 2012).

47 „Während Ihr ‚Bottom-up'-Verarbeitungszentrum Ihren Körper zu Überlebenszwecken in Alarmbereitschaft versetzt", sagt Peter A. Levine, „dümpelt Ihre ‚Top-down'-Verarbeitung durch eine viel langsamere, sprachlich basierte Analyse. (...) Therapeutische Ansätze, die den Körper vernachlässigen und sich hauptsächlich auf das Denken konzentrieren (Top-down-Verarbeitung), sind also begrenzt. Ich schlage deshalb in den Anfangsstadien der therapeutischen Heilungsarbeit die Bottom-up-Verarbeitung als Standardvorgehen vor." Und weiter: „Wir sollten die ‚Redekur' für Überlebende eines Traumas ersetzen durch die wortlose, aber erstaunlich eindringliche *Körpersprache, die sich im Dienste der Weisheit des tieferen Selbst ‚lautstark' äußert.*" (Peter A. Levine: Sprache ohne Worte. Wie unser Körper Trauma verarbeitet und uns in die innere Balance zurückführt, München 2010, S. 68f.; eigene Hervorhebung)

48 Reginald Ray: Touching Enlightenment. Finding Realization in the Body, Boulder 2014, S. 73 (eigene Übers.)

49 Andere Entspannungs- und Meditationsübungen lassen sich leicht in Büchern finden. Auch ich selbst habe in anderen Titeln eine ganze Reihe weiterer Übungen vorgestellt (z.B. in: Yoga Nidra. Tiefenentspannung und geistige Klarheit, München 2012; Der Energiekörper. Die Aktivierung der feinstofflichen Kraftfelder, Grafing 2014; 4 Schritte ins Licht der Seele. Eine Einführung in die Yogameditation, München 2015)

50 Die Yoga-Philosophie – genauer gesagt die *Taittiriya Upanishad* – kennt insgesamt fünf Körper, die auch *Koshas* oder Hüllen genannt werden. Diese sind vom Groben zum immer Feineren hin:

- Der physische Körper, *Annamaya-Kosha,* was wörtlich „Nahrungshülle" bedeutet: Wir sind, materiell gesehen, ganz buchstäblich, was wir essen, und der physische Körper wird entscheidend aufgebaut aus der Nahrung, die wir zu uns nehmen.
- Der Energiekörper oder *Pranamaya-Kosha.* Er nimmt kosmische Lebensenergie auf, speichert diese und sorgt dafür, dass sie uns physisch und mental zur Verfügung steht. Pranamaya-Kosha hat, wie alle Körper oder Hüllen, eine eigene Anatomie, über die wir im vorliegenden Buch ja auch sprechen, nämlich *Vayus, Nadis* und *Chakras.* Pranayama ist eine Praxis, die direkt den Energiekörper adressiert. Dieser verbindet zudem das Äußere mit dem Inneren, das Physische mit dem Nicht-Physischen, unseren materiellen Körper mit unserem inneren Raum oder inneren, mentalen Körpern, von denen die Yoga-Philosphie drei kennt.
- *Manomaya-Kosha* ist der erste der inneren Körper. Seine Energie ist primär emotional, und so können wir Manomaya-Kosha in einer begrifflichen Annäherung auch Emotionalkörper nennen.
- Subtiler als unser Emotionalkörper ist *Vijnanamaya-Kosha,* der Mentalkörper, wo unsere Intelligenz zu Hause ist. Gedanken sind noch feiner strukturiert als Gefühle, weniger greifbar, weniger dicht.
- Der innerste Körper schließlich ist *Anandamaya-Kosha,* was wir als Glückseligkeitskörper übersetzen können. Zu dieser yogischen Vorstellung hat unser westlich konditionierter Alltagsverstand sicher den schwierigsten Zugang. Diese innerste Schicht ist unserer spirituellen Essenz – Atman oder Purusha – am nächsten, zugleich ist sie so fein, dass das Licht unseres wahren Wesens direkt dort hineinstrahlt. (Zum Energiekörper, vor allem zum Thema der Chakras, findet sich umfangreiche Literatur, auch zum Beispiel vom Autor dieses Buches – siehe z.B. Ralph Skuban: Der Energiekörper. Die Aktivierung der feinstofflichen Kraftzentren, Grafing 2014).

Es gibt in den Upanishaden zudem auch ein einfacheres Drei-Körper-Modell, das vom physisch-grobstofflichen, energetisch-feinstofflichen und mentalen Kausalkörper spricht *(Sthula-, Sukhshma- und Karana-Sharira).*

51 Vgl. Swami Rama: Path of Fire and Light Vol 2., Honesdale 1996, S. 168ff.

52 Zit in: Will Johnson: Breathing Through the Whole Body. The Buddha's Instructions on Integrating Mind, Body, and Breath, Toronto 2012, S. 12 (eigene Übersetzung).

53 „In einer sitzenden oder stehenden Haltung überlasse dein ganzes Körpergewicht der Schwerkraft und bleib dabei dennoch so groß, wie du kannst." (Will Johnson: The Posture of Meditation. A Practical Manual for Medita-

tors of All Traditions, Boston 2004, S. 53; eigene Übersetzung). Das Loslassen, die Passivität, ein Ohne-Wollen-Sein auf der einen, und die Aufrichtung, die Aktivität oder das Anstreben eines Ziels auf der anderen Seite treffen sich hier auf einer Waage. „Tun, ohne zu tun" – *Wuwei* – sagt man im Taoismus. In der *Bhagavad Gita* nennt Krishna dieses Prinzip *Akarma in Karma und Karma in Akarma,* das bedeutet: „Nichttun im Tun und Tun im Nichttun." Freilich sind diese Ideen nicht allein, nicht einmal primär auf die formale Meditationspraxis bezogen, sondern stehen für Lebenshaltungen. Die konkrete Praxis des Sitzens spiegelt hier das große Prinzip.

54 Bhagavad Gita, Kap. 6 (aus der Übertragung von Ralph Skuban: Die Bhagavad Gita. Das Weisheitsbuch fürs 21. Jahrhundert, München 2013)

55 Swami Sarvagatananda: Meditation as Spiritual Culmination. Yoga Aphorisms of Patanjali, Volume I, Kolkata 2005, S. 759 (eigene Übersetzung). Sarvagatananda macht an der selben Stelle auch explizit, was „stabil" bedeuten soll, nämlich eine Haltung, die es uns ermöglicht, wenn nötig eine Stunde oder mehr bequem zu sitzen.

56 Vgl. Yogasutra, Kap. 2.46–2.47

57 Bezugnehmend auf den Vers 2.47 des *Yogasutra* sagt Swami Sarvagatananda: „Immer wenn Sie sich zur Meditation hinsetzen, am Anfang Ihrer Praxis, erfahren Sie dies: Bemühung und Nachlassen, ein dauerndes Auftreten dieser beiden. (...) Wenn Sie sich anfangs hinsetzen, werden Sie es nicht sofort hinbekommen, Sie müssen sich bemühen, und wenn es nicht gelingt, versuchen Sie es wieder. Sie versuchen es wieder und wieder." (Swami Sarvagatananda: Meditation as Spiritual Culmination. Yoga Aphorisms of Patanjali, Volume I, Kolkata 2005, S. 762; eigene Übersetzung)

58 Manche Meditationsanleitungen sind in dieser Hinsicht etwas unglücklich in ihrer Didaktik, wenn wir zum Beispiel einen Satz wie diesen lesen: „Einer der wichtigsten Aspekte der Sitzhaltung ist, dass die Wirbel so gerade ausgerichtet sind wie ein Pfeil." (Anyan Rinpoche & Allison Choying Zangmo: The Tibetan Yoga of Breath. Breathing Practices for Healing the Body and Cultivating Wisdom, Boston & London 2013, S. 62; eigene Übersetzung). Wir dürfen annehmen, dass die Autoren das zwar nicht wörtlich meinen, doch wenn man am Anfang seiner Praxis auf solche Anleitungen trifft, beginnt die Meditation als ein Kampf gegen den Körper.

59 Ein Rat, den der tibetische Meditationslehrer Tenzin Wangyal Rinpoche uns in seinem Buch *Awakening the Sacred Body* gibt (Carlsbad 2011, S. 4).

60 Dieses Zitat aus dem 4. Kapitel der *Bhagavad Gita* beschreibt die Praxis des Atmens als ein sich Hingeben des einen an das andere und steht im größeren Kontext des spirituellen Weges als ein Rad des gegenseitigen Dienens. Im Pranayama gibt sich die Ausatmung der Einatmung hin und die Einatmung

stirbt für die Ausatmung. Aus: Ralph Skuban: Die Bhagavad Gita. Das Weisheitsbuch fürs 21. Jahrhundert, München 2013, S. 74.

61 Vgl. Richard P. Brown & Patricia L. Gerbarg: The Healing Power of the Breath, Boston & London 2012, S. 11.

62 Diese Samavritti-Variante wird von Nil Hahoutoff gelehrt (vgl. Gitta Kistenmacher: Die Atemschule des Yoga. Übungsbegleiter zum tieferen Verständnis der Pranayama-Praxis, Darmstadt 2015. S. 28f.)

63 Vgl. Richard P. Brown & Patricia L. Gerbarg: The Healing Power of the Breath, Boston & London 2012, S. 91.

64 J. W. Goethe, zit. in: Wilfried Ehrmann: Handbuch der Atemtherapie, Ahlerstedt 2004, S. 130.

65 Ganz ähnlich im tibetischen Yoga: Dort vermutet man im Herzbereich das wunscherfüllende Juwel. (Vgl. Tenzin Wangyal Rinpoche: Healing with Form, Energy and Light. The Five Elements in Tibetan Shamanism, Tantra and Dzogchen, Boston 2002, S. 78f.)

66 Natürlich ist auch das passive Einströmen der Luft ein energetischer Vorgang, es wird ja eine Abwärtsbewegung von Luft bewirkt. Dieser Prozess hat sogar einen eigenen Namen, nämlich *Apana-Gati*. Prana-Vayu und Apana-Gati wirken bei der Einatmung immer zusammen.

67 Vgl. Tenzin Wangyal Rinpoche: Healing with Form, Energy and Light. The Five Elements in Tibetan Shamanism, Tantra and Dzogchen, Boston 2002, S. 78.

68 Vgl. Yogasutra 3.43–44.

69 Tenzin Wangyal Rinpoche: Healing with Form, Energey and Light. The Five Elements in Tibetan Shamanism, Tantra and Dzogchen, Boston 2002, S. 79 (eigene Übersetzung).

70 In den tantrischen Wegen des Yoga geht es um das Eintreten in die Erfahrung der Freude. Als Tor dorthin kann jede Erfahrung gelten, auch und gerade die schmerzhaften Erfahrungen des Lebens. Die Idee ist hier, den Schmerz bewusst anzuschauen und ins Üben – zum Beispiel in die Atem-Praxis – zu integrieren, um ihn loszulassen und sich danach mit der entstehenden Offenheit und Leichtigkeit zu verbinden: Ruhen im offenen Gewahrsein (siehe hierzu zum Beispiel die Arbeiten von Tenzin Wangyal Rinpoche).

71 Die Praxis des Klaren Lichtes verweist auf *Rigpa*, das Verweilen im reinen Gewahrsein, in welches die Praxis des Dzogchen uns führen will. Es entspricht der Idee, die Patanjali im *Yogasutra* als das Ruhen des Sehers in sich selbst bezeichnet (Yogasutra 1.2–1.3), einem Gewahrsein des Gewahrseins sozusagen, nicht also das mentale Ausgerichtetsein auf ein Objekt.

72 HYP 2.42

73 Vgl. Tenzin Wangyal Rinpoche: Healing with Form, Energy and Light. The Five Elements in Tibetan Shamanism, Tantra and Dzogchen, Boston 2002, S. 79f.

74 Yoga Chudamani Upanishad, Mantra 26 (aus der Übertragung ins Englische von Swami Satyadharma: Yoga Chudamani Upanishad. The Crown Jewel of Yoga, New Delhi 2003, S. 301; eigene Übersetzung).

75 Shiva Samhita 3.6–7 (eigene Übersetzung aus der Übertragung ins Englische von Srisa Chandra Vasu: The Shiva Samhita, Allahabad 1914, S. 24.

76 The Essene Gospel of Peace. Book Two 1981; S. 37f. (eigene Übersetzung).

77 Genau genommen bezieht sich der Begriff *Ort* sowohl auf die inneren Bereiche, die am Atemprozess beteiligt sind, und die, je nach Praxis, den ganzen Körper einschließen können (wir atmen mit dem ganzen Körper!), als auch auf den äußeren Raum, in welchen hinein der Atemstrom nach der Ausatmung sich von der Nasenspitze weg ausdehnt: Je feiner, sanfter und langsamer die Ausatmung ist, desto weniger weit wird der Atemstrom fließen.

78 Yogasutra 2.50, aus der Übertragung von: Ralph Skuban: Patanjalis Yogasutra, München 2011, S. 288.

79 Die Begriffe, die Patanjali verwendet, sind *Vahya-Vritti* („äußerliche Aktivität“) für die Ausatmung, *Abhyantara-Vritti* („innerliche Aktivität“) für die Einatmung und *Stambha-Vritti* für die Phase zwischen innerer und äußerer Aktivität, was als „Unterdrücken“ oder „Aussetzen“ übersetzt werden kann. Die Begriffe *Puraka, Rechaka* und *Kumbhaka* sind moderner und verweisen wohl auch auf andere Praktiken. So beschreibt Vyasa, einer der ersten Kommentatoren des *Yogasutra,* den Prozess *Vahya-Vritti* als ein „Hinstreben zur Bewegung nach der Einatmung“. Das setzt eine durchaus andere Betonung, als einfach nur vom Ausatmen der Luft zu sprechen, bezeichnet es doch einen *Vorgang,* der sich nach der Einatmung vollzieht, eine innere Bewegung, die zur Ausatmung hinführt. So strebt der Moment nach der Einatmung, die natürliche Pause, zur Ausatmung und der natürliche Moment nach der Ausatmung zur Einatmung hin. Das erinnert an das Anbranden des Meeres: Auch hier gibt es eine kurze, natürliche „Atempause“, bevor die Wellen sich wieder zurückziehen, um dann erneut wieder anzubranden. Patanjalis Begriffe beschreiben also einen dynamischen, inneren Vorgang nach der Ein- und Ausatmung, nicht lediglich Ein- und Ausatmung. Ein wenig erinnert das doch an die Praxis, die modern gewendet als „verbundener Atem“ bezeichnet wird.

80 Yogasutra 2.49, aus der Übertragung von: Ralph Skuban: Patanjalis Yogasutra, München 2011, S. 288. Auch hier lohnt es sich allerdings, etwas genauer hinzuschauen: *Stambha-Vritti,* das Atemanhalten des *Yogasutra,* meint nicht lediglich einen bewusst gesetzten Atemanhalt nach der Ein- oder Ausatmung, son-

dern das vollständige Aufhören der Atmung im Zuge der Pranayama-Praxis, wobei etwas Luft in der Lunge verbleibt, der Atemtrakt also nicht vollständig „leergeatmet" wird. (Vgl. Swami Hariharananda: Yoga Philosophy of Patanjali, Albany 1983, S. 233ff.). Mit anderen Worten: *Stambha-Vritti,* das Kumbhaka Patanjalis, ist eher ein „Versiegen" der Atmung als ein mechanisches Unterbinden, wie es in der HYP beschrieben wird. In der Gesamtbetrachtung deutet sich hier klar an, dass das Pranayama des „alten Yoga" ein feinerer, innerer Prozess ist, wohingegen die moderneren Formen doch etwas weniger subtil sind, mechanischer, äußerlicher.

81 Vgl. Swami Kuvalayananda und S. L. Vinekar: Yogic Therapy. Its Basic Principles and Methods, Lonavala 2011, S. 56.

82 Vgl. Gheranda Samhita 5.47

83 Sahita und Kevala werden manchmal auch als „verbunden" und „unverbunden" übersetzt. Der Sinn hier mag sein, dass der Atem bei den Sahita-Kumbhakas (Antar- und Bahir-Kumbhakas) mit unserem Willen verbunden sind, Kevala dagegen losgelöst ist von jedweder willentlichen Steuerung. Deshalb erschiene mir eine Übersetzung als „willentlich" für Sahita und „spontan" für Kevala sinnvoller.

84 Vgl. Gyan Shankar Sahay: Svatmarama's Hathayogapradipika, Lonavala 2016, S. 113.

85 Eher wohl kann ein Bahir-Kumbhaka physiologisch betrachtet werden, es mag einer Hyperventilation bei Bedarf entgegenwirken.

86 Interessant mag in diesem Zusammenhang sein, dass Tsa Lung, das „Pranayama" des tibetischen Yoga, ausschließlich mit der Atemfülle arbeitet. Im eingeatmeten Zustand werden die Nadis und Chakras gereinigt und mit der Ausatmung die energetischen Abfallstoffe ausgeschieden.

87 HYP 2.72

88 HYP 2.2

89 Yogasutra 1.2–1.3, aus der Übertragung von: Ralph Skuban: Patanjalis Yogasutra, München 2011, S. 274.

90 HYP, 2.77

91 Vgl. HYP, 4.3

92 Prashna-Upanishad, 6.6. (eigene Übersetzung aus der Übetragung ins Englische von Swami Nikhilananda: The Upanishads, Vol. 2, New York 2004, S. 172).

93 HYP 2.72–2.74

94 Yoga Chudamani Upanishad, Mantra 29, aus: Yoga Chudamani Upanishad.

Crown Jewel of Yoga, Treatise on Kundalini Yoga, übersetzt und kommentiert von Swami Satyadharma, Bihar 2003, S. 302 (eigene Übersetzung). Das Wort *Jiva,* hier übersetzt als Seele, meint die Verbindung von Geist *(Chitta)* und dem daran gebundenen reinen Gewahrsein (*Purusha, Atman,* unser inneres Licht reinen Bewusstseins). Solange Purusha an Chitta gebunden ist, ist der Zustand der Befreiung *(Raja-Yoga, Moksha, Kaivalya)* noch nicht erreicht, auch dann nicht, wenn der physische Tod eingetreten ist. Vielmehr bringt Jiva eine ihm dann zugemessene Zeit in Regionen zu, die seinen irdischen „Verdiensten" oder „Vergehen" entspricht, um dann wieder in einem Körper zu inkarnieren. Die Gunas sind die energetischen Grundqualitäten, welche die Schöpfung bilden (siehe hierzu auch das Kapitel *Jnana Mudra, das Siegel der Erkenntnis).*

95 Tirumular: Tirumantiram, Vers 567, zitiert nach: The Tirumandiram, Volume Three, Translation and Commentary by T.V. Venkataraman, Quebec 2010, S. 683 (eigene Übersetzung).

96 Hier klingt deutlich die Idee der außerkörperlichen Erfahrung an, von der auch Patanjali im Yogasutra spricht (er nennt sie dort *Maha-Videha,* das „Große Sein ohne Körper"). Venkataram sagt weiter: „Das Resultat (des Kumbhaka, Anm. d. Verf.) ist, dass der Geist fein gestimmt und bis zu einem einzelnen Punkt in Raum und Zeit konzentriert wird, wo er unbegrenzt lange fokussiert bleiben kann." (The Tirumandiram, Vol. Three, Quebec 2010, S. 691; eigene Übersetzung). Dem Phänomen der außerkörperlichen Erfahrung oder Projektion des Bewusstseins werden wir gegen Ende des Buches nochmals begegnen, wenn wir über *Chaturtah* sprechen, den „geheimnisvollen" vierten Vorgang beim Pranayama.

97 Übertrieben praktiziert, können Atemanhalte, so die HYP, den Übenden sogar umbringen. Die HYP erwähnt das ausdrücklich in den Versen 2.11 und 2.15. Ich persönlich bezweifele, dass dies möglich sein soll, denn so viel wir auch in den Atemprozess eingreifen mögen, am Ende *werden wir mehr geatmet, als dass wir selber atmen*. Wir können versuchen, so lange die Luft anzuhalten wie wir wollen. Wenn wir an die Grenze kommen, zwingt uns der Atem in den nächsten Atemzug. Die Warnung der HYP will uns freilich nachdrücklich daran erinnern, dass wir sorgsam sind beim Üben.

98 HYP 2.11

99 Vgl. hierzu die Ausführungen von Gyan Shankar Sahay: Svatmarama's Hathayogapradipika, Lonavala 2016, S. 72f.

100 HYP 2.15

101 Manche Texte machen deutlich abweichende Angaben zur traditionellen 1:4:2-Ratio. Die *Yoga Chudamani Upanishad* beispielsweise empfiehlt 12 Matras für die Einatmung, 16 für das Kumbhaka und 10 für die Ausatmung. Das

entspricht dem doch eigentümlichen Verhältnis von 1 zu 1,33 zu 0,83. (Vgl. Yoga Chudamani Upanishad, Mantra 103.)

102 HYP 2.43

103 Shiva Samhita 4.42, aus der Übertragung ins Englische von: James Mallinson: The Shiva Samhita. A Critical Edition, Woodstock 2007, S. 82 (eigene Übersetzung). Die „drei Welten" meinen das ganze Sein, also den physischen Kosmos und die Erde, und dazu auch die nicht-physischen Regionen, die man in der westlichen Esoterik als astrale Welten bezeichnen würde, manche davon freudvoll, andere weniger, also die verschiedenen Bereiche des Himmels und der Hölle.

104 Yoga Chudamani Upanishad, Mantra 27, aus: Yoga Chudamani Upanishad. Crown Jewel of Yoga, Treatise on Kundalini Yoga, übersetzt und kommentiert von Swami Satyadharma, Bihar 2003, S. 301 (eigene Übersetzung).

105 Am Anfang des 2. Kapitels im *Yogasutra* finden wir diese logische Verkettung ungünstiger Umstände, die uns Menschen immer wieder Leid erfahren lassen: *Avidya,* die spirituelle Blindheit, *Asmita,* die Ich-Zentriertheit, *Raga* und *Dvesha,* das Habenwollen und Nicht-Habenwollen, schließlich *Abhinivesha,* das Festhalten am physischen Sein. Man nennt diese die fünf *Kleshas,* die Hauptursachen menschlichen Leides.

106 Sushumna, der subtile Zentralkanal, der entlang der Mittelachse des Körpers zwischen Perineum und Kronen-Chakra (bzw. zwischen Muladhara- und Sahasrara-Chakra) verläuft, ist aus drei unterschiedlich dichten Schichten aufgebaut. Die äußerste heißt *Vajra-Nadi,* der diamantene Fluss. Die nächstfeinere energetische Struktur wird *Chitra-Nadi* genannt. Chitra bedeutet wundervoll, bildhaft, vielgestaltig. Im Kern von Sushumna schließlich liegt *Brahma-Nadi,* der Kanal, durch den Kundalini nach oben zum Kronen-Chakra aufsteigen kann.

107 HYP 2.45–47; eigene Übersetzung aus der englischen Ausgabe der HYP von Gyan Shankar Sahay: Svatmarama's Hathayogapradipika, Lonavala 2016, S. 109f.

108 HYP 2.46

109 Im dritten Kapitel der HYP heißt es: „Durch die Kontraktion wird die Abwärtsbewegung von *Apana-Vayu* veranlasst, sich nach oben zu kehren." (HYP 3.62).

110 HYP 3.68

111 HYP 3.69

112 Mit „länger" meine ich hier ein Pranayama mit einer 1:4:2-Matra-Ratio für Puraka, Antar-Kumbhaka und Rechaka (z.B.: 5 Sekunden ein, 20 Sekunden halten, 10 Sekunden aus).

113 Vgl. Swami Kuvalyananda und S. L. Vinekar: Yogic Therapy. Its Basic Principles and Methods, Lonavala 2011, S. 56.

114 Vasant Lad unterrichtet: „Suck the anus in!“ (vgl. Pranayama for Self-Healing (DVD), Albuquerque 2009. Gyan Shankar Sahay definiert Mula-Bandha als „Kontraktion des Anal-Sphinkters nach oben.“ (in: Svatmarama's Hathayogapradipika, Lonavala 2016, S. 110). Ranjit Sen Gupta fomuliert: Mula-Bandha ist „eine Kontraktion des Anus. Im Yoga wird das menschliche Perineum, einschließlich des Anus, als Mula (Wurzel) definiert. Mula-Bandha wird ausgeführt, indem die Muskulatur im Bereich von Damm und Anus so angespannt wird, als ob sie nach oben in Richtung des Bauchnabels gezogen würde. Der untere Bereich des Abdomens wird dabei nach innen in Richtung des Rückgrats gedrückt.“ (Ranjit Sen Gupta: Pranayama. Vitalität und geistige Klarheit durch bewusstes Atmen, Petersberg 2005, S. 95).

115 Vgl. z.B. Swami Niranjanananda Saraswati: Prana and Pranayama, Bihar 2009, S. 330. Etwas weniger detailgenau, aber in die gleiche Richtung formuliert Swami Buddhananda, der ein ganzes Buch über Mula-Bandha verfasst hat, und beschreibt Mula-Bandha als „Kontraktion der Muskeln rund um den Bereich des Perineums bei Männern und des Gebärmutterhalses bei Frauen“ (Swami Buddhananda: Moola Bandha. The Master Key, Bihar 1996, S. 9; eigene Übersetzung).

116 Shiva Samhita, 4.41; eigene Übersetzung aus der Übertragung ins Englische von: Rai Bahadur Srisa Chandra Vasu: The Siva Samhita, Bahadurganj 1914, S. 49

117 Auch Swami Kuvalayananda und S. L. Vinekar betonen in ihrer Studie *Yogic Therapy* die Bedeutung des Beckenbodens für den Atemprozess und weisen darauf hin, dass dieser in der wissenschaftlichen Erforschung des Atmens generell zu wenig zur Kenntnis genommen werde. (Vgl. Swami Kuvalayananda und S.L. Vinekar: Yogic Therapy, Its Basic Principles and Methods, Lonavala 2011, S. 59f.)

118 Vgl. Gyan Shankar Sahay: Svatmarama's Hathayogapradipika, Lonavala 2016, S. 112. Vgl. auch: Gregor Maehle: „Idealerweise wird Mula-Bandha immer während des Kumbhakas angewendet, weil es das parasympathische Nervensystem aktiviert und den Atemanhalt erleichtert. Mula-Bandha sollte zudem während Ein- und Ausatmung (mit anderen Worten: immer, Anm. d. Verf.). gehalten werden.“ (Gregor Maehle: Pranayama. The Breath of Yoga, Innaloo City 2012, S. 169; eigene Übersetzung).

119 „Wer Pranayama mit MB (i.e. Mula-Bandha) praktiziert, ist definitiv ein spiritueller Sucher oder, um es anders auszudrücken, spirituelle Sucher müssen Mula-Bandha anwenden. Zudem gilt, dass für spirituelle Sucher zusammen mit Mula-Bandha auch die anderen beiden Bandhas (i.e. Jalandhara- und Uddhiyana-Bandha) essenziell sind. (Gyan Shankar Sahay: Svatmarama's Hathayogapradipika, Lonavala 2016, S. 112; eigene Übersetzung; eigene Ergänzungen in Klammern)

120 HYP 1.35–43. *Siddha* heißt soviel wie „heiß gemacht", „ausgekocht" oder „fertig zubereitet", mit anderen Worten: perfekt, vollkommen und reif zum Genuss. Der Begriff *Siddhi* bezieht sich auf die Fertigkeiten, die so „durchgekochte" oder „vollkommene" Yogis entwickeln – Dinge, die wir aus unserer westlich-wissenschaftlichen Perspektive dem Bereich des Paranormalen zuordnen würden. Patanjali widmet diesen Siddhis ein ganzes Kapitel im Yogasutra (Kapitel 3).

121 HYP 1.35

122 HYP 1.40

123 Swami Satchidananda: Beyond Words, Buckingham 2008, S. 62 (eigene Übersetzung).

124 Vgl. Gyan Shankar Sahay: Svatmarama's Hathayogapradipika, Lonavala 2016, S. 111.

125 Andere Übersetzungen lauten „Vorderzähne" oder „Elefanten-Zähne". Auch auf die Zahnwurzel der beiden vorderen Schneidezähne wird verwiesen. Entweder erinnert das daran, dass die Spitze der Zunge in Kontakt mit den Wurzeln der Vorderzähne kommt, wenn man die Zungenoberseite fest gegen den oberen Gaumen drückt, oder aber es ist ein esoterisches Konzept, das in Verbindung steht mit dem Energiekörper und Amrita, dem Nektar der Unsterblichkeit.

126 Vgl. Gyan Shankar Sahay: Svatmarama's Hathayogapradipika, Lonavala 2016, S. 44. Es ist faszinierend, die Wirkung dieses Bandhas im Liegen bei totaler Entspanntheit zu erfahren: Legen Sie sich in Shavasana und entspannen Sie sich ein paar Minuten lang, am besten geht das mit einem Bodyscan. Entspannen Sie sich so tief, bis Sie kaum noch Ihren Körper, aber das Fließen von Energie wahrnehmen (z.B. als innere Bewegung, Kribbeln, Wärme, Pulsen o.a.). Nun kontrahieren Sie sanft die Beckenbodenmuskulatur (Mula-Bandha) und beobachten, was mit dem Fließen der Energie passiert: Wenn Sie genau hinspüren, können Sie eine innere Bewegung nach oben fühlen, die bei den Füßen beginnt, den ganzen Körper erfasst und bis hinauf in den Kopf reicht. Nun lassen Sie Mula-Bandha los und spüren nach. Jetzt setzen Sie stattdessen Jihva-Bandha, drücken also die Oberseite Ihrer Zunge an den oberen Gaumen, so als würden Sie „N" sagen wollen. Was passiert mit der Energie? Wenn ich es selbst übe, fühle ich ein ebenso intensives Fließen der Energie nach oben wie mit Mula-Bandha. Im Gespräch bestätigt mir Jaiveer Singh, der eine Einführung zu diesem Buch verfasst hat, das gleiche faszinierende Phänomen.

127 Vgl. Swami Kuvalyananda & S. L. Vinekar: Yogic Therapy. Its Basic Principles and Methods, Lonavala 2011, S. 87. Manche Autoren scheinen Jihva-Bandha übrigens mit der weiter oben schon besprochenen Khechari-Mudra gleichzusetzen, bei der man die Zunge nach oben und hinten rollt, so dass die Unterseite der Zunge Kontakt zum oberen Gaumen hat (So z.B. Gregor Maehle:

Pranayama. The Breath of Yoga, Innaloo City 2012, S. 170). In diesem Buch differenzieren wir jedoch zwischen beiden Techniken.

128 Vgl. Swami Kuvalyananda und S. L. Vinekar: Yogic Therapy. Its Basic Principles and Methods, Lonavala 2011, S. 65.

129 Vgl. dazu die Studie von Swami Kuvalyananda und S. L. Vinekar, in Auftrag gegeben vom indischen Gesundheitsministerium: Yogic Therapy. Its Basic Principles and Methods, Lonavala 2011, S. 56.

130 So einsehbar in den Sanskrit-Wörterbüchern. Ganz anders indes deutet die *Bihar School of Yoga* in Indien das Wort. *Jal,* so ein Autor dieser Tradition, bedeute demnach Hals, *jala* (oder jalam) *indes* Wasser. Die Silbe *dhara* wird mit „Unterstützung" übersetzt (vgl. Swami Muktibodhananda und Swami Satyananda Saraswati: Hatha-Yoga-Pradipika, Bihar 2009, S. 352.)

131 HYP 3.71

132 Vgl. HYP 3.71: „Dies (Jalandhara-Bandha) bindet die Energiekanäle und damit den Fluss des Nektars, der vom Himmel strömt. Deshalb nennt man es Jalandhara-Bandha. Dieses Bandha vernichtet jede Art von Leiden des Halses." (eigene Übersetzung). Der *Himmel* meint hier keine nichtphysische oder Nachtod-Region, sondern den oberen Bereich unseres Energiekörpers.

133 HYP 3.77

134 *Viparita-Karani* wird im dritten Kapitel der HYP zu den Mudras gerechnet, die dezidiert Einfluss auf die energetischen Ströme oder Nadis nehmen wollen. Es findet sich nicht im Kapitel über die Asanas. (Vgl. HYP 3.77–3.82)

135 HYP 3.73

136 Gheranda Samhita, 3.11

137 Diese sechzehn Punkte sind: 1. großer Zeh, 2. Perineum *(Muladhara-Chakra)*, 3. Anus *(Gudadhara)*, 4. Fortpflanzungsorgane *(Medhradhara),* 5. der Bereich ober- und unterhalb des Nabels *(Udyanaadhara),* 6. der Nabel selbst *(Nabyadhara),* 7. Herz *(Hridayadhara)*, 8. Hals *(Kanthadhara),* 9. Gaumenzäpfchen oder Uvula *(Ghantikadhara)*, 10. Gaumen *(Talvadhara),* 11. Zunge *(Jihvadhara),* 12. Punkt zwischen den Augenbrauen *(Bhrumadyadhara)*, 13. Nase *(Nasadhara)*, 14. Nasenwurzel *(Kapaladhara),* 15. Stirn *(Lalatadhara),* 16. Akasha-Chakra. In diesem Sinne deutet Gyan Shankar Sahay (vgl. Hathayogapradipika, Lonavala 2016, S. 190).
Auch Brian Dana Akers sieht in seiner Übersetzung der HYP in den Adharas physisch lokalisierbare Punkte oder „regions of the body" (vgl. The Hatha-Yoga-Pradipika, Woodstock 2002, S. 70). Und ebenso deutet James Mallinson die Adharas in seiner Übertragung der Gheranda Samhita (vgl. The Gheranda Samhita, Woodstock 2004, S. 62, Fn. 1)

Der 16. Punkt, *Akasha-Chakra*, heißt wörtlich „Chakra des Raumes". Raum ist das Element, das Vishuddha zugeordnet ist, jenes Element, welches das Fundament der manifesten Schöpfung ist – jene letztlich unbegreifliche Offenheit, innerhalb derer sich alles vollzieht. Ich nehme deshalb an, dass Vishuddha-Chakra selbst damit gemeint ist. Aber auch das Vayu des Raum-Elementes macht hier Sinn, nämlich Viyana-Vayu, das den ganzen Körper durchdringt. In einem somatisch-meditativen Sinne kann ein energetischer Selbsterforschungsprozess darin bestehen, mit dem Gewahrsein durch die fünfzehn Adharas zu rotieren, um dann am Ende der Übung im Ganzkörpergewahrsein zu verweilen.
Bezüglich der „sechzehn Stützen" gibt es auch andere Deutungen. Die *Bihar School of Yoga* verbindet sie mit den sechzehn Blütenblättern von Vishuddha-Chakra oder mit sechzehn Bija-Mantras, besondere Klänge, denen spezifische Kräfte zugeschrieben werden, die mit spezifischen energetischen und physiologischen Funktionen verbunden seien. Diese sechzehn Mantras sind: Am, Aam, Im, Ihm, Um, Uum, Rim, Riem, Lrim, Lriem, Em, Aim, Om, Aum, Ah, Ahm (Vgl. Swami Muktibodhananda und Swami Satyananda Saraswati: Hatha-Yoga-Pradipika, Bihar 2009, S. 357.)
Die Wirkung auf die Adharas soll dadurch entstehen, dass der Halsverschluss Ida und Pingala „paralysiert", „blockt" oder „fesselt", jene beiden großen Nadis, die links und rechts des Zentralkanals verlaufen – ein Effekt übrigens, der auch Uddhyana-Bandha zugeschrieben wird. (Vgl. HYP 3.73–3.74)

138 Vgl. Swami Kuvalyananda und S. L. Vinekar: Yogic Therapy. Its Basic Principles and Methods, Lonavala 2011, S. 65.

139 Vgl. Ranjit Sen Gupta: Pranayama. Vitalität und geistige Klarheit durch bewusstes Atmen, Petersberg 2005, S. 95

140 Ich selbst übe gerne die tibetischen Formen des Pranayama, die man *Tsa Lung* nennt (tsa = Nadi, lung = Prana). Das direkte Atmen in die Bereiche von Hals und Kopf hinein mit einem darauf folgenden Kubhaka in der Atemfülle erlebe ich dabei als zutiefst angenehm und befriedigend und konnte niemals unangenehme Wirkungen feststellen.

141 Passend dazu sagte mir einmal ein indischer Freund und Yogi, dass die einzige Anatomie, die im Yoga wirklich eine Rolle spiele, die „energetische Anatomie" sei, mit anderen Worten die Kenntnis des Energiekörpers. Sein Bruder ist Professor für Medizin und selbst ein intensiv Yoga-Übender. Er meinte ebenfalls, dass die Anatomie im Yoga nicht wirklich wichtig sei. Dass sie indes im modernen Yoga eine so prominente Rolle einnimmt, ist meines Erachtens ein Ausdruck der Entfernung von den eigenen Wurzeln. Der energetisch-spirituelle Selbsterforschungsprozess wird damit „veräußerlicht" und im ungünstigsten Falle zu einer technisch-mechanischen Aktivität.

142 Swami Satyananda Saraswati: A Systematic Course in the Ancient Techniques of Kriya and Yoga, New Delhi 2008, S. 431 (eigene Übersetzung).

143 Vgl. Swami Satyananda Saraswati: A Systematic Course in the Ancient Techniques of Kriya and Yoga, New Delhi 2008, S. 431.

144 Swami Muktibodhananda: Hatha-Yoga-Pradipika, Bihar 2009, S. 355 (eigene Übersetzung). Diese „Körper" meinen das, was die *Taittiriya Upanishad*, ein alter Text indischer Mystik, die *Koshas* nennt, verschiedene Schichten, Ebenen oder Aspekte unseres Wesens.

145 In diesem Kontext weist Lysebeth auch auf eine„gefährliche Praxis" hin, die im Kapitel 5, Vers 55 der *Shiva Samhita* beschrieben sei, allerdings findet sich eine solche Beschreibung am angegebenen Ort gar nicht.

146 Die Halsschlagadern werden, so erklären die beiden Autoren, in der Sanskrit-Sprache *Vijnana-Nadi* genannt. Dies beziehe sich vor allem auf den erweiterten Bereich der Halsschlagadern, wo sie sich verzweigen, im so genannten *Sinus caroticus*. Damit deuten die Autoren ein Nadi, das unserem Verständnis nach doch eher feinstofflicher Natur ist, als physiologische Struktur. Im Inneren der Halsschlagadern sind Rezeptoren, die sensibel auf jede Druckveränderung in den Gefäßen reagieren. Ein erhöhter Druck auf die Halsschlagadern reduziert die Blutversorgung des Gehirns. Ist der Druck sehr stark und langanhaltend, verlieren wir das Bewusstsein. Techniken wie Jalandhara-Bandha verändern also die Druckverhältnisse in den Halsschlagadern, so dass eine bewusstseinsverändernde Wirkung ausgelöst wird.

147 Vgl. auch HYP 3.76

148 HYP 3.55

149 HYP 3.57–58

150 HYP 3.76. Mit „Hatha-Übung" ist natürlich die Praxis des Pranayama gemeint.

151 HYP 3.57

152 Vgl. Gyan Shankar Sahay: Hathayogapradipika, Lonavala 2016, S. 114

153 HYP 2.45

154 Swami Muktibodhananda: Hatha-Yoga-Pradipika, Bihar 2009, S. 333 (eigene Übersetzung).

155 Swami Satyananda Saraswati: A Systematic Course in the Ancient Techniques of Kriya and Yoga, New Delhi 2008, S. 79 (eigene Übersetzung).

156 Die moderne Wissenschaft tut sich mit einem Begriff wie „feinstofflich" naturgemäß schwer. Dort gilt das Materielle als die Grundlage des Seins, dem alles entspringt, was ist, auch ein Phänomen wie Geist, das wir hierzulande gerne als „immateriell" bezeichnen. Aus Sicht des Sankhya, dem Fundament der Yoga-Philosophie, macht die Idee des Feinstofflichen indes einen guten Sinn, begreift sie doch die gesamte Schöpfung als ein Zusammenspiel dreier

grundsätzlicher Qualitäten, Eigenschaften oder auch Kräfte, die *Gunas* genannt werden. Alles, was existiert, ist „gemacht" aus den drei Gunas *Tamas, Rajas, Sattva* – auch das, was wir „immateriell" nennen mögen, wie zum Beispiel Gedanken oder Gefühle. Die Gunas sind, wenn man so will, die subtilste Form der Schöpfung und Manifestation.

157 Ein mehrdimensionales Begriffsverständnis finden wir auch im tibetischen Yoga. Dort bezeichnet der Begriff *Tsa* einerseits die subtilen energetischen Flüsse, zugleich aber auch die physischen Ströme von Blut, Lymphe usw., das heißt: Die Blutbahnen, ebenso die Nervenfasern und Lymphgefäße werden als Tsa verstanden. Sie haben auch eine mentale Dimension, wenn man annimmt, dass in den Tsa (Nadis) so genannte Essenzen (Tigle) vom Wind (Lung, Prana) transportiert werden. Mit anderen Worten: Was ein Strom ist – Blut, elektrische Energie, Lebensenergie oder Bewusstsein – hängt von der jeweiligen Perspektive ab, die man gerade hat, wenn man über Tsa spricht.

158 Deshalb, so sagt Hariharananda Aranya weiter, sollte der Geist im Atemprozess durch einen gezielten Gedanken einsgerichtet gemacht werden. Eine Hilfe hierzu kann das Mantra OM sein, das mit der Ausatmung synchronisiert wird. (vgl. Swami Hariharananda: Yoga Philosophy of Patanjali, Albany 1983, S. 79; siehe hierzu auch das Kapitel in diesem Buch: *Chaturtah 1 – Patanjalis Herz-Pranayama).* Dasselbe sagt Swami Sarvagatananda in seinem gewichtigen Kommentar zum *Yogasutra* und stellt eine Verbindung zu *Chaturtah* her, dem geheimnisvollen vierten Vorgang im Pranayama, dem wir gegen Ende dieses Buches in einem eigenen Kapitel theoretisch und praktisch nachspüren werden. (Vgl. Swami Sarvagatananda: Meditation as Spiritual Culmination. Yoga Aphorisms of Patanjali, Volume I, Massachusetts 2008, S. 781ff.).

159 Der Begriff *feinstofflich* kommt aus dem Kontext der *Sankhya-Philosophie,* die dem Yoga unterliegt. Unserem Denken entspricht hier die Idee des *Immateriellen.* Sankhya begreift alles Existierende außer unserer spirituellen Essenz als gemacht aus „Stoff". Selbst Gedanken oder Gefühle gelten hier als stoffliche Prozesse, die freilich einen Feinheitsgrad aufweisen, der aus westlich-wissenschaftlicher Perspektive als immateriell begriffen werden muss.

160 Prashna-Upanishad, 4.6. (eigene Übersetzung aus der Übertragung ins Englische von Swami Nikhilananda: The Upanishads, Vol. 2, New York 2004, S. 172).

161 Interessanterweise ist Swami Nikhilananda in seinem Kommentar zur *Prashna* der Auffassung, dass diese große Zahl möglicherweise physische Strukturen mit einschließe: „Vielleicht berücksichtigt diese alte Aufzählung auch das Nervensystem." (Swami Nikhilananda: The Upanishads, Vol. 2, New York 2004, S. 172; eigene Übersetzung). Wenn man freilich bedenkt, dass im menschlichen Körper Abermilliarden Nervenzellen ihren Dienst tun – allein die Schätzungen der Nervenzellen im Gehirn schwanken zwischen 100 Milliarden bis zu einer Billion; und alle Nervenfasern zusammengenommen ad-

dieren sich zu einer sagenhaften Strecke von 780.000 Kilometern, das ist die Strecke von der Erde zum Mond und zurück – wenn man also diese Dimensionen sieht und sich zugleich vergegenwärtigt, dass feinstoffliche Strukturen den physischen ontologisch vorausgehen, dann scheinen die Zahlen der *Prashna* nachgerade bescheiden.

162 Die Tradition des tibetischen *Yantra-Yoga* sieht die weibliche und männliche Seite (und damit korrelierend auch die Praktiken) bei Frauen und Männern vertauscht: Ida und Pingala heißen im tibetischen Yoga *Kyangma* und *Roma. Sushumna,* wie der der Zentralkanal auf Sanskrit genannt wird, heißt auf tibetisch *Uma).* Roma wird weiß visualisiert und korrespondiert mit der lunaren Energie, die bei Männern der rechten, bei Frauen der linken Seite zugeordnet wird (eine energetische Geschlechter-Differenzierung, die man im Hatha-Yoga so nicht kennt). Kyangma ist rot und steht für die solare Energie, die bei Männern links, bei Frauen rechts verortet wird. Diese Zuordnung wird sowohl in den Pranayamas als auch in den dynamischen Körperübungen, die intensiv mit dem Atem und auch Visualisierungen arbeiten, berücksichtigt. (Vgl. Chögyal Namkhai Norbu: The Tibetan Yoga of Movement, Boston 2008, S. 14).

163 Funktionell lässt sich das Nervensystem in einen *somatischen (willkürlichen* oder *animalischen)* und in einen *vegetativen (unwillkürlichen, viszeralen* oder *autonomen*) Teil gliedern. Dem somatischen Aspekt obliegt die Wahrnehmung äußerer Reize und die Ausführung motorischer Aktionen, dem vegetativen die Steuerung von Körperfunktionen, die unserem bewussten Zugriff weitgehend entzogen sind. Diese scharfe Dichotomie zwischen willkürlich und unwillkürlich wird aber gerade beim Atem durchbrochen. Er ist ein Stoffwechselprozess, den unser Körper autonom sicherstellt, und zum Glück atmen wir auch bei vollkommener Unbewusstheit, zum Beispiel während des Schlafes oder bei einer Ohnmacht. Zugleich können wir aber bewusst tief in das Atemgeschehen eingreifen.

164 The Complete Works of Swami Vivekananda, Volume I, Kolkata 2012, S. 147 (eigene Übersetzung).

165 Zhuangzi: Das Buch der Spontaneität. Über den Nutzen der Nutzlosigkeit und die Kultur der Langsamkeit, Aitrang 2008, S. 136.

166 „Die Sonne ist in Wahrheit Prana oder Leben; der Mond ist Rayi oder Nahrung. Nahrung ist in Wahrheit alles, ob es Form hat oder formlos ist. Deshalb ist alles, das Form hat, Nahrung." (Prashna-Upanishad 1.5, eigene Übersetzung aus: Swami Nikhilananda: The Upanishads, Vol. 2, New York 2004, S. 156).

167 Yoga Chudamani Upanishad, Mantra 36, aus der Übertragung ins Englische von: Swami Satyananda: Yoga Chudamani Upanishad. Crown Jewel of Yoga. Treatise on Kundalini Yoga, Bihar 2003, S. 92 (eigene Übersetzung).

168 Im Yogasutra finden wir die psychologische Entsprechung der drei Hauptnadis – Ida (links), Pingala (rechts) und Sushumna (Zentralkanal) – in den Kleshas wieder, den so genannten „Hauptursachen des Leidens", wie Patanjali sie im 2. Kapitel des Yogasutra benennt: *Avidya,* die spirituelle Blindheit, die uns nicht erkennen lässt, wer wir in Wahrheit sind, entspricht, energetisch betrachtet, einem blockierten Zentralkanal. *Raga,* die Anhaftung oder das Habenwollen, entspricht einer Blockade in Ida-Nadi, während *Dvesha,* die Ablehnung oder das Nichthabenwollen, mit einem blockierten Pingala-Nadi korrespondiert. Die Reinigung der Nadis will unser permanentes Festhalten und Ablehnen überwinden, will uns ins Loslassen führen und mit dem freien Fluss in Sushumna Avidya beseitigen, was nichts anderes ist als die Idee der Erleuchtung. „Wir", das meint *Asmita,* unser Ego. Dieses Ego, geboren aus spiritueller Blindheit, leidet am meisten unter der Angst vor dem Tod – *Abhinivesha.* Damit sind alle fünf Kleshas benannt. Wesentlich für die Idee der Erleuchtung ist die existenzielle Erkenntnis der eigenen Unsterblichkeit. Der Energiekörper des Menschen und die Praxis seiner Reinigung wird damit zum energetischen Pendant der Kleshas und ihrer Überwindung.

169 Nämlich Suryabhedana, Ujjayi, Sitkari, Shitali, Bhastrika, Brahmari, Murccha und Plavini; vgl. HYP 2.44.

170 Traditionell besteht diese Form der Wechselatmung aus neun Atemzügen, deshalb auch die „neunfache Reinigungsatmung" genannt. (Dreimal links ein- und rechts ausatmen, dann dreimal rechts ein- und links ausatmen, schließlich dreimal durch beide Nasenlöcher ein- und ausatmen. Dabei werden allerdings keine längeren Atemanhalte praktiziert, wie man das in Nadi-Shodana macht.) Verbunden werden diese Praktiken, die in unterschiedlichster Form existieren, mit spezifischen Arm- und Handaktionen sowie Visualisierungen der zentralen Energieströme des Körpers.

171 Eine umfangreiche Liste von Aktivitäten aus der Sicht des Swara-Yoga findet sich in: Harish Johari: Breath, Mind, and Consciousness, Rochester 1989, S. 27f.

172 Vgl. z.B. Harish Johari: Breath, Mind, and Consciousness, Rochester 1989; oder auch der Mediziner Bryan Thompson (Dr. Rishi Vivekananda): Practical Yoga Psychology, New Delhi 2005.

173 Bei den Ohren verhält es sich analog: Was das linke Ohr erreicht, trifft, neurologisch betrachtet, auf die rechte Hirnhemisphäre, was ins linke Ohr dringt, wird ins Rechtshirn geleitet. Oft hört man, auch die Augen seien so über Kreuz mit den Hirnhemisphären verbunden, was aber nicht ganz zutrifft, der Sachverhalt stellt sich hier komplexer dar – dies sei nur am Rande erwähnt.

174 Vgl. Narayan Chögyam Dorje: Das Yoga-Neti Handbuch, Aitrang 2004.

175 HYP 2.7–8

176 Gyan Shankar Sahay zum Beispiel übersetzt *Udaram* als „(thoracic) cavity", während Swami Muktibodhananda den Begriff mit „Abdomen" übersetzt, in der Erklärung der Atemtechnik dann aber doch den gesamten Atemtrakt einbezieht (breathe in slowly and fully"). (Vgl. Gyan Shankar Sahay: Svatmarama's Hathayogapradipika, Lonavala 2016, S. 67 und Swami Muktibodhananda: Hatha-Yoga-Pradipika, New Delhi 2009, S. 166f.). Manchen mögen diese Unterscheidungen vielleicht als Erbsenzählerei erscheinen, doch es geht um die wichtige Frage, ob es nun der Bauch- oder die Brust ist, in die wir hineinatmen sollen, oder soll sogar der gesamte Atemtrakt mit einbezogen werden? Es ist dies eine Frage, die sich letztlich auf alle Pranayamas bezieht. Die Wirkungen sind unterschiedlich: Während die Bauchatmung eher beruhigend wirkt, energetisiert uns die Brustatmung.

177 Vgl. Gheranda Samhita 5.39–40. Die Dauer (ausgedrückt in Matras oder Zählzeiten, was wir modern gewendet als Sekunden verstehen können) für Puraka, Kumbhaka und Rechaka wird mit 16, 64 und 32 angegeben, also mit 112 Sekunden für einen einzigen Atemzug. Dies ergibt für eine einzige Runde Nadi-Shodana einen Zeitbedarf von fast vier Minuten, eine sehr ambitionierte Praxis – viel zu fordernd und sicher nicht geeignet für die meisten von uns.

178 Rumi: Durchwachte Nacht. Gedichte zusammengestellt und übersetzt von Christoph Engen, nach den amerikanischen Versionen von Coleman Barks, Freiburg im Breisgau 2015, S. 37.

179 HYP 2.53; ähnlich auch die *Gheranda Samhita:* „Das Kumbhaka, das man Ujjayi nennt, kann im Gehen oder Stehen geübt werden." (Kap 2.45) Interessant ist die Tatsache, dass hier das Sitzen nicht explizit erwähnt wird. Das mag daran liegen, dass es seiner bloßen Evidenz wegen nicht erwähnt werden muss.

180 Diese Facetten spiegeln entweder die Bedeutungsbreite mancher yogischer Begriffe oder aber auch ihre Unklarheit. Immer wieder begegnen wir im Yoga keinen eindeutig und genau greifbaren Konzepten, sondern eher dem, was ich *Deutungsfelder* nennen möchte. Innerhalb eines Deutungsfeldes besteht eine gewisse Bandbreite an Ideen, die im Extremfall sogar gegensätzlich sein können, nicht aber beliebig. Deutungsfelder laden uns ein, selbstständig tiefer in die Selbsterforschung zu gehen, was durchaus auch unterschiedliche praktische Methoden einschließt, die unter ein und denselben Begriff fallen können. Letztlich können wir die Deutungsvielfalt als Einladung an unsere innere Freiheit verstehen: Wir sind aufgerufen, zu experimentieren und uns selbst zu erforschen. Blindes, unreflektiertes Ausführen von Vorgaben ist kein autonomer Prozess inneren Wachstums.

181 Als Knechtschaft, Sklaverei oder Gefangenschaft übersetzt Swami Satyananda Saraswati sehr explizit die Silbe *ud* und sagt: „Ujjayi ist deshalb das Pranayama, das uns aus der Sklaverei befreit." (Swami Satyananda Saraswati: Asana Pranayama Mudra Bandha, New Delhi 2008, S. 404).

182 Ein anderes Wort für *Avidya* oder die Blindheit ist *Tamas,* die Dunkelheit. Wir wissen nicht, so die Botschaft des Yoga (und aller höheren Lehren spiritueller Systeme), wer wir wirklich sind. Wir halten uns für Körper, Gedanken, Gefühle, Erinnerungen, für unsere persönlichen Geschichten, Fähigkeiten und all die anderen überaus fragilen Fragmente, die dauernd vom Zerfall bedroht und deshalb (zur Not auch aggressiv) ausgebaut, beschützt und verteidigt werden müssen, seien diese nun materiell oder nicht. Alles das nennen wir in der Gesamtheit dann „Ich". Dieses Ich, hier als Ego oder „kleines Ich" verstanden, ist freilich nur die vergängliche Hülle unseres wahren Ichs – eigentlich noch nicht einmal das, sondern nur ein Kozept, eine sich immer wieder neu strukturierende Idee. Yoga sucht das, was wir waren, bevor das Ego wurde, und das noch sein wird, wenn wir den Körper längst verlassen haben.

183 *Ashtanga Yoga* ist ein Begriff, der dem *Yogasutra* Patanjalis entlehnt wurde. Er bedeutet soviel wie „acht Glieder" und bezeichnet die wichtigsten Elemente einer ausgewogenen Yoga-Praxis mit dem Ziel, spirituelle Befreiung zu erlangen. Er ist geprägt von einer sehr starken Betonung einer ethischen Lebensführung, yoga-philosophischen Erwägungen und einer täglichen Atem- und Meditationspraxis. Wenn heutzutage indes von Ashtanga gesprochen wird, meint man in der Regel eine bestimmte Art, Yoga zu üben, und zwar im Sinne eines modernen Stilbegriffes, der sich vor allem durch eine physisch fordernde Asana-Praxis auszeichnet. Einer solchen wird indes im *Yogasutra,* das meditative Selbsterforschungsweg beschreibt, keinerlei Bedeutung beigemessen.

184 Gregor Maehle wörtlich: „Ujjayi bedeutet siegreich oder erobernd. Es wird so genannt, weil die Technik uns erlaubt, siegreich im Pranayama zu werden. Pranayama bedeutet die Ausweitung oder Verlängerung von Prana, und das ist genau, was Ujjayi tut." (Gregor Maehle: Pranayama. The Breath of Yoga, Innaloo City 2012, S. 224; eigene Übersetzung).

185 Swami Rama, Rudolph Ballentine und Alan Hymes: Science of Breath. A Practical Guide, Honesdale 1998, S. 94 (eigene Übersetzung).

186 Stig Åvall Severinsen: Breatheology. The Art of Conscious Breathing, Neapel 2012, S. 151.

187 Vgl. z.B. Swami Muktibodananda: Hatha-Yoga-Pradipika. Light on Hatha-Yoga, New Delhi 2009, S. 240.

188 Vgl. Swami Satyananda Saraswati: Asana Pranayama Mudra Bandha, New Delhi 2008, S. 402.

189 Ranjit Sen Gupta Pranayama: Vitalität und geistige Klarheit durch bewusstes Atmen, Petersberg 2005, S. 104.

190 Ranjit Sen Gupta: Vitalität und geistige Klarheit durch bewusstes Atmen, Petersberg 2005, S. 106.

191 Richard P. Brown & Patricia L. Gerbarg: The Healing Power of the Breath, Boston & London 2012. Brown und Gerbarg prägten auch Wortneuschöpfungen für andere Pranayamas, so nennen sie Samavritti, die gleichmäßig lange Ein- und Ausatmung *Coherent Breathing* (Kohärenz-Atmung), und sie sprechen von *Breath Moving* (Atembewegung), wenn sie eine Praxis zeigen, welche die Atmung mit der Visualisierung verbindet, entlang bestimmter körperinnerer Wege zu atmen. Solche Visualisierungen entwickeln sich mit der Zeit zu konkreten, somatisch-energetischen Erfahrungen und gehören zu den meditativen Atempraktiken des Yoga. Alle drei Techniken – Resistance Breathing, Coherent Breathing und Breath Moving – ergeben zusammen das, was die beiden Autoren *Total Breath* nennen, der den methodischen Kern ihrer Praxis darstellt. Die Verbindung von Atmung und Visualisierungen genießt übrigens auch und gerade im tibetischen Yoga eine besondere Bedeutung.

192 Vgl. Gheranda Samhita, 5.67.

193 Vgl. HYP 2.53.

194 Swami Sivananda zum Beispiel sagt über Ujjayi: „Es beseitigt die Hitze im Kopf. Der Übende wird schön. Das Feuer der Verdauung wird angeregt. Es beseitigt alle Übel, die im Körper und in den Dhatus sind (in den materiellen Substanzen des Körpers – *Anm. des Verf.*), und es heilt Jalodara (Wassersucht oder Aszites). Es beseitigt Schleim im Kehlkopf, Asthma, Auszehrung und heilt alle Arten von Lungenerkrankungen. Es heilt alle Erkrankungen, die aus einer ungenügenden Sauerstoffaufnahme resultieren, sowie Herzerkrankungen. Alle Ziele können mit Ujjayi erreicht werden. Der Übende wird nie von Verschleimung befallen oder von Erkrankungen der Nerven, von Verdauungsstörungen, Durchfall, einer vergrößerten Milz, von Auszehrung, Husten oder Fieber." Sivananda geht abschließend noch einen großen Schritt weiter, wenn er verspricht: „Übe Ujjayi, um Verfall und Tod zu überwinden." (Swami Sivananda: The Science of Pranayama, A Divine Life Society Publication, 4. Auflage 1998; (erste Auflage 1935; verfügbar als freie online-Version: http://www.dlshq.org/download/pranayama.htm, Stand: 4. Februar 2017; eigene Übersetzung). Freilich entging auch Sivananda nicht dem physischen Tod – er verstarb 1963 (oder, wie seine Schüler sagen, er ging in *Maha-Samadhi,* das Große Samadhi, ein). Das Wort „Tod" sollten wir hier nicht auf den physischen Untergang reduzieren, geht die Yoga-Philosophie doch von einem Weiterleben, beziehungsweise von der Unsterblichkeit des Menschen, aus. Die Idee des Todes steht auch für das Gegenteil eines erleuchteten Zustandes, und ich meine, es ist das, worauf Sivananda hier hinweisen will: Dass Ujjayi nämlich als ein mächtiges Pranayama gesehen wird, das uns auf dem Weg zur Selbsterkenntnis unterstützen kann. (Übrigens ist Sivanandas Ujjayi-Technik eine Art modifiziertes Amalgam des heute so populären meditativen Ujjayi-Ansatzes und jener Technik, wie sie die HYP beschreibt – siehe weiter unten in diesem Kapitel).

195 Vgl. Richard P. Brown & Patricia L. Gerbarg: „Manche Menschen, die Opfer sexueller Angriffe wurden, mögen es als unangenehm empfinden." Die Ärz-

te begründen dies mit dem speziellen Klang der Ujjayi-Atmung, die manche so Traumatisierten „an den schweren Atem desjenigen erinnert, der den sexuellen Missbrauch begangen hat". Dennoch können auch so traumatiserte Menschen sich der Praxis von Ujjayi annähern, jedoch langsam und achtsam und immer nur bis zu jener Grenze, ab der es unangenehm wird. (Richard P. Brown & Patricia L. Gerbarg: The Healing Power of the Breath, Boston & London 2012, S. 40; eigene Übersetzung)

196 Manche Autoren sehen in einem zu hohen Blutdruck ein Problem (Vgl. Ranjit Sen Gupta: Vitalität und geistige Klarheit durch bewusstes Atmen, Petersberg 2005, S. 104), andere dagegen sagen, Ujjayi sei bei zu niedrigem Blutdruck kontraindiziert (Vgl. Swami Muktibodhananda: Hatha-Yoga-Pradipika. Light on Hatha-Yoga, New Delhi 2009, S. 242). Den gesunden Menschenverstand einsetzend, wird man wohl davon ausgehen können, dass Ujjayi mit langen Atemanhalten bei Herzproblemen jeder Art nicht zu empfehlen ist, wie alle Pranayamas mit langem Atemanhalten nur bei gesunder Herz-Kreislauf-Kondition geübt werden sollten. Übt man Pranayama ausschließlich in der sanften, meditativen Weise (Technik 1), dann wirkt es einem zu hohen Blutdruck wohl sogar entgegen, ist bei einem zu niedrigen Druck dann aber nicht die Übung der Wahl.

197 Vgl. Ranjit Sen Gupta: Vitalität und geistige Klarheit durch bewusstes Atmen, Petersberg 2005, S. 104.

198 Stig Åvall Severinsen: Breatheology. The Art of Conscious Breathing, Neapel 2012, S. 151 (eigene Übersetzung).

199 Vgl. Swami Rama: Science of Breath. A Practical Guide, Honesdale 1998, S. 94.

200 HYP 3.32–54

201 Yoga Chudamani Upanishad, Mantras 52–56, in: Yoga Chudamani Upanishad. Crown Jewel of Yoga, Treatise on Kundalini Yoga, übersetzt und kommentiert von Swami Satyadharma, Bihar 2003, S. 127ff. (eigene Übersetzung).

202 HYP 3.52, eigene Übersetzung aus der englischen Ausgaben von Gyan Shankar Sahay: Svatmarama's Hathayogapradipika, Lonavala 2016, S. 172.

203 Swami Satyadharma schreibt in ihrem Kommentar zur *Yoga Chudamani Upanishad,* dass die extreme Variante von Khechari zur Praxis des Hatha-Yoga gehöre, die mildere Form dagegen im Kontext des Raja-Yoga eine Rolle spiele, mithin zur meditativen Form des Ujjayi-Atmens gehöre. Raja-Yoga ist ein Synonym für den Yoga, den Patanjali im *Yogasutra* beschreibt. (Vgl. Swami Satyadharma: Yoga Chudamani Upanishad. Crown Jewel of Yoga, Treatise on Kundalini Yoga, Bihar 2003, S. 127.) Swami Satyadharmas Differenzierung von Hatha- und Raja-Yoga im Blick auf Khechari-Mudra überzeugt freilich nicht ganz, wenn man sich bewusst macht, dass Raja-Yoga vielmehr ein *Bewusstseinszustand* ist als eine Methode. Hatha-Yoga will, wie es die HYP ausdrücklich in ihrer Invokation sagt, zum Zustand des Raja-Yoga führen. Siehe hierzu

z.B. auch den Kommentar zur HYP von Gyan Shankar Sahay, wo der Autor sagt, dass Raja-Yoga „als der höchste Zustand des Hatha-Yoga angesehen und mit Samadhi gleichgesetzt wird". (Gyan Shankar Sahay: Svatmarama's Hathayogapradipika, Lonavala 2016, S. xxi; eig. Übersetzung).

204 HYP 2.51–2.52.

205 Vgl. Ranjit Sen Gupta: Vitalität und geistige Klarheit durch bewusstes Atmen, Petersberg 2005, S. 104 ff.

206 Natürlich werden auch hier andere Varianten unterrichtet. Ranjit Sen Gupta zum Beispiel empfiehlt die *Prana-Mudra,* eine Variation von *Nasikagra-Mudra*, fast identisch, jedoch berühren Zeige- und Mittelfinger nicht das Augenbrauen-Zentrum, sondern sind locker abgestreckt. Weitere Handhaltungen für das Pranayama finden sich im Kaptel zu *Nadi-Shodana,* der Wechselatmung.

207 Roberto Calasso: Die Glut, München 2015, S. 189 (eigene Hervorhebung).

208 Yogasutra 3.40; Ralph Skuban: Das Yogasutra. Der Königsweg zu einem weisen Leben, München 2011, S. 294.

209 Aus der Perspektive des tibetischen Bön-Schamanismus ist eine Seele ganz beziehungsweise ein Mensch dann gesund, wenn sich alle fünf Elemente in harmonischem Gleichgewicht befinden. Wo die Balance gestört ist, spricht man von *soul loss,* dem „Verlust der Seele".

210 Vgl. Tenzin Wangyal Rinpoche: Healing with Form, Energy and Light. The Five Elements in Tibetan Shamanism, Tantra and Dzogchen, Boston 2002, S. 78.

211 Vgl. Tenzin Wangyal Rinpoche: Healing with Form, Energy and Light. The Five Elements in Tibetan Shamanism, Tantra and Dzogchen, Boston 2002, S. 78.

212 „Wenn der Klang mit Konzentration auf die Glottis während der Einatmung erzeugt wird, dann kann man die Berührung des Atemstromes im Bereich des Halses und des Herzens fühlen. Wenn wir den Klang aber auch bei der Ausatmung erzeugen, kann man es im Herzen, in der Glottis und bis hinauf in den oberen Bereich des Kopfes spüren." (Gyan Shankar Sahay: Svatmarama's Hathayogapradipika, Lonavala 2016, S. 123; eig. Übersetzung)

213 Vgl. Tenzin Wangyal Rinpoche: Healing with Form, Energy and Light. The Five Elements in Tibetan Shamanism, Tantra and Dzogchen, Boston 2002, S. 78.

214 Ein Umstand, auf den auch Krishna im 2. Kapitel der Bhagavad Gita hinweist. (Vgl. Ralph Skuban: Die Bhagavad Gita. Das Weisheitsbuch fürs 21. Jahrhundert, München 2013, S. 55).

215 Prashna Upanishad, 4.4. (Eigene Übersetzung aus der Übetragung ins Englische von Swami Nikhilananda: The Upanishads, Vol. 2, New York 2004, S. 181).

216 Prashna Upanishad, 4.6. (Eigene Übersetzung aus der Übertragung ins Englische von Swami Nikhilananda: The Upanishads, Vol. 2, New York 2004, S. 183).

217 Shiva Samhita 1.37. (Eigene Übersetzung aus der Übertragungs ins Englische von Srisa Chandra Vasu, 1914, S. 7).

218 Vgl. Gyan Shankar Sahay: Svatmarama's Hathayogapradipika, Lonavala 2016, S. 116

219 Vgl. HYP 2.50

220 HYP 2.48–2.49

221 Vgl. Swami Satyananda Saraswati: Asana Pranayama Mudra Bandha, Bihar 2008, S. 417.

222 Vgl. Gheranda Samhita 5.62–5.63

223 Vgl. Swami Muktibodhananda: Hatha-Yoga-Pradipika, Bihar 1998, S. 239

224 HYP 2.54

225 HYP 2.54–2.56

226 Der tibetische Lehrer Geshe Lundup erwähnt, dass ein zischendes Atemgeräusch traditionell eingesetzt wird, um Zahnschmerzen zu lindern (so bei einem Seminar zu Trul Khor, der tibetischen Bön-Praxis des Yoga, an dem ich teilnehmen durfte).

227 HYP 2.54–2.56

228 Der australische Autor Gregor Maehle nennt diese Mundposition „Hollywood-Grinsen". Er ergänzt mit Blick auf den eingangs zu diesem Kapitel zitierten Vers der HYP: „Vielleicht ist dies der Grund, warum vom Gott der Liebe die Rede ist." (Gregor Maehle: Pranayama. The Breath of Yoga, Innaloo City 2012, S. 302; eigene Übersetzung).

229 Dies ist Neil Douglas-Klotz' freie Übertragung der 2. Zeile des aramäischen Vaterunsers ins Englische, in: Neil Douglas-Klotz: Prayers of the Cosmos. Reflections on the original Meaning of Jesus's Words, New York 1990, S. 16 (eigene Übersetzung).

230 Sheldon B. Kopp: Triffst Du den Buddha unterwegs. Psychotherapie und Selbsterfahrung, Frankfurt am Main 2016, S. 42.

231 Sheldon B. Kopp: Triffst Du den Buddha unterwegs. Psychotherapie und Selbsterfahrung, Frankfurt am Main 2016, S. 41 (Hervorhebung im Original).

232 Sheldon B. Kopp: Triffst Du den Buddha unterwegs. Psychotherapie und Selbsterfahrung, Frankfurt am Main 2016, S. 41 (Hervorhebung im Original).

233 Aus der Übertragung von: Ralph Skuban: Die Bhagavad Gita. Das Weisheitsbuch fürs 21. Jahrhundert, München 2013, S. 160 f.

234 Rumi: Durchwachte Nacht. Gedichte zusammengestellt und übersetzt von Christoph Engen, nach den amerikanischen Versionen von Coleman Barks, Freiburg im Breisgau 2015, S. 35.

235 Vgl. Swami Rama: Path of Fire and Light. Advanced Practices of Yoga, Honesdale 2008, S. 42. Auch der Autor Ranjit Sen Gupta empfiehlt das Einrollen der Zunge nach hinten bei der Einatmung mit geöffnetem Mund – und nennt diese Praxis dann *Sitkari.* Vgl. Ranjit Sen Gupta: Pranayama. Vitalität und geistige Klarheit durch bewusstes Atmen, Petersberg 2005, S. 126.

236 HYP 2.68

237 Gheranda Samhita 5.77; Interessant ist, dass, anders als im *Yogasutra,* die Pranayama-Übungen in der *Gheranda Samhita* erst *nach* dem Kapitel über Pratyahara, dem Zurückziehen der Sinne, kommen. Das dokumentiert die Bedeutung und Wirkungsmächtigkeit, die dem Pranayama dort zugesprochen werden. Im *Yogasutra* schreiten die bekannten acht Glieder des Yoga-Weges vom Äußeren zum Inneren hin fort: Am Anfang stehen ethische Gebote, dann die Arbeit mit unserem Körper (vor allem die Sitzhaltung), sodann das Atmen, das Zurückziehen der Sinne nach innen und schließlich die meditativen Elemente. Offenbar hielten die Verfasser der *Gheranda Samhita* Pranayama für noch subtiler als Pratyahara (vgl. auch James Mallison in seiner Einführung zur englischen Version: The Gheranda Samhita, Woodstock 2004, S. xi).

238 Vgl. HYP 2.68

239 Gheranda Samhita 5.73

240 Gheranda Samhita 5.79–80

241 Gheranda Samhita 5.81

242 Gheranda Samhita 5.81–82

243 Gheranda Samhita 5.78

244 Vgl. Vasant Lad: Pranayama for Self-Healing (DVD), Albuquerque 2009.

245 Pratyahara ist das fünfte von insgesamt acht Elementen des Yoga-Weges, wie er im *Yogasutra* beschrieben wird. In einer Kurzfassung beinhaltet dieser achtgliedrige Weg ethische Regeln für einen hilfreichen Umgang mit unserem Umfeld und uns selbst *(Yama* und *Niyama),* das Einnehmen einer geeigneten Meditationshaltung *(Asana),* die Atem-Praxis *(Pranayama),* die Ausrichtung nach innen *(Pratyahara),* Konzentration *(Dhyana),* Meditation *(Dharana)* und schließlich der bewusstseinserweiternde Gipfelpunkt des Yoga, das „Verschmelzen" mit dem Objekt der Meditation *(Samadhi).* (Vgl. Yogasutra, Kap. 2–3)

246 Swami Rama: Path of Fire and Light. Advanced Practices of Yoga, Honesdale 2008, S. 31 (eigene Übersetzung).

247 Die sechs Shatkarmas zählt die HYP in 2.22 auf:

1. *Dhauti* – Techniken zur Reinigung des oberen Verdauungstraktes (Mundhöhle, Speiseröhre und Magen)

2. *Basti* – Techniken zur Reinigung des unteren Verdauungstraktes (Darm)

3. *Neti* – Reinigung der Nase

4. *Trataka* – Reinigung der Tränenkanäle

5. *Nauli* – Massage der Verdauungsorgane durch gezielte Bewegungen der Bauchmuskulatur

6. *Kapalabhati* – Reinigung des Schädels / Gehirns

Die *Gheranda Samhita* stellt einundzwanzig Varianten von Reinigungstechniken vor.

248 Swami Brahmananda in: Swami Maheshananda & B.R. Sharma: A Critical Edition of Jyotsna (Brahmanandas Commentary on Hathayogapradipika), Lonavala 2012, S. 159; eigene Übersetzung.

249 HYP 2.37

250 Vgl. Swami Brahmananda in: Swami Maheshananda & B.R. Sharma: A Critical Edition of Jyotsna (Brahmanandas Commentary on Hathayogapradipika), Lonavala 2012, S. 160.

251 Vgl. Yogasutra 1.41

252 Swami Satyananda Saraswati: A Systematic Course in the Ancient Techniques of Kriya and Yoga, New Delhi 2008, S. 919.

253 Swami Rama, Rudolph Ballentine, Alan Hymes: Science of Breath. A Practical Guide, Honesdale 2007, S. 93 (eigene Übersetzung).

254 Vgl. Swami Niranjanananda Saraswati: Prana and Pranayama, Bihar 2009, S. 276.

255 Der ayurvedische Arzt Vasant Lad sagt, dass eine regelmäßige Kapalabhati-Praxis in dieser Hinsicht so wirksam sei wie Jogging, allerdings den Vorteil habe, die Gelenke nicht zu belasten (Vgl. Vasant Lad: Pranayama for Self-Healing (DVD), Albuquerque 2009).

256 HYP 2.36

257 Vgl. Gheranda Samhita 1.55; Swami Brahmananda schreibt Kapalabhati die Kraft zu, alle zwanzig Typen von schleimbedingten Erkrankungen zu heilen, welche die ayurvedische Medizin kennt. (Vgl. Swami Brahmananda in: Swami Maheshananda & B.R. Sharma: A Critical Edition of Jyotsna [Brahmanandas Commentary on Hathayogapradipika], Lonavala 2012, S. 158.)

258 Die HYP definiert Kapalabhati wie folgt: „Eine starke Aus- und Einatmung wie bei einem Blasebalg ist bekannt unter dem Namen Kapalabhati." (Vgl. HYP 2.36)

259 Gheranda Samhita 5.56

260 Vasant Land unterrichtet Nadi-Shodana übrigens genau so wie die Gheranda Samhita Kapalabhati hier beschreibt. Sein Kapalabhati erfolgt ausschließlich durch beide Nasenlöcher, so wie die HYP das nahelegt.

261 Vgl. Gheranda Samhita 5.58–59

262 Vgl. Gheranda Samhita 5.60

263 Vgl. Gheranda Samhita 5.75

264 Vgl. HYP 2.67

265 Gregor Maehle: Pranayama. The Breath of Yoga, Innaloo City 2012, S. 268 (eigene Übersetzung).

266 Vgl. z.B.: Swami Rama et al.: Science of Breath. A Practical Guide, Honesdale 2007, S. 94; Swami Satyananda Sarasvati: Asana Pranayama Mudra Bandha, New Delhi 2008, S. 405, Ranjit Sen Gupta: Pranayama. Vitalität und geistige Klarheit durch bewusstes Atmen, Petersberg 2005, S. 122.

267 HYP 2.60. Ähnlich können wir das z.B. auch in der Yoga Kundalini Upanishad lesen (1.33).

268 Stanislav Grof beschäftigte sich intensiv mit erweiterten Bewusstseinszuständen, die er durch LSD induzierte. Nachdem die Anwendung von LSD aus politischen Gründen von der Nixon-Regierung in den USA verboten wurde, entwickelte er das *holotrope Atmen*, um Zustände der Transzendenz auszulösen. Das *Rebirthing* von Leonard Orr wird auch „bewusstes verbundenes Atmen", „transformatives Atmen" oder „kreisförmiges Atmen" genannt. Leonard Orrs Ansatz wurde mangelnde therapeutische Professionalität, gar Fahrlässigkeit vorgeworfen, weil diese Praxis, die sehr tiefgreifende Wirkungen auslösen kann, in kurzfristigen Ausbildungen vermittelt wurde und die Therapeuten nicht in die Lage versetzte, eventuelle verstörende oder destabilisierende Effekte auf die Klienten aufzufangen. Der Atemtherapeut Wilfried Ehrmann schreibt: „Tatsächlich wissen wir aus vielen Erfahrungen, dass die Gefühle, in die der ungeübte und schlecht ausgebildete Begleiter geraten kann, eine Intensivierung des Prozesses hervorrufen können, wie sie die Atmende selbst gerade nicht zulassen will." (Wilfried Ehrmann: Handbuch der Atemtherapie, Ahlerstedt 2004, S. 106.)

269 Stig Åvall Severinsen: Breatheology. The Art of Conscious Breathing, Sorbona 2012, S. 155 (eigene Übersetzung).

270 Vgl. Allison Gemmel Laframboise with Yoganand Michael Carrol: Pranayama. A Path to Healing and Freedom, Create Space 2015, S.186.

271 Die drei Doshas *Kapha* (Schleim), *Vata* (Luft) und *Pitta* (Feuer) sind grundlegende Konzepte des Ayurveda. Sie dienen der Beschreibung der physiologischen und mentalen Konstitution des Menschen. Die Dosha-Anteile der Menschen sind höchst individuell. Sie werden zum Zeitpunkt der Empfängnis bestimmt in Abhängigkeit von genetischen Voraussetzungen, von der Lebensweise der Eltern und sogar von deren Emotionen. Vasant Lad gibt uns ein Beispiel: „Wenn beispielsweise beim Vater Pitta und bei der Mutter Vata vorherrscht und die sexuelle Vereinigung beider an einem warmen Sommerabend stattfindet, nachdem sie ein stark gewürztes Mahl zu sich genommen haben, wird in der Konstitution des Babys, das aufgrund dieser Vereinigung geboren wird, Pitta vorherrschen." Sind die Doshas im Gleichgewicht, sind wir gesund. Nur wenige Menschen, so Lad, haben das Glück, mit einer ausgeglichenen Dosha-Konstitution geboren zu werden. Das „psychobiologische Temperament", wie Lad die individuelle Dosha-Kombination auch nennt, verändert sich unser ganzes Leben lang nicht. Doch wir können durch eine entsprechende Lebensweise ein größeres Gleichgewicht der Doshas fördern. (Vasant Lad: Selbstheilung mit Ayurveda. Das Standardwerk der indischen Heilkunde, Frankfurt a. M. 2008, S. 29f.)

272 Ranjit Sen Gupta: Pranayama. Vitalität und geistige Klarheit durch bewusstes Atmen, Petersberg 2005, S. 120.

273 Von den *Siddhis* oder „paranormalen Fähigkeiten" ist im dritten Kapitel des *Yogasutra* ausführlich die Rede. Sie werden dort *Vibhutis* genannt. Jede Gabe oder Fähigkeit, die der Mensch erwirbt, kann auch missbräuchlich eingesetzt werden, das ist mit den Siddhis nicht anders. Wer sich davon verführen lässt und sie zum persönlichen Vorteil nutzt, möglicherweise gar anderen schadet, der ist gekettet an Rudra-Granthi.

274 Vgl. Gheranda Samhita 5.75–5.77

275 Vgl. Gheranda Samhita 5.76

276 Vgl. Swami Satyananda Saraswati: Asana Pranayama Mudra Bandha, Bihar 2008, S. 406.

277 „Wenn der Körper müde wird", so erklärt die HYP, ist es die Zeit, die jeweilige Runde abzuschließen und ins Kumbhaka zu gehen. (Vgl. HYP 2.63)

278 Vgl. Stig Åvall Severinsen: Breatheology. The Art of Conscious Breathing, Neapel 2012, S.155.

279 Zit. in Swami Muktibodhananda: Hatha-Yoga-Pradipika, Bihar 1998, S. 256 (eigene Übersetzung).

280 Swami Rama: Path of Fire and Light, Volume 2. Practical Companion to Volume 1, Honesdale 1996, S. 175–176 (eigene Übersetzung).

281 Vgl. Vasant Lad: Pranayama for Self-Healing (DVD), Albuquerque 2009.

282 Vgl. Swami Satyananda Saraswati: Asana Pranayama Mudra Bandha, New Delhi 2008, S. 506.

283 HYP 4.109 (eigene freie Übersetzung aus der Übertragung ins Englische von Gyan Shankar Sahay: Svatmarama's Hathayogapradipika, Lonavala 2016, S. 286)

284 Mehr noch gilt das sicher für *Plavini*. Für dieses Buch habe ich mich entschieden, dieses Pranayama nicht vorzustellen, da ich es auch selbst nie praktiziert habe. Bei Plavini schluckt man so viel Luft wie möglich. Danach verharrt man bewegungslos für dreißig bis neunzig Sekunden – eine Übung, die heilsam bei Gastritis und Übersäuerung des Magens sein soll. (Vgl. Swami Muktibodhananda: Hatha-Yoga-Pradipika, Bihar 1998, S. 266f.) Plavini ist in den Schriften auch kaum ein Thema, es lässt sich nur wenig darüber zu Tage fördern.

285 Gheranda Samhita 5.83

286 Swami Satyananda Saraswati: A Systematic Course in the Ancient Tantric Techniques of Yoga and Kriya, Bihar 2008, S. 805 (eigene Übersetzung).

287 Vgl. Swami Satyananda Saraswati: A Systematic Course in the Ancient Tantric Techniques of Yoga and Kriya, Bihar 2008, S. 806.

288 Vgl. Swami Satyananda Saraswati: A Systematic Course in the Ancient Tantric Techniques of Yoga and Kriya, Bihar 2008, S. 806.

289 Vgl. Gyan Shankar Sahay: Svatmarama's Hathayogapradipika, Lonavala 2016, S. 135.

290 Vgl. Swami Muktibodhananda: Hatha-Yoga-Pradipika, Bihar 1998, S. 263f.

291 Vgl. Swami Satyananda Saraswati: A Systematic Course in the Ancient Tantric Techniques of Yoga and Kriya, Bihar 2008, S. 806.

292 Sat-Chakra-Nirupana, Vers 38; eigene, freie Übersetzung aus der Übertragung ins Englische von Arthur Avalon (John Woodroffe): The Serpent Power. The Secrets of Tantric and Shaktic Yoga, 1974, S. 411.

293 So in seiner Schrift: Theosophia Practica: Die Verwandlung des mikrokosmischen Menschen bis zu seiner Wiedergeburt nach Seele, Geist und Körper.

294 Es existiert eine reichhaltige Literatur zu den Chakras. Eine jüngst veröffentlichte umfassende Studie, die sich dem Thema aus historischer Perspektive annähert, stammt von Kurt Leland: Das Chakra-System. Die feinstoffliche Struktur des Menschen, Grafing 2016. Auch ich selbst habe Bücher zum The-

ma publiziert, so zum Beispiel: Der Energiekörper. Die Aktivierung der feinstofflichen Kraftzentren, Grafing 2014.

295 Ausführlich hierzu: Ralph Skuban: Der Energiekörper. Die Aktivierung der feinstofflichen Kraftzentren, Grafing 2014.

296 Gheranda Samhita 7.3; eigene freie Übersetzung der Übertragung ins Englische von Srisa Chandra Vasu, Delhi 1914, S.56.

297 Der an und für sich tamasische Zustand des tiefen Schlafes erlangt durch diese Bewusstheit sattvische Qualität und transzendiert die Gunas schließlich zur Gänze, wenn er lange genug aufrechterhalten werden kann. Es heißt, zehn Minuten Wachbewusstheit im Tiefschlaf würden uns zu Samadhi führen. Nicht umsonst üben tibetische Yogis sich im Yoga des Träumens und Schlafens, versuchen also, Bewusstheit – oder Luzidität – in diese Zustände hineinzutragen, um ihre letztendlich illusionäre Dimension zu erkennen und dieses Erleben dann in die Wachbewusstheit zurückzubringen. So wollen sie existenziell erkennen, dass letztlich alle Erfahrung illusionär ist – das Leben als ein Traum, von dem es zu erwachen gilt, will man Befreiung aus Samsara erlangen. Turiya also, der vierte Bewusstseinszustand, ist nur ein anderes Wort für Samadhi, Yoga, Nirvana, ein Wort für die Erfahrung des Himmel- oder Königreiches, von Kaivalya, des völligen Losgelöstseins und der Erfahrung unserer selbst als Purusha, reines Gewahrsein ohne äußere Stützen.

298 Das Yogasutra wurde wohl 500 bis 200 Jahre vor Christus geschrieben, vielleicht auch wenige hundert Jahre nach Christi Geburt. Die HYP stammt aus dem 14. Jahrhundert, die Gheranda Samhita aus dem 17. Jahrhundert.

299 Yogasutra 2.49–52 (aus der Übertragung ins Deutsche von Ralph Skuban: Patanjalis Yogasutra. Der Königsweg zu einem weisen Leben, München 2011, S. 288).

300 T.K.V. Desikachar: Über Freiheit und Meditation. Das Yoga Sutra des Patanjali, Petersberg 2003, S. 93.

301 Vgl. z.B. den ältesten Kommentar zum *Yogasutra* von Vyasa (Patanjali's Yoga Sutras. With the Commentary of Vyasa and the Gloss of Vachaspati Misra, Translated by Rama Prasada, New Delhi 2001, S. 174). Oder auch Georg Feuerstein: „Dieser generell missverstandene Vers könnte möglicherweise ein spezielles Phänomen des entatischen Zustandes bezeichnen, in welchem die Atmung so reduziert und flach wird, dass sie ohne angeleitete Beobachtung nicht mehr wahrgenommen werden kann." (Georg Feuerstein: The Yoga-Sutra of Patanjali. A New Translation and Commentary, Vermont 1989, S. 93; eigene Übersetzung).

302 HYP 2.77

303 Vgl. hierzu die Arbeit von Tenzin Wangyal Rinpoche, zum Beispiel in: Awakening the Sacred Body, Hay House US 2011.

304 Vgl. auch die Interpretation von Swami Savitripriya: „Wenn das geschieht, transzendiert das Bewusstsein das Gewahrsein des Atemprozesses, es transzendiert die grobe physische Ebene des Universums der Formen, das normalerweise vom Geist und den Sinnen wahrgenommen wird, und es betritt die hohe vierte Stufe des Samadhi." (Swami Savitripriya: Psychology of Mystical Awakening, Sunnyvale 1991, S. 77; eigene Übersetzung). Diese vierte Stufe ist *Asamprajnata-Samadhi,* das Samadhi ohne Stütze für den Geist, das Ruhen im absoluten Bewusstsein selbst, der angestrebte Zustand des Yoga.

305 Vgl. Yogasutra 3.43–3.44

306 Suhas Tambe: The Making of a Yoga Master. A Seeker's Transformation, Chino Valley 2012, S. 299. Übrigens meint Tambe *mehrere Körper,* die gereinigt werden müssen, denn eine außerkörperliche Erfahrung, die nicht alle Koshas abstreift, ist noch keine vollständige Erleuchtungserfahrung. Wer nur den physischen Körper temporär „verlässt" – was man üben kann, ich selbst habe das viele Male praktiziert – der lebt, yogisch betrachtet, immer noch in anderen Körpern, wenngleich subtiler, aber noch innerhalb der Welt der Dualität, in Erfahrungsräumen von Freud und Leid. Anders gesagt: Begrenzte außerkörperliche Erfahrungen befreien uns noch nicht dauerhaft vom Leid, sondern ermöglichen uns einfach nur *andere* Erfahrungen. Immerhin belohnen sie uns mit dem subjektiv-empirischen Beweis, dass wir unsterblich sind, wenngleich wir das nicht intersubjektiv teilen können. Was wir innerlich erleben, davon können wir keine Fotos mitbringen.

307 Swami Savitripriya: Psychology of Mystical Awakening, Sunnyvale 1991, S. 109 (eigene Übersetzung; die Begriffe in Klammern wurden von mir hinzugesetzt).

308 Tenzin Wangyal Rinpoche nennt das Atmen in die Chakras Pranic Breathing. In Verbindung mit den fünf „Kriegersilben" A, OM, HUNG, RAM und DZA wird ein Atem- und Meditationswerkzeug daraus, das Spannungen lösen kann, um Freude zu erfahren und schließlich im offenen Gewahrsein zu ruhen. (Vgl. Tenzin Wangyal Rinpoche: Healing with Form, Ernergy and Light. The Five Elements in Tibetan Shamanism, Tantra and Dzogchen, Boston 2002)

309 Vgl. Swami Hariharananda: Yoga Philosophy of Patanjali, Albany 1983, S. 234f.; Dies bezieht sich vor allem auf die intensiven Atemanhalte oder *Kumbhakas* und die dazugehörigen Muskelaktionen oder *Bandhas* mit dem Ziel, den Pranafluss zu stoppen und dadurch ein Zur-Ruhe-Kommen der mentalen Aktivitäten zu erreichen (mehr hierzu im Kapitel: *Kumbhaka – Die Atempause).*

310 So heißt es zum Beispiel im *Yoga Vasishtha* mehrfach, dass die Praktiken des Hatha-Yoga gewaltsam seien und zu Schmerzen führen würden (vgl. Vasishtha's Yoga, übertragen von Swami Venkatesananda, New York 1993, S. 275).

311 Buddha wirkte um 600 v. Chr., zu jener Zeit also, in welcher der Weise Kapila mit dem *Sankhya-Darshana* die Philosophie des Yoga formulierte. Buddha studierte eine Zeit lang bei einem Sankhya-Philosophen, und der Buddhis-

mus weist entscheidende Parallelen zur klassischen Yoga-Philosophie auf. Buddhas Geburtsstadt hieß Kapilavashtu, die Wohnstatt Kapilas. Das *Yogasutra* ist ganz durchdrungen, ja geradezu gesättigt vom Sankhya, erweitert dieses aber auch (zum Beispiel um *Ishvarah,* die Gottesidee). Manchmal nennt man Patanjalis Denken auch *Patanjali-Sankhya.*

Eine schöne Parallele zu buddhistischen Praktiken findet sich auch in den *Brahmavihara,* den „Vier Himmlischen", die mit den Ideen *Maitri* (Freundlichkeit, Güte), *Karuna* (Mitgefühl), *Modita* (Freude über das Gute) und *Upeksha* (Gelassenheit im Angesicht des Negativen) sowohl im klassischen Yoga wie auch im Buddhismus eine zentrale Bedeutung haben. Patanjali adressiert die Brahmavihara bereits im ersten Kapitel des *Yogasutra.* Zur These, dass Buddha und Patanjali Zeitgenossen gewesen sein könnten, sagt Swami Satyananda Saraswati: „Patanjali was a contemporary of Buddha and his system of yoga was influenced by the Buddhist philosophy (...)." (im Vorwort zu Swami Muktibodhananda: Hatha-Yoga-Pradipika. Light on Hatha-Yoga, New Delhi 2009, S. 4).

312 Yogasutra 1.43

313 Im Yogasutra erinnert Patanjali uns daran, dass *Hridaya,* das Herz, der „Ort" unseres Geistes ist. (Yogasutra 3.35).

314 Dort ist die Fontanelle, eine Öffnung im Schädel, mit welcher wir auf die Welt kommen und die sich erst im Laufe von achtzehn Monaten nach unserer Geburt wieder schließt. Im Sanskrit heißt sie *Brahma-Randhra,* die Öffnung des Schöpfers. Die Yogis stellen sich vor, dass unser Geist bei unserem Tod durch diesen Punkt den Körper verläßt. Tibetische Yogis praktizieren Phowa, die Projektion des Bewusstseins aus dem Körper heraus, durch diesen Punkt an der Krone des Kopfes, um sich auf den Moment des Todes vorzubereiten – ein Rat, den auch Krishna seinem Schüler Arjuna in der *Bhagavad Gita* gibt.

315 Vgl. Swami Hariharananda Aranya: Yoga Philosophy of Patanjali, Albany 1983, S. 79.

316 Yogani: Spinal Breathing Pranayama. Journey to Inner Space, 2006.

317 Vgl. HYP 4.18

318 Vgl. HYP 4.20

319 Vgl. HYP 4.21

320 So gibt es zum Beispiel Unterschiede in der Frage der Atmungsrichtung. Manche unterrichten für die Einatmung eine Aufwärts- und für die Ausatmung eine Abwärtsbewegung, andere drehen die Richtungen um. Manche – so zum Beispiel ich selbst – verstehen das Spinal Breathing als einen Strom, dem man zwischen Perineum und Krone des Kopfes folgt, andere entscheiden sich für die Strecke zwischen Perineum und Ajna-Chakra im Zentrum des Schädels (so z.B. Swami Niranjanananda Saraswati: Dharana Darshan. Yogic, Tantric

and Upanishadic Practices of Concentration and Visualization, New Delhi 1999) oder zwischen Perineum und Augenbrauen-Zentrum (so z.B. Yogani: Spinal Breathing Pranayama. Journey to Inner Space, 2006). Unterschiede bestehen auch bei den Visualisierungen: Manche folgen der Atembewegung direkt entlang der Wirbelsäule, verbunden zum Beispiel mit der Vorstellung eines dünnen, milchig-weißen Stromes im Inneren. Tibeter wiederum stellen sich den Zentralkanal tiefblau vor, etwa in der Dicke eines Daumens, vom zweiten Chakra ausgehend und sich nach oben zur Krone hin gleich einem Kelch öffnend.

321 Jonn Mummford (Swami Anandakapila Saraswati): Death: Beginning or End?, St. Paul 1999, S. 63.

322 Vgl. HYP 4.30

323 *Aus: Ralph Skuban: „In diesem Gefäß erklingt das Ewige". Kabirs Yoga des Glücks, Petersberg 2013, S. 39.*

Die Buteyko-Methode

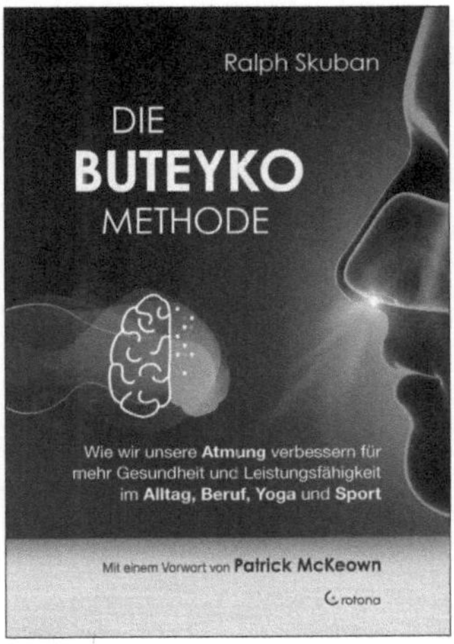

Ralph Skuban: **Die Buteyko-Methode**
Wie wir unsere Atmung verbessern für mehr Gesundheit und Leistungsfähigkeit im Alltag, Beruf, Yoga und Sport
Der in der Ukraine geborene Arzt Dr. Konstantin P. Buteyko (1923-2003) zählt zu jenen zu Lebzeiten nicht wahrhaft erkannten genialen Menschen, dessen Zeit offensichtlich erst heute gekommen ist!
Dr. Buteyko erkannte aufgrund seiner Forschungsergebnisse, welche nachhaltigen Gesundheitsschädigungen durch ein permanent beschleunigtes und intensiviertes Atmen (Chronische Hyperventilation) eintreten. Die Ursachen dafür liegen in einer ungesunden Lebensweise, vor allem im täglichen Stress, dem die meisten Menschen ausgesetzt sind. Wird nun, so sein therapeutischer Ansatz, dieses falsche Atemverhalten korrigiert, treten außergewöhnliche Heilungen selbst langjähriger Erkrankungen auf.
Dr. Ralph Skuban, ein ausgewiesener Atem-Forscher und Pranayama-Experte, stellt Buteykos Ansatz in Theorie und Praxis vor. Er bezieht dazu auch die neueste Atem-Forschung mit ein und baut Brücken zu traditionellen Atemtechniken wie zum Beispiel im Yoga.
Die „Buteyko-Methode" ist nicht nur eine wertvolle Ergänzung zu den bisher existierenden Atemtechniken, sondern ein revolutionärer Ansatz für mehr Gesundheit und Lebensqualität auf allen Ebenen – körperlich, emotional und geistig!
Weniger atmen – mehr leben!
978-3-86191-120-3, Flexibroschur, durchgehend vierfarbig, (Crotona Verlag)

Ralph Skuban: **Yoga-Meditation**

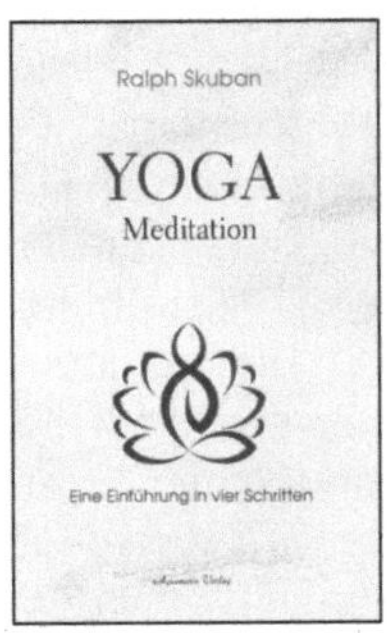

Dr. Ralph Skuban zählt zu den bekanntesten Yoga-Lehrern des deutschen Sprachraumes. Er hat große Klassiker zum Thema Yoga und Atem (Pranayama) geschrieben.
In seinen vielen Kursen treten immer wieder Menschen an ihn heran, die nach einiger Zeit der Ausführung von Yoga-Übungen einen Schritt weitergehen möchten – einen Schritt nach innen.
Für alle diejenigen, die noch keine große Erfahrung auf dem Weg der Meditation gesammelt haben, bietet dieses Einführungsbuch wertvolle Hinweise, um auf dem Pfad nach innen nicht in die Irre zu gehen oder weit verbreitete Anfängerfehler zu begehen.
Ein Einstiegsbuch für Menschen, die ihre ersten Schritte ins „Licht der Seele" machen möchten. Ein Praxisbuch, das hilfreich für jeden ist, der die innere Ruhe sucht!
978-3-89427-857-1, Broschur

Ralph Skuban: **Yoga-Nidra**

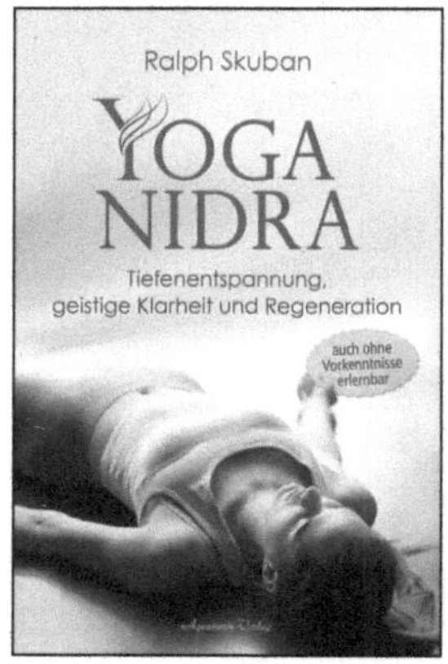

Yoga-Nidra ist eine Tiefenentspannungs-Technik aus dem Yoga. Das Wort „Nidra" kommt aus dem Sanskrit und bedeutet übersetzt „Schlaf". Der bewusst herbeigeführte Schlaf dient der intensiven Entspannung und bringt Körper, Geist und Seele in einen bewussten Zustand der Ruhe und Regeneration.

Yoga-Nidra besteht aus vier verschiedenen Phasen, die im Liegen ausgeführt werden: Body-Scan, Atemübung zur Reinigung, Atemübung zur Aktivierung der Energiezentren und schließlich das Ruhen im Herz-Zentrum.

Das regelmäßige Praktizieren von Yoga-Nidra hat viele positive Auswirkungen auf die körperliche und geistige Gesundheit:

- **Die Konzentrationsfähigkeit wird gestärkt.**
- **Körperliche Verspannungen werden merklich gelöst.**
- **Wirkt Müdigkeit und Energielosigkeit entgegen.**
- **Die allgemeine Stimmung wird ausgeglichener.**
- **Behebt Schlafstörungen.**

Der bekannte Yoga-Lehrer Ralph Skuban führt den Praktizierenden einfühlsam und überzeugend in die Methode ein und beschreibt die Hintergründe in klarer, unkomplizierter Weise.

Yoga-Nidra ist für jeden auch ohne Vorkenntnisse erlernbar.

Ralph Skuban: **Das Thomas-Evangelium**

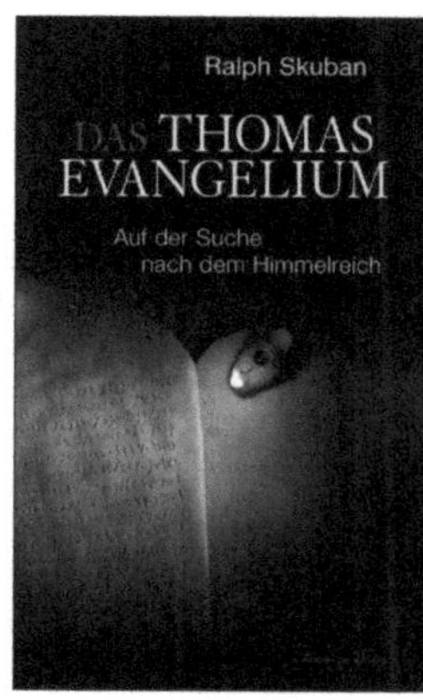

Das Thomas-Evangelium ist die vielleicht geheimnisvollste Überlieferung aus dem Umfeld des Jesus von Nazareth. Nicht in den offiziellen Bibel-Kanon aufgenommen, übte sie doch im Verborgenen einen tiefgreifenden Einfluss aus. Aufgrund der heute vorliegenden Quellen des Textes erstellte Ralph Skuban eine meisterhafte Neuübersetzung, welche die tieferen Dimensionen dieser „verborgenen Worte Jesu" neu erschließt. So öffnet sich nicht nur ein neuer, faszinierender Zugang zur „frohen Botschaft", sondern es wird auch deutlich, dass die Essenz der Lehre Jesu durchaus mit der spirituellen Weisheitstradition des Ostens verbunden werden kann. Diese revolutionäre neue Ausgabe des Thomas-Evangeliums offenbart nicht nur eine neue Dimension christlicher Mystik, sondern baut zugleich Brücken zu anderen spirituellen Traditionen. In diesem Sinne ist das vorliegende Buch ein entscheidender Beitrag für die „Ökumene des Herzens"!

Broschur, ISBN 978-3-89427-947-9